心血管内科疾病

中西医结合诊疗学

主　编　姜加祥　张　晏　买尼沙·买买提　李传方　陈国钦　蒋　丽

副主编　季海刚　庞尚一　周　辉　汪　川　朱志文　王　婧

编　委　林增炜　王彦富　黄和煦　王张生　曾育芳

陈定道　张　磊　葛志刚　吕文娟　丁惠春

杨礼功　潘兴丰　黄　兴　赵远斐　方焕松

祝昕宇　林培崇　刘　榕　窦增花　祁俊仙

林丽云　李凤娟　毛英丽（排名不分先后）

中医古籍出版社

Publishing House of Ancient Chinese Medical Books

图书在版编目（CIP）数据

心血管内科疾病中西医结合诊疗学/姜加祥等主编. -- 北京:中医古籍出版社，2024.5

ISBN 978-7-5152-2824-2

Ⅰ. ① 心… Ⅱ. ① 姜… Ⅲ. ① 心脏血管疾病－中西医结合－诊疗 Ⅳ. ① R54

中国国家版本馆 CIP 数据核字（2024）第 068917 号

心血管内科疾病中西医结合诊疗学

姜加祥　张　晏　买尼沙·买买提　李传方　陈国钦　蒋　丽　主编

策划编辑　王　梅
责任编辑　王　梅
封面设计　黄　兴
出版发行　中医古籍出版社
社　　址　北京市东城区东直门内南小街 16 号（100700）
电　　话　010-64089446（总编室）　010-64002949（发行部）
网　　址　www.zhongyiguji.com.cn
印　　刷　北京中献拓方科技发展有限公司
开　　本　787mm×1094mm　16 开
印　　张　22.25
字　　数　374 千字
版　　次　2024 年 5 月第 1 版　2024 年 5 月第 1 次印刷
书　　号　ISBN 978-7-5152-2824-2
定　　价　88.00 元

前　言

本书以加强心血管内科临床医师和研究工作者的临床诊疗能力和科研能力为目标，对心血管内科疾病（包括优势病种）的中西医诊疗与临床进展进行了详细的介绍和深入的探讨，希望通过本书的撰写帮助临床医师和研究工作者提高中西医结合心血管内科的诊疗水平，形成良好的临床思维，启发临床科研思路，从而使中西医结合心血管内科的诊疗更加科学化、规范化、合理化。

全书基本涵盖了中西医结合心血管内科的常见病、多发病与优势病种，但并非全面介绍中西医结合心血管内科学术体系。主要内容包括总论、证候各论和疾病各论。总论部分包括：心血管内科疾病的现代医学概论、心血管内科疾病的中医学概论、心血管内科疾病的中西医诊疗原则和心血管内科疾病的康养。常见证各论和常见病各论部分对常见病、多发病和优势病种从病因和发病机制（包括现代病因和发病机制的认识和中医学病因病机认识）、临床表现、诊断和鉴别诊断、治疗（包括现代医学疗法、中医学疗法）、预防与调护、中西医结合最新研究进展等方面进行阐述。

目　录

上篇　总论

第一章　心血管内科疾病现代医学概论

心血管内科是内科疾病中以治疗心血管疾病而设立的二级专业学科。有的叫循环科。设有心电室、心功能检查室，进行心电图、希氏束电图、心向量图、超声心动图等检查；设有心导管检查室，进行心导管检查及心血管造影等；心脏病监护室使用心脏监护系统，配合心血管造影及心脏电生理检查，对急性心肌梗死及严重心律失常患者进行抢救治疗。心脏从器官的发育到功能的完善，既取决于遗传，也与环境因素（如生存环境、生活方式）交互作用密不可分，各种因素作用的结果既导致形态可见的病理变化，如粥样硬化斑块，心肌细胞的代偿性增生，又导致心脏神经内分泌的紊乱和失代偿，从而使冠脉狭窄，心肌的血氧供应失衡，心泵功能丢失，循环衰竭。

一、心血管内科疾病的概况

我国 20 世纪 90 年代多次调查表明，心血管病（包括脑卒中）已经成为我国人民死亡的主要疾病。1995 年的统计表明，在城市心血管死亡占总死亡人数的 37%，其次是恶性肿瘤占 22%，呼吸系统疾病居第三位占 15%，而在农村心血管病死亡占死亡总数的 26%，仍略高于呼吸系统疾病。1998 年中国 260 万人死于脑卒中和心肌梗死，每 13 秒心血管病会夺走一个中国人的生命。2000 年世界卫生组织报告，全球 1700 万人死于心血管疾病，占各种死亡原因的 1/3，其中 80%发生在经济欠发达国家。预计 2020 年这一死亡数字将增加到 2500 万，其中的 1900 万将发生在发展中国家。

中国占世界人口的五分之一，其中 69%的居民生活在农村。从 20 世纪 50 年代起，预期寿命增加了一倍，从 35 岁增加到 70 岁。在同一阶段，心血管疾病死亡率占总死亡率的百分比增加了两倍，从 12%到 36%。脑卒中是心血管病的首位死因，其中出血性脑卒中高于缺血性脑卒中，女性卒中率高于男性。北方的心血管疾病发病率高于南方。总体来说，中国正处于流行病迁移的第三阶段，心血管疾病的发病率超过 35%，以脑卒中为主，而不像成熟市场经济国家和新兴市场经济国家那样以冠心病为主。

目前，我国心血管疾病的发病率和死亡率明显上升，并已超过了发达国家。在脑卒中持续增长的同时，心肌梗死患病率和死亡率都在急剧增加并快速年轻化。以北京为例，心肌梗死患者死亡率增加非常迅猛，尤其是35～44岁的男性患者。如果没有科学预防的意识，将造成中国劳动力的巨大损失。之所以呈现目前的局面，主要有两方面的因素：一方面，我国心血管疾病发病率和死亡率迅速上升，这与我国高血压、高血脂、吸烟、糖尿病及膳食不合理等多方面因素有关，其中吸烟率和高血压发病率快速增长，而且大多数未经控制和治疗；另一方面，美国、欧洲等国家的心血管病得到有效控制，其发病率和死亡率均明显下降。

二、心脏的生理结构

心脏在脉管系统中，是动力器官，具有节律性跳动的功能。人体通过动脉运送血液离开心脏，经过毛细血管，又通过静脉运送血液回心脏，从而完成周而复始的血液循环。

（1）心脏的体表投影

心脏位于胸腔偏左，临床上常以叩诊法了解其左、右界的位置，以求确定心脏是否扩大。正常心脏边界在体表的投影可依据下面四点及其连线加以确定。左上点：位于左侧第二肋软骨下缘，距胸骨左缘1.2cm处。右上点：位于右侧第三肋软骨上缘，距胸骨右缘约1cm处。右下点：位于右侧第六胸肋关节处。左下点：位于左侧第五肋间隙，锁骨中线内侧1～2cm处，即心尖点。四个边界：左上点到右上点连一横线，为心的上界；右上点到右下点连一稍凸的弧线，为心的右界；左上点到左下点连一较凸的弧形线，为心的左界；右下点到左下点连一横线，为心的下界。

（2）心脏的位置与形态

心脏位于胸腔内，居两肺之间，膈之上，其前面邻接胸骨和肋软骨，后面主要与食管相接触。心脏的2/3在正中线左侧，1/3在正中线右侧。随着人体所处的状态不同，其位置及形态可以随时发生改变。从尸体上所看到的心脏是固定不变的，在X线透视下的活体心脏，可因个体、性别及年龄之不同常有差异。一般为斜位，也有水平位和垂直位的。

心脏为一圆锥形中空的肌性器官，其大小相当于人体自身的拳头，重260g左右。其外形分为尖、底及前后两面。心底朝向右后上方；心尖向左前下方，于左侧第五肋间隙，锁骨中线稍内侧可触及心尖冲动。在心底部有大血管出入，对心脏起固定作用。这些大血管的位置关系是肺动脉居前，主动脉在后。其右侧为上腔动脉，右后下方为下腔静脉，左后下方连接两对肺静脉。

心脏的前面较凸，在胸骨及肋软骨的后面称胸肋面。后面平坦，附于膈上称膈面。心脏表面近心底处有一环形的冠状沟，将心脏分为上下两部分；上部较小为心房，下部较大为心室。心室的前后面各有一条纵沟，分别称为前室间沟和后室间沟。二者为左、右心室表面上的分界。冠状沟及前、后室间沟内均有营养心脏本身的血管经过，并为脂肪组织所填充，因而沟的界限并不太清楚。

心脏内部分为四个腔，上部由房中隔分为左、右心房，下部由室中隔分为左、右心室。在正常情况下，左、右心房完全被隔开，相互不交通，而心房与心室之间有房室口相通。

右心房：右心房壁薄，腔大，向左前突出的部分，称右心耳。右心房有三个入口：上部有上腔静脉口；下部有下腔静脉口；在下腔静脉口与右房室口之间有冠状窦口。右心房的出口是右房室口。在房中膈上有一形似指压的凹陷，称卵圆窝，它是由胚胎时期的卵圆孔在出生后逐渐封闭而成的。如出现封闭缺损，使左右心房血液混合，可造成血液循环障碍的先天性心脏病。

右心室：右心室内腔呈倒置的锥体形，有出入两个口，入口在后方，称右房室口。右心室壁的内面有许多呈网状交错的肉柱，其中有三个特别粗大，称为乳头肌。在右房室口的边缘附有三片三角形的瓣膜，称三尖瓣。每个瓣膜游离缘均借数条腱索连于乳头肌，这种装置有防止三尖瓣翻向右心房的作用。因此，在心室收缩时，三尖瓣关闭封住右房室口，血液不能返回流入右心房。出口在前方，称肺动脉口，通向肺动脉。肺动脉口的周缘有三个半月形的瓣膜，称肺动脉瓣。瓣的形状似口袋，开口朝向肺动脉。心室舒张时，肺动脉瓣关闭，可防止血流倒流入右心室。

左心房：左心房主要构成心底，其向前右突出的部分称左心耳。后壁有四个入口，通常左右各有两个，称肺静脉口。左心房的出口称左房室口，在左前下方，通向左心室。

左心室：左心室在心的左下部，室壁最厚，内腔呈倒置锥体形，有出入两个口。入口在左后方，称左房室口。左房室口的周缘附有两片瓣膜，称二尖瓣。瓣膜缘也借腱索连于乳头肌。出口在前方，称主动脉口，通向主动脉。主动脉口处有三个半月形的瓣膜，称主动脉瓣。二尖瓣和主动脉瓣分别可以防止左心室收缩和舒张时血液倒流。

（3）心壁的结构

心壁分三层：即心内膜、心肌层和心外膜。其中心肌层最厚，有强大的收缩机能。

心内膜：心内膜为光滑的薄膜，被覆于心房、心室的内面，与血管的内膜相连接，由一层扁平上皮和少量结缔组织构成。心内膜在房室口和动脉口处分别重叠成瓣膜。

心肌层：心肌层由心肌纤维构成，分为心房肌和心室肌。心房和心室的肌层互不相连，两者间由位于房室口周围的纤维环相隔开，故心房肌与心室肌不会同时收缩。心室肌比心房肌厚，左心室肌又比右心室肌厚。

心外膜：心外膜即心包的脏层，是一层光滑的膜，内含血管、淋巴及脂肪等。

（4）心脏的传导系统

心脏的传导系统是由具有产生兴奋和传导功能的特殊心肌纤维构成的，包括窦房结、结间束、房室结、房室束、房室束支及浦肯野氏纤维网。传导系细胞有三种类型：一是浦肯野氏细胞。房室束、房室束支及浦肯野氏纤维网皆由浦肯野氏细胞构成。结间束由浦肯野氏细胞与普通心房肌细胞混合构成。浦肯野氏细胞比普通心肌细胞粗，传导兴奋的速度快。此外，它还具有自动节律性。二是P细胞，其细胞质苍白，故名苍白细胞。P细胞在窦房结内最多，其次是房室结。P细胞具有自动节律性，一般认为心脏的激动由它发生，所以又称之为起搏细胞。其三为过渡细胞，是介于P细胞与心肌细胞的过渡类型，比一般心肌细胞细而短，传导速度最慢。它是P细胞与其他细胞之间的唯一联系，在房室结内最多，其次是窦房结。

窦房结：窦房结位于上腔静脉入口与右心耳之间的心外膜深面，由此发出的纤维与心房肌纤维连接。

结间束：结间束是连接窦房结和房室结的心肌纤维束，分前、中、后三条。前结间束有一自右心房通向左心房的分支，称为房间束。

房室结：房室结位于房中隔的下部，相当于冠状窦口前上方的心内膜深面，由此结发出的纤维称为房室束。

房室束：此束入室中膈分为左、右两支，分别沿室中膈两侧下行，最后在心内膜下形成网状末梢（浦肯野氏纤维）与心室肌相连接。

（5）心脏的血管

动脉：营养心脏本身的动脉为左冠状动脉、右冠状动脉，是升主动脉起始部的分支。右冠状动脉：自升主动脉发出后，经肺动脉起始部和右心耳之间，沿冠状沟向右后行，再向后进入后室间沟，由此下降终于心尖。右冠状动脉分支营养心的右半和房中隔、室中隔后部及左心室的一部分。左冠状动脉：较右侧的稍大，自升主动脉发出后，经肺动脉的起始部和左心耳之间，之后立即分为两支：一支沿冠状沟向左后行，转到心脏的后面；另一支沿前室间沟下降至心尖。分支营养心的左半及室中隔前部。左心壁内左冠状动脉、右冠状动脉的分支互相吻合。

静脉：心的主要静脉与动脉伴行，大部分汇入位于冠状沟后部的冠状窦内，冠状窦开口于右心房，还有少数静脉直接注入右心房。

心冠状循环的途径：从左心房→升主动脉→左冠状动脉、右冠状动脉→毛细血管→心的静脉→冠状窦→止于右心房。

（6）心包

心包为一纤维性浆膜囊，包括浆膜层和纤维层两部分。浆膜层又分为壁层和脏层。脏层紧贴在心肌表面，即心外膜；壁层紧贴附于纤维层的内面。脏层和壁层在大血管根部互相移行，两层间的腔隙，称心包腔。内含少量浆液，起润滑作用，可减少心脏搏动时的摩擦。纤维层紧贴浆膜壁层的外面，由致密结缔组织构成，伸缩性很小。因此，在心包腔大量积液时，不易向外扩张，以致压迫心脏，使心脏舒张及静脉血液回流受到限制。

心脏无论从传统医学还是从现代医学的角度来看，都认识到是人体非常重要的器官，其结构特点为肌性中空。其空间构型复杂精细，与其担负的机能极其适应。

三、心脏的生理功能与特性

现代医学认为，心脏是血液循环的动力器官，从整体上讲，类似于一个血泵。其功能主要是兴奋和收缩，形成搏动，以推动血液循环，维持人体的新陈代谢乃至生命活动。心脏的兴奋功能是心肌细胞的生物电现象，属于心脏电生理学范畴，它是触发心肌收缩机制的始动因素。心脏的收缩功能是心肌细胞的机械活动现象，是心脏实现泵血活动、推动血液循环的必要条件。因此，心脏每一次泵血活动，都是心脏一次自动的兴奋、兴奋传导并引起心肌细胞收缩这一连串相互联系活动的结果。如果心脏的兴奋功能或收缩功能发生障碍，临床上可导致心脏的电衰竭或泵衰竭，这两者都是影响人类健康和生命的重要心脏疾病。

维持心脏兴奋、收缩功能的生理基础在于心肌细胞的电生理和机械收缩特性，而这些特性又受各种神经、内分泌以及体液内各种离子浓度的影响和控制，从而构成一个极其复杂的血液循环系统。此外，新的研究发现，心脏还具有某种内分泌功能，其内分泌激素对维持心脏生理功能和调节血压都具有重大意义。这一发现不仅丰富了内分泌学的宝库，而且亦改变了对心脏的传统观念，证明心脏不仅是一个循环器官，而且是人体重要的内分泌器官，为我们更全面地认识心脏生理、进一步研究心功能开辟了一条新的途径。

根据生理功能，心脏细胞一般可分为两大类：一类是工作心肌细胞，包括心房肌和心室肌，它们执行收缩功能，具有兴奋性、传导性和收缩性；但在正常条件下没有产生自发性兴奋的能力，即不具有自动节律性，属于非自律细胞。另一类是特殊传导系统的心肌细胞，整个系统由窦房结、结间束、房室交界（含结区）、房室束和末梢浦肯野纤维网等组成，其中主要包括P细胞和浦肯野细胞。这个传导系统内的细胞有产生自发性兴奋的能力，称为自律性细胞。它们具有兴奋性、传导性和自律性，但缺乏收缩能力。过去认为，房室交界的结区细胞不是自律细胞，但新近有报道说它也具有频率极低的自律性。

（1）心脏的兴奋功能

心脏的兴奋功能以跨膜电位变化为基础，表现为兴奋性、自律性和传导性等生理特性，形成心脏内兴奋的发生和传导。

① 心脏的跨膜电位。心脏的跨膜电位是指心肌细胞膜内外两侧的电位差，包括在静息状态下的静息电位和兴奋时的动作电位，可应用细胞内微电极和电压钳制术等方法测量描记。这些电位主要由跨膜离子活动出现的离子电流所造成，即带电离子从膜的离子通道弥散所致。心脏跨膜离子电流分为内向与外向离子电流，一般以正离子流动的方向命名。正离子内流和负离子外流称内向离子电流，可导致膜内电位向正电性转化，促使膜去极。正离子外流和负离子内流称为外向离子电流，可导致膜内电位向负电性转化，促使膜复极。心脏的跨膜电位较为复杂，不同类型心肌细胞的跨膜电位，不仅幅度和持续时间不同，而且波形和形成的离子基础也有很大差异。

② 工作心肌细胞。心房肌与心室肌的两种工作细胞的跨膜电位及其形成机制几乎完全相同，只是心房肌细胞动作电位持续时间较短，只有0.15～2.0s。心肌细胞在安静状态下，细胞膜外带正电，膜内带负电，呈极化状态。这种静息状态下膜内外的电位差，称为静息电位。人体与哺乳类心室肌细胞的静息电位约-90mv，表示膜内电位比膜外电位低90mv。这种工作细胞静息电位的主要特征是在没有外来刺激时，

其膜电位始终稳定在一个水平。静息电位是离子电流所形成的一种稳态电位，其中以钾外向背景电流（IKI）为最重要。按照 Bernstein 提出的膜学说，细胞膜在静息状态下对 K^+有较高的通透性，而细胞内的 K^+浓度（140mmol/L）又远高于细胞外（4mmol/L），所以细胞内 K^+顺浓度梯度（化学梯度）外流，形成钾外向背景电流。与此同时，细胞内不通透的负离子则不能随同外流，于是造成细胞外带正电荷、膜内带负电荷的极化状态。这种膜内外的电位梯度抑制 K^+的继续外流，当跨膜电位梯度和 K+浓度梯度两种拮抗作用相等，达到动态的“电—化学平衡”时，净的 K^+外流终止，膜电位保持于相对稳定水平。这种由于跨膜钾浓度梯度所产生的电位差称钾平衡电位（EK），是形成静息电位的主要原因。

③ 自律细胞。自律细胞又称为起搏细胞。自律细胞的跨膜电位有一个共同特征，即自律细胞复极化达 4 期时的膜电位不能稳定在静息电位水平，而是自动、缓慢地从最大复极电位（MDP）开始发生去极化，称为 4 期（舒张期）自动去极化。当自动去极化达阈电位时，就诱发产生另一个动作电位。这种现象周而复始的发生，以致形成自动节律性兴奋。4 期自动去极这种起搏电活动在生理情况下主要见于窦房结 P 细胞和浦肯野细胞。

（2）心脏的收缩功能

心脏的收缩是以心肌收缩蛋白之间生物化学和生物物理反应为基础的机械活动，心肌的收缩和舒张形成心脏的泵血功能。心泵功能通常以搏出量、心指数、射血分数以及心脏做功量等指标来衡量。其效能即心泵的工作效能除与心肌的收缩性密切相关外，尚有其他许多因素参与，主要有前负荷、后负荷以及心率等。这些因素中的单独或联合作用均可显著地影响心脏的工作效能。此外，心室的舒张期性能，即左心室顺应性也很重要。

① 心肌细胞的超微结构。心肌细胞的表面有肌膜，细胞膜内有肌原纤维、线粒体、肌浆和肌管系统。心肌细胞间以闰盘为界。与构成心脏内的兴奋传导系统的特殊心肌细胞相比，具有收缩功能的心肌细胞最突出的结构特点是细胞内含有大量的肌原纤维和发达的肌管系统。

肌原纤维由许多肌节联结而成，肌节为心肌收缩的基本单位，由两种收缩蛋白一肌凝蛋白和肌纤蛋白及两种调节蛋白一原肌凝蛋白和肌钙蛋白组成。各肌节之间有 Z 线。肌节中平行排列有许多粗细交错的肌丝。其中，粗肌丝为肌凝蛋白，构成肌节的暗带（A 带）；细肌丝为肌纤蛋白、原肌凝蛋白和肌钙蛋白，构成肌节的明带（I 带）。其外与 Z 线相邻，内与暗带相重叠。

肌凝蛋白分子可被胰蛋白酶水解为轻酶解肌凝蛋白（LMM）和重酶解肌凝蛋白（HMM）两部分。其中 LMM 为肌凝蛋白的骨架，组成肌凝蛋白分子的尾部。HMM 有 S1 和 S2 两个亚基，构成肌凝蛋白分子的横桥。S2 呈线圈状，是 HMM 与 LMM 的交接部分；S1 由两片球状的头部组成，构成横桥的头部。S2 含有两对轻链和一对重链。重链具有肌凝蛋白 ATP 酶活性，轻链能抑制这一活性起着调节作用。肌纤蛋白表面有与 S1 相结合的作用点，它可激活肌凝蛋白 ATP 酶，并可与肌凝蛋白发生物理、化学作用，结合成肌纤凝蛋白，释放能量，参与肌肉收缩。原肌凝蛋白与肌纤蛋白结合，可掩盖肌纤蛋白上的作用点，起着调节肌纤蛋白与肌凝蛋白的作用。肌钙蛋白有三个不同的亚基，Tn-c 能与 Ca^+结合，为 Ca^+的受体，也可与 H+结合；Tn-I 可抑制肌凝蛋白 ATP 酶的活性，抑制肌凝蛋白与肌纤蛋白的结合；TnT-T 可与原肌凝蛋白结合成复合体。

② 肌管系统与线粒体。肌纤维内存在着一些弥散排列的微管，分别称为横管系统和肌浆网。横管系统由肌膜在 Z 线区作为细胞膜的折返，深陷入细胞深处而形成，它是心肌细胞与细胞外液进行物质交换的通道。围绕肌原纤维存在的一套相互吻合的纵管，与肌原纤维平行排列形成肌浆网。这些纵管在 Z 线处扩大，形成终末池。肌浆网储存激活收缩蛋白的 Ca^+，调节 Ca^+的分布，直接控制心肌细胞的舒缩。此外，细胞内还含有丰富的线粒体，它不但能将营养物质转化为 ATP，为心肌收缩提供重要的能量来源，而且还是细胞内 Ca^+的储存部位。

（3）心脏的内分泌功能

自 1984 年加拿大、美国和日本的科学家们从大鼠和人的心房中提取、纯化出一组活性多肽以来，人们对心脏的功能有了新的认识。心脏不仅具有兴奋功能与收缩功能，还具有内分泌的功能。心脏能分泌多种肽类物质，具有激素样的强大生物活性，它不仅可以影响和调节心脏的活动，还可以循环激素的形式，作用于远隔器官，调节血管运动和全身水、电解质平衡。

① 心钠素。心钠素又称心房肽或称心房钠尿肽（ANP）。顾名思义，它是由心房合成、储存、分泌的一种多肽类激素。目前已从大鼠和人的心房中分离出这一类生物活性肽。它们由 21～33 个氨基酸组成，分别称为心钠素Ⅰ、Ⅱ、Ⅲ和人心钠素。人的心钠素有α、β、γ三种分子形式。α-心钠素是心钠素的最基本形式，β和γ-心钠素可能是α-心钠素的前体，但其本身亦有生物活性。心钠素以其前体亦即心

钠素原的形式储存于心房肌细胞的颗粒中。

近年来，应用特异性放射免疫组织化学的方法证明，在心脏内，不仅心房含有心钠素，心室也含有心钠素，但心房的含量远高于心室，且右心房含量又高于左心房。除心脏外，研究人员还发现，肺和脑内也含有一定量的心钠素，在肾上腺、甲状腺、颌下腺、垂体和生殖系统均含少量的心钠素。此外，近年来的研究还发现了心钠素的受体。它广泛分布于肾、心血管系统、肺、肾上腺、神经系统、胎盘和免疫器官等多种组织和器官，其中以肾和肾上腺皮质的密度最高。它们被激活后发挥多种生理功能。

② 心脏的肾素-血管紧张素系统。近年来，随着肾素和血管紧张素原分子生物学的进展，应用 32P 标记的肾素和血管紧张素的 CDNA 探针，与心脏或心肌细胞的总 RNA 进行分子杂交，发现在心肌细胞内含有特异性的肾素和血管紧张素原的 MRNA，证明心肌细胞可以自身合成肾素和血管紧张素。其血管紧张素的表达量，心房高于心室。此外，又在心肌细胞上发现了特异性血管紧张素的受体。受体被激活后，在局部起着自分泌和旁分泌的作用，从而调节心脏的活动。表明在心脏内具有一个独立于肾脏的肾素-血管紧张素系统（RAS）。RAS 的生理作用主要表现在以下几个方面：一是引起冠状血管的收缩，以调节冠状循环；二是促进心内交感神经末梢释放儿茶酚胺，增强心肌收缩能力；三是促进心肌细胞蛋白质的合成，刺激心肌细胞生长，引起心肌肥厚。此外，它在病理生理学中的意义是加重和诱发心肌缺血再灌注损伤，诱发心肌缺血所引起的室性心律失常。

③ 降钙素基因相关肽（CGRP）。近年来，免疫细胞化学和放免分析研究表明，心脏内含 CGRP 的神经纤维，以心内膜、心包、传导系统和环绕冠状动脉的部位较为丰富，其次也存在于心肌和心外膜。此外，CGRP 神经纤维也分布于全身的动脉和静脉血管等部位。CGRP 与其相应受体结合后，可激活腺苷酸环化酶，促使细胞内 CAMP 水平升高，从而发挥其生物学效应。CGRP 对心脏的效应，一般认为它有正性变时、变力作用；其作用原理可能系反射性交感神经兴奋所致。因为离体心脏实验表明，CGRP 并无直接的变时、变力效应。CGRP 能促进缺血心肌的功能恢复，改善休克所引起的心功能下降。CGRP 对血管的效应，表现为强烈的舒张血管作用，尤其对微血管的作用显著，伴有明显的血压下降。实验研究发现，自发性高血压大鼠血浆中的 CGRP 水平明显降低，提示 CGRP 释放减少可能参与原发性高血压的发病机制。给原发性高血压患者静脉注射 CGRP，可使平均动脉压明显下降。除此以外，心脏内还存在着多

种其他的生物活性肽，如抗心律失常肽（AAP）、内源性阿片肽（EOP）、血管活性肠肽（VIP）、P 物质（SP）、神经肽 Y（NPY）、生长抑制素（SOM）和神经紧张素（NT）等物质，其作用机理，目前都在进一步的研究中。现在心脏内的肽类激素已成为生物医学研究的热点之一，深入研究心血管肽类活性物的合成、储存、释放作用及其生理功能，将会进一步阐明心血管疾病的某些病理、生理机制，而且可望在心血管病的诊断和防治上开辟一条新的途径。

第二章　心血管内科疾病的中医学概论

第一节　中医学对心血管内科疾病的认识

心为中医五脏之一，是中医藏象学说的重要一脏，中医学说的“心”不仅指解剖学意义的“心脏”，还包括西医学中心脏的功能，也包含了部分“脑”的功能，如对神志的主管，为调节人体血脉、神志的重要器官。主要生理功能是主血脉，主藏神。其华在面，开窍于舌，与小肠相表里。由于心的主血脉和主藏神功能通过与肺、脾、肾、肝的功能相互协调，主宰了人体整个生命活动，故称心为“君主之官”“生之本”“五脏六腑之大主”。心主血脉，不仅指心气推动全身血液运行，也指心阴心阳相互协调，共同维持人体脉道的通利，从而输送营养物质于全身脏腑形体官窍。心主血脉的功能失常，则人体的血液循环功能出现各种异常，进而影响人体正常的生理功能。心藏神，泛指心有统帅全身脏腑、经络、形体、官窍的生理活动和主司精神意识、思维、情志等心理活动的功能，心主神志的功能失常，往往导致脏腑气机紊乱，产生一系列精神与心理方面的障碍。历代医家对心藏神，主血脉，主神志，主行血等心的生理功能及心的生理功能失调而引起的疾病多有著述，并在实践的基础上形成了一整套辨证论治的理论体系。

一、中医学对心的认识

心为五脏之一。心位于胸腔之内，尖长而圆，形似倒垂未开莲花，外有心包护卫，开窍于舌，其华在面。心与人体各部分之间有着密切的联系。人体以脏腑为本，以经络为体，手少阴心经通过经络的循行把心与体表、内部沟通起来。心经起于心中，出心系，下膈，络小肠。心有分支，从心系分出，上夹食道，连于目系；心有直行的经络，从心系上肺，出腋下（极泉），沿上肢内侧后缘过肘，经掌后锐骨，至小指内侧端（少冲），交于手太阳小肠经。所以心与小肠相表里。

中医对“心”的解剖认识是很早的，《难经》描述道“心重十二两，中有七孔三毛，盛精汁三合。”也认识到心的循环功能，如《黄帝内经》早已提出“心主血脉”的功能和“心主身之血脉”（《素问·痿论》），“诸血者，皆属于心……其充在血脉”（《素问·六节藏象大论》），“心藏血脉之气”（《素问·平人气血大论》），同时，《黄帝内经》还首次提出了“心主神明”的理论，如《素问・灵兰秘典论》云：“心者，君主之官，神明出焉。”还认为心是“五脏六腑之大主也，精神之所舍也”（《灵枢・邪客》），“心为君之官”“心藏神，主血”，说明心既是内脏的主宰，又是周身血液循环的枢纽，因此，有关神志及血脉的病变，多属于心脏。

心主血脉，即指心气推动和调控血液在身体脉管中的运行，流注全身，对全身脏腑发挥营养和滋润作用。心主血脉，肺主治节，肝主藏血，脾主运化，心居上焦而主静，心主血脉的功能与肺、脾、肾脏的功能相互协调，共同维持了人体完整的生理功能。

心藏神，心主神志的功能，是指心有统司人体精神意识与思维等心理活动的功能。人体之神，广义指人体生命活动的主宰和脏腑功能的平衡，狭义指人的精神、意识、思维、情感与性格取向。人体脏腑、经络、体形、官窍各自的生理功能，均须在心神的主宰和调节下分工合作，才能共同完成和维护整体的生命活动，心主神志的功能与心主血脉的功能是密不可分的，人体脏腑形体官窍的活动，包括神志活动，都与脉管中气血的充盈分不开，以心气为原动力，才能得以维护各自正常的生命功能，心主神明与心主血脉统合了循环与神经系统的功能，这与现代医学对心血管活动的神经体液调节的认识是完全一致的。

中医学还认为心“其华在面”“心合血脉”“心开窍于舌”“心合小肠”“在液为汗”“在色为赤，在音为徵，在声为笑，在病为忧，在窍为舌，在味为苦，在志为喜”。将“心”作为一个大功能系统，在这个功能系统下，将人体面、脉、舌、小肠等的生理和病理联系整合在一起，而且将人体的精神，情绪方面的变化也归于此功能系统之中。不仅如此，在中医“天人合一”的认识中，还将人体与自然界相联系，如“心”和五方中的“南”，五气中的“火”，五味中的“苦”等相联系，《素问・阴阳应象大论》:“南方生热，热生火，火生苦，苦生心，心生血，血生脾。”

因此，中医学中的“心”不应理解为一个单纯的解剖学中循环器官的概念，它包含的内容更广，既是一个有形的实体（如《难经》中所言之“心”），又是一个功能单位，既主身之血脉，更是“君主之官”，是协调人体脏腑功能之主宰。也就是说，中医学中的“心”，既涵盖了有形可见的“心”的功能，又有抽象的“主神明”的功能；既有人体的功能系统概念，在“天人相应”观念指导下，又包含了与人体所处环境的变化息息相通的整体观念。

二、中医学对心系疾病的认识

心系疾病是指“心主血脉”“心藏神明”“开窍于舌”“合于小肠”等心的生理功能紊乱，及与其他脏腑的病理关联所致的病理变化。心与其他脏器相联系的脉络称为“心系”。《十四经发挥》认为：“五脏系皆通于心，而心通五脏系也。”心的功能失常主要体现在心主血脉和心主神志的功能失常。心的病证主要分虚实两端。虚者包括心气虚、心血虚、心阳虚、心阴虚，实者则多由各种病理产物而致病，如气滞、血瘀、痰浊、寒凝等，中医认为心系疾病的发生，往往是因为先天禀赋不足，调摄失护，外感六淫、内伤七情而导致本虚标实，虚实夹杂的一系列证候，如胸痛、心悸、喘息、不寐等。

心“主血脉”，一身气血运行有赖心气和心阳的推动，故心中阳气的功能至为重要，《黄帝内经》称：“心为阳中之太阳。”心属火，但也不可无阴血之濡养，故心血、心阴为心之体，心气、心阳为心之用，“体用”之间相互滋生，互枢互用。且心与其他四脏是一个功能上相互联系、相互制约的有机整体，《黄帝内经》谓“五脏相通”，通过经络，气血相互关联，功能上“生克制化”。外感六淫邪毒，或七情刺激、饮食不节，或劳倦过度，均可致人体气血运行失畅，脏腑功能失于调和，从而影响于心，导致心之气血阴阳亏虚，阳气虚衰，推动无力，则心主血脉的功能失职，血行不畅，滞而为瘀，阻于心脉，则发为胸痹心病，甚者心脉闭阻不通，发为真心痛，临证多见“手足青至节，心痛甚，旦发夕死，夕发旦死”；瘀血内阻，心失所养，则发为心悸不寐；瘀阻于内，升降滞塞，则发为气促、唇青，而导致“瘀血冲心”。“气主煦之”，心中阳气不足，脉心之“用”无力，心之“体”亦失于温煦，也可发为心悸怔忡或胸痹心痛，此则为虚证。热毒之邪外袭或劳心太过耗伤心血，也可导致邪气内舍于心而见心悸、气短、胸闷、胸痛，阳虚则水失温化，气虚则水津失布，均可导致痰饮内停，稠浊为痰，清稀为饮，痰浊阻于血脉，则痰瘀互结；水饮、瘀血可相互转化，故又有“痰瘀相关”“血不利则为水”之说。阳气不能固敛，加之痰、水、瘀阻结，日久可导致心“体”胀大，形成其“用”不逮，“心力衰竭”的心病终末期结局。心主神志的功能失常，则全身气血的协调失衡，五脏气机紊乱，均可致血脉失主，血行不畅，气滞血瘀，或气虚血瘀，津液输布失利，聚而成痰，痰郁日久，化火灼津，脉道更失其滑利，久之五脏均可失津血之濡养，变生为血瘀诸症。心主血脉的功能受损，血脉内伤，心神失养又可影响到心主神明的功能，变生为心烦不寐，甚则蒙蔽神明而致神昏谵语，其人躁狂；痰湿内生，更可与脉痹著而致痰瘀互结，日久终可致心之血脉痹阻，痰瘀之邪阻遏胸阳，而发为真心痛，以及各种胸痹脉痹之证。而不同的禀赋、方域、饮食习惯又赋予发病机体各异的致病易感因素，从而变证多端，五脏的生理功能最终失去平衡，而致阴阳离决，发为各种危重证候。

三、心血管内科疾病的病因病机

在血脉方面，寒则血液凝滞而心胸闷痛、四肢厥冷；热则血液妄行而面肤色赤，出血；虚则运行无力，血流不畅，脉微或涩；实则循环不良，血络阻滞，血不流而脉不通，瘀血为害。在心神方面，寒则心神不宁，神情沉静而蜷卧欲寐，甚则阳气暴脱而神识不清；热则心神失守，神情浮躁而烦扰不眠，甚至谵语妄言；虚则神疲懒言，萎靡不振；实则喜笑无常，悲不自胜，或癫狂。汗为心之液，大汗之后而又亡心阳，心火上炎则舌赤烂痛，心火下移于小肠，则尿赤涩痛。《素问·脏气法时论》云："心病者，胸中痛，胁支满，胁下痛，膺背肩胛间痛，两臂内痛。"《本草纲目·脏腑虚实标本用药式》云："心藏神为君火，包络为相火，代君行令，主血、主言、主汗、主笑。本病，诸热瞀瘛惊惑、谵语狂乱、啼笑、骂詈、怔忡、健忘、自汗、诸痛痒疮疡。标病，肌热、畏寒、战栗、舌不能言、面赤目黄、手心烦热、胸胁满痛、引腰背肩胛肘臂。"心病有寒热虚实之分。《诸病源候论·心病候》云："心气不足，则胸腹大，胁下与腰背相引痛，惊悸恍惚，少颜色，舌本强，善忧悲，是为心气之虚也。"《太平圣惠方·心脏论》云："夫心虚则生寒，寒则阴气盛，阴盛则血脉虚少。而多恐畏，情绪不乐，心腹暴痛，时唾清涎，心膈胀满，好忘多惊，梦寐飞飏，精神离散，其脉浮而虚者，是其候也。""夫心实则生热，热则阳气盛，阳盛则卫气不行，荣气不通，遂令热毒稽留，心神烦乱，面赤身热，口舌生疮，咽燥头痛，喜笑，恐悸，手心热，满汗出，衄血，其脉洪实相搏者，是其候也。"

（1）外感寒邪，心脉受损

外感阴寒之邪，加之素体阳虚，胸阳不振，致阴寒之邪乘虚而入，寒凝气滞，血脉阻塞，经络气血运行不畅，心脉痹阻。寒邪伤阳，胸阳不展，血行不畅，痹阻胸阳。损及心及血脉。《医门法律·中寒门》："胸痹心痛，然总因阳虚，故阴得乘之。"《类证治裁·胸痹》："胸痹，胸中阳微不运，久则阴乘阳位，而为痹结也。"心系疾病常因阳虚感寒而发作，骤遇寒冷而卒发。

（2）药物中毒，损害心质

内服药物失宜，药物中毒、药物过量或毒性较剧，常常伤及于心，轻则损害心气，甚则损伤心质，引起各种心系疾病，如中药附子、乌头，黄花夹竹桃、福寿桃等或西药锑剂、洋地黄、奎尼丁、肾上腺素、阿托品等，当用药过量或不当时，均能引发心动悸、脉结代一类证候。亦能对心脏造成严重损害。清·沈金鳌论怔忡之因时指出："为久服泻火药不愈。"也有酒精中毒引起心律失常的记载。

（3）情志失调，损伤心气

七情不畅，忧思抑郁，或情志过激，郁怒伤肝，肝失疏泄，肝郁气滞，气郁化火，灼津为痰，气滞痰阻，血行不畅，致气滞血瘀，或痰瘀交阻，胸阳不运，心脉痹阻，不通则痛《杂病源流犀烛·心病源流》:"总之七情之由作心痛，七情失调可致气血耗逆，心脉失畅，痹阻不通而发心痛。"因肝气通于心气，肝气滞则心气乏，故七情太过，是致病的常见原因。

（4）久病体虚，劳倦内伤

久病及劳倦导致脾胃虚弱，运化失职，气血亏虚使心脉失养，拘急而痛。或积劳伤阳，使心肾阳虚，鼓动无力，致胸阳不展，阴寒内侵，血脉不畅，形成胸痹等心系疾病。体力劳动、运动、脑力劳动均可诱发：如走急路，上楼梯，上坡路出现胸痛是典型的劳力性心绞痛，疼痛常发生于劳力当时，且常在停止劳动后很快消失。

（5）年迈体虚，心脉不通

年老肾气自半，精血渐亏，肾阳虚衰，不能鼓动五脏之阳，致心气不足，或心阳不振，血脉失于温运，进而痹阻不畅，形成胸痹等病。或肾阴亏虚不能濡养五脏之阴，水不涵木，不能上济于心，心肝火旺，心阴耗伤，心脉失于濡养。心阴不足，心火炽盛，下灼肾水，进一步耗伤肾阴心肾阳虚，痰饮乘于阳位，阻滞心脉。常常导致虚实夹杂型心系疾病。

（6）脾胃受损，痰湿内阻

脾胃虚弱，运化吸收障碍，生化乏源，气血亏虚，引起人体各脏腑组织功能低下，"邪之所凑，其气必虚"。正气不足引起各种脏腑组织多种病变。由于脾虚生食积、湿、饮、痰之类病理性产物，这些产物积聚过多，也会阻碍人体内气机，影响组织的功能，易导致多种新病发生，或旧病复发。正如李东垣所说："内伤脾胃，百病由生。"所以脾虚生痰可导致心系疾病发生。

（7）它脏损伤，累及于心

虚证多由思虑劳神太过，损伤脾胃，或先天不足，脏气虚弱，久病伤心，导致心血虚、心阴虚、心气虚、心阳虚、心阳暴脱；实证多由脾虚生痰、肝胆火扰、寒凝肺气、导致气郁、瘀血等原因，导致心火亢盛、心脉痹阻、痰蒙心神及痰火扰神证。

第二节　源流和发展

一、萌芽阶段

《黄帝内经》奠定了心血管内科疾病的理论基础，提出了心主血脉，心主神志的理论。“心病”一词，始见于《黄帝内经》:“心病者，日中慧，夜半甚，平旦静。”“心病者，胸中痛，胁支满，胁下痛，膺背肩胛间痛，两臂内痛。”“夫病传者，心病先心痛，一日而咳，三日胁支痛，五日闭塞不通，身痛体重……”。在《素问》《灵枢》中有大量记载。《素问·六节藏象论》曰：“帝曰，藏象何如？岐伯曰：心者，生之本，神之变（处）也，其华在面，其充在血脉，为阳中之太阳，通于夏气。”可见《黄帝内经》对藏象的论述，包括了人体结构和生命活动规律的主要内容，涉及了脏腑的生理活动和与之相联系的心理活动、形体官窍、自然环境因素等。“心主血脉”“脉者，血之府也”“诸血者皆属于心”，心主血，血行脉中，心与脉密切相连，脉是血液运行的通道，心有推动血液在脉管中运行以营养全身的功能。这种功能是由心气的作用来实现的。心气的盛衰，可以从血脉的改变反映出来，故《黄帝内经》曰：“心之合脉也，其荣色也。”若心气旺盛，血脉充盈，则脉搏和缓有力。若心气不足，心血亏少，则脉细弱或节律不整。若心血瘀阻则脉涩不畅或结代等。《素问·灵兰秘典论》云：“心者，君主之官，神明出焉。”《素问·宣明五气》云：“心藏神”；《灵枢·邪客》篇说：“心者，五脏六腑之大主也，精神之所舍也。”由此可以看出：《黄帝内经》认为心与神关系非常密切，神出于心，神藏于心，神舍于心。因此，心主神明理论起源于《黄帝内经》。

《黄帝内经》所谓的神是指什么呢？《灵枢·平人绝谷》说：“神者，水谷之精气也。”《素问·八正神明论》说：“血气者，人之神”；《灵枢·营卫生会》

云：“血者，神气也”；《灵枢·本神》云：“营卫者，人之神，不可不谨养”。以上可以看出，《黄帝内经》所谓的神实际上指的是水谷之精气所化生的营卫气血。因此，神和神志并不相同，具体地说，神是一切生命活动的主宰，同时，神又代表着一切生命力的外在表现，类似于现在平常所说的精神。古代医家在阴阳五行学说的指导下，通过对人体生理和病理现象的长期深入观察和医疗实践经验的广泛总结，创造和发展了司外揣内的整体推导方法，并在实践中反复验证，逐步从感性认识上升为理性认识，从而建立了独特的中医基础理论体系。古人在长期的生活和实践中观察到：当人的心血充足时，则颜面红光润泽，精神焕发，思维聪敏，记忆力强；当心血不足时，则面色无华，精神萎靡，思维迟钝，记忆力减退；而在某些原因引起大失血时，可见精神疲惫，甚则昏迷。通过对这些生活和医疗实践经验的总结，古人逐步认识到神与心血具有密切的关系，实践是《黄帝内经》心神理论形成的基础。《黄帝内经》作者明确提出了“心主血脉”的理论，但是并没有简单地认为“心主神明”，而是用了神“出”于心、神“舍”于心、神“藏”于心等字眼阐述神与心的关系。现代医学认为，人的精神思维活动是大脑的功能，即大脑对客观外界事物的反应，中医学认为人的精神思维活动与脏腑有关，而主要是心的生理功能，故有心“藏神”，“主神明”的说法。《灵枢·本神》说：“所以任物者谓之心。”任，就是担任，接受的意思，指出了接受外来事物而产生思维活动的过程是由心来完成的。心的功能正常时，则神志清晰，思考敏捷，精力充沛。若心的功能异常时，常可出现心神改变，如心悸不安，失眠多梦，健忘痴呆和狂妄躁动，哭笑无常，甚至昏迷不省人事等症状。

《黄帝内经》提出：“心者，五脏六腑之大主也”，也就是说，各脏腑在心的领导下互相联系，分工合作，构成一个有机的整体。并以此基本概念为起点，后世发展为心病诊断、治则治法、临证方药。

二、形成阶段

汉代张仲景在继承和发展了《黄帝内经》有关心血管内科疾病的学术思想基础上，在其著作《伤寒杂病论》中基本形成了心血管内科疾病的辨证论治思想。《金匮要略》中有“惊悸”“百合病”等心病的病症，其中特别对“心痛”的性质和部位特点进行了较详细的论述。张仲景的著作对“胸痹”证治论述非常全面，创制了栝蒌薤白白酒汤、栝蒌薤白半夏汤、枳实薤白桂枝汤、桔枳姜汤、人参汤、薏苡附子散、乌头赤石脂丸等 8 首有效方剂，取温通散寒，宣痹化湿之效，体现了张仲景对心痛、胸痹辨证施治的特点，至今仍在临床治疗中发挥着作用。《金匮要略·胸痹心痛短气病脉证并治》:“胸痹之病，喘息咳唾，胸背痛，短气，寸口脉沉而迟，关上小紧数，栝蒌薤白白酒汤主之。”本条为由于胸阳不振，痰浊阻滞，心脉痹阻，故胸背痛。用瓜蒌薤白白酒汤通阳散结以止痹痛。《金匮要略·胸痹心痛短气病脉证并治》:“胸痹不得卧，心痛彻背者，栝蒌薤白半夏汤主之。”本条是乘上条胸痹较甚之证。故用瓜蒌薤白白酒汤加半夏以增祛痰通痹之功。《金匮要略·胸痹心痛短气病脉证并治》:“胸痹心中痞气，气结在胸，胸满，胁下逆抢心，枳实薤白桂枝汤主之；人参汤也主之。“本条所述胸痹有正虚邪实之分。偏实者，为阳虚不甚而阴寒痰浊偏胜上乘所致，用枳实薤白桂枝汤通阳散结，消痞降逆。偏虚者，用人参汤补气助阳，温阳散结。治属“塞因塞用”。

三、发展阶段

魏晋隋唐金元时期是心血管内科疾病的丰富发展时期。

隋唐·巢元方《诸病源候论》中对五脏生理病理的认识，不仅继承了《黄帝内经》之理论，且从不同的角度有所发挥，丰富和发展了藏象理论，对后世辨证论治产生了较大影响。其中关于心病的记载更臻完善。如《诸病源候论·风邪惊悸候》:“心藏神，为诸脏之主。若血气调和，则心神安定，若虚损，则心神虚弱。”“心藏神而主血脉。虚劳损伤血脉，致令心气不足，因为邪气所乘，则使惊而悸动不安”对虚劳惊悸、风癫、多忘等候，多责之“虚劳损伤血脉”“心虚而精神离散”或“血气相乱”，强调了“心主血脉”与“心藏神”之间的关系。《诸病源候论·心病诸候》曰：“心痛者，风冷邪气乘于心也”“若诸阳气虚，少阴之经逆，谓之阳虚阴厥，亦令心痛”，《诸病源候论·咽喉心胸病诸候》“思虑烦多则损心，心虚故邪乘之……心里幅幅气如满，蕴蕴而痛，是谓之心痹”。指出心血瘀阻乃邪乘、阳虚及情志所伤的病因病机。《诸病源候论·胸痹候》中说：“胸痹之候，胸中幅幅如满，噎塞不利，习习如痒，喉里涩，唾燥；甚者，心里强痞急痛，肌肉苦痹，绞急如刺，不得俯仰，胸前皮皆痛，手不能犯，胸满短气，咳唾引痛，烦闷，自汗出，或彻背膂。……不治，数日杀人。”不仅详细描述了胸痛时的表现，是一种憋气、胀闷、伴有呼吸困难的状态，特别提到疼痛发作时胸前皮肤可有一种痛不可触的现象，在心系疾病认识上又前进了一步。其对其他胸痹之候的描述颇似咽喉、食管疾患，扩展了胸痹的范围。葛洪《肘后备急方》云：“胸痹之病，令人心中坚痞忽痛，肌中苦痹，绞急如刺。不得俯仰，其胸前皮皆痛，不得手犯，胸满短气，咳嗽引痛，烦闷，自汗出，或彻引背膂，不即治之，数日害人。”《肘后备急方》编撰用意着眼于临床救急，心中忽痛、绞急如刺，不治。数日害人之论颇似心绞痛发作之急症；而胸满短气、咳嗽引痛等又为肺病、支饮等的常见症状；胸前皮皆痛，亦可见胸壁疾患。《千金要方》《外台秘要》的突出成就在于心病临床方药应用方面。孙思邈在《千金翼方》中记载了用“大乌头丸”治疗“虚寒心痹”，用丹砂、琥珀等一些重镇安神药，以及在半夏秫米汤的基础上，拟选温胆汤治疗大病后虚烦不寐。在《千金要方》中提出了因虚致悸的认识：“阳气外击，阴气内伤，伤则寒，寒则虚，虚则惊，掣心悸，定心丸主之。”后来，王焘在《外台秘要》中引述名为乞力伽丸（乞力伽即白术），至宋代《和剂局方》改名为苏合香丸，广泛应用于临床，治疗心病以辛香走窜、开窍通络方药盛行一时，至今，苏合香丸仍然在心病临床中经常使用，并且，苏合香丸新药研制也是脱胎于古代“乞力伽丸”，可见其影响深远。

宋代《太平圣惠方》《圣济总录》《太平惠民和剂局方》等书，更详尽地收集了宋以前历代治疗心病的方剂。宋·严用和《济生方》认为惊悸为“心虚胆怯之所致也”。“或因事有所大惊，或闻虚响，或见异相，登高陟险，惊忤心神，气与涎郁，遂使惊悸。惊悸不已，变生诸证，或短气悸之，体倦自汗，四肢浮肿，饮食无味，心虚烦闷，坐卧不安”，治以“宁其心以壮胆气，选用温胆汤、远志丸”。认为怔忡因心血不足所致，也有因感受外邪五饮停聚而致者，“夫怔忡者，此心血不足也。……又有冒风寒暑湿，闭塞诸经，令人怔忡。五饮停蓄，堙塞中脘，亦令人怔忡”。还认为治疗“当随其证，施以治法”。宋·王怀隐等《太平圣惠方》所论胸痹症状亦基本同《诸病源候论》，认为其病位为胸间、胸膈、心、肺。其所载治胸痹之方除《金匮要略》方外，还有多方治疗胸痹症见心痛、背痛、腹胀、胸膈不利、饮食难下、心下坚痞、胸背缓急疼痛、气膈噎塞不通、脾虚胃冷不能下食、痰壅、噎塞不下饮食、喉中噎塞唾沫、脐腹疼痛、两胁胀满、心膈不利等。所论胸痹范围更为广泛，包括心、肺、咽喉、食管、脾胃等病在内。《圣济总录》除胸痹总论外，并将胸痹分列胸痹、胸痹噎塞证、胸痹心下坚痞急证、胸痹短气证、胸痛证等论述，所论胸痹范围亦较广泛。许叔微在《普济本事方》中，针对肝经血虚，魂不守舍，影响心神不安而发生不寐证，特创制了真珠圆以育阴潜阳，并在服药的方法上提出了“日午夜卧服”的观点，对临床很有指导意义。

金元以后，在治疗心系疾病的方剂中，活血化瘀的药物逐渐增多，如元代的罗天益在《卫生宝鉴》中使用了“失笑散”治疗“心腹痛疾”。龚信在《古今医鉴》

认为“心痹痛者，素有顽痰血”。说明胸痹心痛是由痰瘀所致，他把活血化瘀药与豁痰宣痹药结合在一起，治疗瘀血夹饮的心痛、胸痹疗效颇佳。朱丹溪是金元四大家中最后一位医学家，朱氏丰富的医疗经验，经过戴元礼等的整理而成为系统的临床医学著作，在《丹溪心法》中提出了痰迷心窍之说，治癫用养心血、镇心神、开痰结；治狂用大吐大下之法，同时，朱丹溪对痰瘀论治又有了新发展，指出痰瘀之间有着内在联系和相互转化关系。明确提出“痰挟瘀血，逐成窠囊”“久得涩脉，卒难得开，必费调理”，揭示了痰瘀同病的本质，同时，也指出痰瘀病症的预后。还记载了精神治疗的方法。

四、明清时期

明清医学家在继承前人经验基础上对心病防治有所发挥，明清时期活血化瘀疗法得到了广泛的应用，王肯堂、张景岳、李中梓、陈士铎、张璐、沈金鳌、林佩、王清任等在其医学著作中详细记载了他们的临证体会。《医宗金鉴》中的“颠倒木金散”《时方歌括》中的“丹参饮”，《医林改错》中的“血府逐瘀汤”等，都是采取活血化瘀法治疗胸痹的代表方，并通过临床观察认识到“真心痛，手足青不至节，或冷未至厥，此病未深，犹有可救。此外，寒凉药物也得到了广泛应用”。《症因脉治》明言：“若热因诸胸痹，则栀连二陈汤、小陷胸汤、川连枳橘汤、加味二陈汤可以选用也”。《奇效良方》中的“胜金散”及为治疗真心痛立的木附汤等，并建议用大辛大温之剂以温通经脉，回阳救逆，为后世治疗真心痛确立了一定的方法。使“真心痛”从不治到可治有了一个重大的突破。

明·李中梓《医宗必读·卷十·不得卧》对不寐的病因和治法论述亦颇具体而实用，他说：“愚按《黄帝内经》及前哲诸论，详考而知不寐之故，大约有五：一曰气虚，六君子汤加酸枣仁、黄芪；一曰阴虚，血少心烦，酸枣仁一两、生地黄五钱、米二合，煮粥食之；一曰痰滞，温胆汤加南星、酸枣仁、雄黄末；一曰水停，轻者六君子汤加菖蒲、远志、苍术，重则控涎丹；一曰胃不和，橘红、甘草、石斛、茯苓、半夏、神曲、山楂之类。大端虽五，虚实寒热，互有不齐，神而明之，存乎其人耳。明·秦景明《症因脉治》曰：“胸痹之症，即胃痹也。胸前满闷，凝结不行，食入即痛，不得下咽，或时作呕，此胸痹之症也。”明确指出胸痹即胃痹，所论症状亦为食管、胃病症状。并指出胸痹与胃痛有别，胃痛不因饮食亦痛，胸痹不饮无恙，饮食则痛，而不能下。胃痛易平，胸痹难治。明·虞抟《医学正传》将胸痹的脉证纳入胃脘痛中讨论，认为除真心痛外，其余心胸疼痛皆为胃痛。《本草纲目》曰："胸痹，前后引痛，食已还出。"并提出栝蒌、薤白、白酒治胸痹咽塞，所论胸痹应属食管、胃病；而栝蒌、薤白治胸痹痰嗽之论又似属肺病。《证治准绳》将胸痹附于痞证，认为受病之脏为心脾，心下满而不痛为痞，心下满而痛为胸痹。所论胸痹实属胃病。

清代医家对胸痹的论述多遵《金匮要略》《金匮悬解》《金匮要略心典》《金匮要略集注》《金匮玉函经二注》《医宗金鉴》《金匮要略直解》等，诸多医著在阐释《金匮要略》胸痹症状时，认为其病包括心、肺、脾、胃、胆等病在内。王子接《绛雪园古方选注》认为胸痹包括肺痹喘息咳唾、胸背痛短气者，转结中焦而心痛彻背者及结于胸胁更加逆气上抢于心者。叶天士《临证指南医案·胸痹》所论多属脾胃、食管及肺病等，如：胸脘痹痛欲呕，便结，此清阳失旷，气机不降，久延怕成噎膈；胸脘阻痹，仅饮米汤，形质不得下咽，此属胸痹；肺卫窒痹，胸膈痹痛，咳呛痰黏；吞酸胸痹，大便不爽；短气咳甚，呕吐饮食，便溏泻，乃寒湿郁痹，胸痹如闷；胸痹，发必呕吐甜水黄浊……都因中焦脾胃主病。《柳选四家医案》："胸痛彻背，是名胸痹……纳食梗痛，乃血阻于胃口，当归入噎膈症内。"将胸痹与噎膈联系起来。此外，清代医家对心系疾病认识又有了进一步的发展，治疗方药逐渐完善。王清任《医林改错》所创立的活血化瘀治法及其方药，在当今中医心病临床中广泛应用，活血化瘀为冠心病治疗开辟了新的途径，推动了学术的发展。而唐容川对心病证治更有造诣，他注重气血，在《血证论》中描述"乳下动脉辟辟弹指，颈上动脉现出皮肤""颈脉动，面色赤"等，《血证论》中也有："此（瘀）血在身，不能加于好血，而反阻新血之生机，故凡血证总以祛瘀为要。"将风湿性心脏病面色、猫喘及颈动脉异常搏动和怒张，与水肿、吐血联系在一起，反映出在风湿性心脏病方面的诊疗水平。

五、心病学说的近现代研究

近代医家张锡纯在王清任学术思想的影响下，进一步继承和发展了活血化瘀的治法，其论有曰："有因心体肿胀，或有瘀滞，其心房之门户变为窄小，血之出入致有激荡之力，而心遂因之觉动者，此似心机亢进而亦非心机亢进也。其脉恒为涩象，或更兼迟。宜治以拙拟活络效灵丹加生怀山药、龙眼肉各一两，共煎汤服。"张氏所创立的活络效灵丹治疗全身性血脉疼痛，定心汤治疗心悸、怔忡，至今仍有效地运用于临床。

中华人民共和国成立以来，由于党和政府十分重视中医药的继承、整理和发展工作，中医药事业得到了迅猛的发展，一些医者开始将胸痹与冠心病联系起来。如赵锡武认为：胸痹包括心痛，属现代医学冠心病范围疾患，从中医角度看，系病在心而密切关联脾胃、肾、肝、肺等脏腑之全身性疾病。秦伯未认为，胸痹实际上是一个胃寒证，因胃中受寒而影响胸中阳气郁滞。陆渊雷认为：古书所称胸痹心痛，以心胸部特异感觉为主，包括心绞痛及大动脉之炎症、瘤症。但他认为心绞痛及大动脉之炎症、瘤症系不治之病，而《金匮要略》疗胸痹之方所治乃胃神经痛，肋间神经痛及食管病耳。岳美中认为：今之冠心病属《金匮要略》胸痹范围之内，然胸痹非此一病，还包括一部分消化系疾病在内。现代医家将中医心病的基础理论及临床辨证治疗与现代科学技术和方法进行探讨和研究，取得较好的成绩，标志着中医心病学的理论又发展到了一个新的阶段。

第三章　心血管内科疾病的中西医诊疗原则

从20世纪60年代末开始，中医治疗胸痹、心衰、厥病等疾病的相关研究逐渐增多，到70年代以后，中医藏象理论中以“心主血脉，心主神志”的研究、中西医结合对心的证候本质研究、心病的病机病理研究、病证研究及方证合一等治则治法的研究均取得了一定的成果。20世纪80年代以来，随着心脏介入治疗技术的推广及循证医学概念的确立，中医心病的研究也走向了运用现代医学研究方法，取长补短，中西融合的发展之路，尤其是随着大型循证医学的证据以及流行病学调查结果的出现，现代医学对心血管疾病的研究也逐渐进入预防与治疗并重，疾病治疗与身心健康并重的新阶段。因此也更进一步推动了中医心脏病学中“心主脉”“心主神志”理论在心血管疾病预防、治疗和康复中的深化运用。中医心脏病学作为中医内科学中重要的临床学科，其理论与治疗体系也日趋成熟。回顾心脏病学的发展历程，不论从理论上对“心”的功能的认识，还是从实践上对“心病”治疗原则的认识，中医均做了大量相互补充，相互印证的有益研究。

第一节　心血管内科疾病的现代医学诊断方法

一、体格检查

采用视、触、叩、听对心血管内科疾病进行体格检查，尤其是听诊具有重要的诊断价值。

（1）视诊

左心室扩大时心尖冲动向左下移位并呈弥散性；左心室肥厚时心尖呈抬举性搏动；右心室肥厚或扩大时，心前区有抬举性或弥散性搏动；大量心包积液时心尖冲动消失。此外自幼患心脏病者，心前区常隆起。

（2）触诊

震颤是器质性心脏病的表现。如心室间隔缺损在胸骨左缘第三、第四肋间有收缩期震颤；动脉导管未闭在胸骨左缘第二肋间有连续性震颤；主动脉或肺动脉瓣狭窄分别在相应的瓣膜区可触到收缩期震颤；二尖瓣狭窄或关闭不全在心尖区触到舒张期或收缩期震颤。

此外，触诊还可发现肥厚梗阻型心肌病时心尖的双搏动、室壁瘤时的心尖反搏动、第三或第四心音引起的舒张早期或收缩期前的搏动。

（3）叩诊

叩诊可了解心脏浊音界的大小，有明显肺气肿者心脏浊音界常不易叩出。心脏移位时浊音界移位，应与心脏浊音界扩大相鉴别。

（4）听诊

听诊内容包括心音性质的改变，有无额外心音、杂音和心律失常等。

心音响度改变：二尖瓣狭窄、PR 间期缩短和期前收缩时，第一心音增强；在二尖瓣关闭不全、PR 间期延长和心肌病变时第一心音减弱。在高血压或主动脉硬化时，主动脉瓣区第二心音增强；肺动脉高压时，肺动脉瓣区第二心音增强，在主动脉瓣或肺动脉瓣狭窄时，第二心音减弱。此外，交感神经兴奋、甲状腺功能亢进、发热、贫血时的高心排血量状态及胸壁较薄的儿童和瘦长型成人中，第一、第二心音均可增强；在肺气肿、左侧胸膜炎、心包积液或缩窄性心包炎和肥胖者中，第一、第二心音均减弱。

心音分裂：正常人，尤其是青年和儿童，吸气时可有第二心音分裂。在右束支传导阻滞、心房间隔缺损和肺动脉瓣狭窄时由于肺动脉瓣延迟关闭，及二尖瓣关闭不全或缩窄性心包炎时由于主动脉瓣提前关闭，可引起第二心音分裂。第一心音分裂多见于完全性右束支传导阻滞，偶见于严重二尖瓣狭窄和室性期前收缩。

此外，完全性左束支传导阻滞，人工右心室起搏时可产生第一和第二心音的逆分裂，即分裂在呼气时明显而吸气时减轻甚或消失。严重主动脉瓣狭窄也可引起第二心音逆分裂。

收缩期额外音：收缩早期喀喇音（又称收缩喷射音）是紧接在第一心音之后的高频爆裂样声音，见于主动脉或肺动脉瓣轻中度狭窄、原发性肺动脉扩张、高血压或肺动脉高压等，在相应的半月瓣区可听到，主动脉收缩喀喇音尚可传导到心尖区。

收缩中、晚期喀喇音是出现在收缩中或晚期的高频爆裂样声音，可在心尖或胸骨左下缘听到，常见于二尖瓣脱垂综合征和乳头肌功能失调，也可由心外因素所致，如胸膜心包粘连、左侧气胸、心脏附近组织的碰撞等，此时其音响的强弱可随呼吸与体位的改变而改变。在完全性房室传导阻滞或心室激动逆传到心房时，当心房收缩发生在收缩期时，尚可闻及收缩期心房音。

舒张期额外音、舒张期三音律：即舒张期奔马律，为增强的第三或第四心音或两者重叠所形成，心率常同时增快；如增强的第三和第四心音同时出现，则形成舒张期四音律，常见于严重心肌受损和心力衰竭。但在正常青少年、二尖瓣关闭不全者也可有第三心音，老年人及PR间期延长者也可有第四心音，需鉴别。开瓣音主要见于二尖瓣狭窄而瓣叶活动度尚佳时，可在心尖区和胸骨左缘第四肋间处听到。音调呈拍击样，出现在第二心音主动脉瓣成分之后平均0.07秒处。心包叩击音常见于缩窄性心包炎，系舒张期心室急速充盈被迫骤然停止所致。肿瘤扑落音为心房黏液瘤舒张期肿瘤脱入心室，其蒂突然拉紧或肿瘤碰撞房、室壁所致。

心脏杂音：心脏杂音有收缩期杂音、舒张期杂音、收缩和舒张期连续性杂音三种。先天性心脏病和心瓣膜病多具有特征性的心脏杂音，是诊断的重要依据。收缩期杂音虽不一定表明心脏不正常，但常是半月瓣狭窄、房室瓣关闭不全及房室间隔间分流性病变的重要特征。

舒张期杂音具有病理意义，如主动脉瓣或肺动脉瓣关闭不全时在各自的听诊区可闻及吹风样递减型舒张期杂音；二尖瓣或三尖瓣狭窄时在心尖区或三尖瓣区可闻及隆隆样舒张期杂音，常呈递增型。在肺动脉高压时的相对性肺动脉瓣关闭不全，或重度主动脉瓣反流时的相对性二尖瓣狭窄也可产生相应的舒张期杂音，此种杂音虽属功能性，但也有病理意义。收缩和舒张期连续性杂音最常见于动脉导管未闭，呈机器声样，位于胸骨左缘第二肋间。其他如主动脉肺动脉间隔缺损、主动脉窦瘤破入右心、冠状动脉瘘等畸形也可在胸前产生连续性杂音。

心包摩擦音：由心包炎症时心包脏壁两层摩擦所致，可发生在收缩期和（或）舒张期，性质粗糙多变，历时短暂。

此外，应用药物或一些生理动作以改变杂音的性质或响度，有助于鉴别诊断。心脏听诊在心律失常的诊断中，虽不如心电图准确，但具有及时、简便的优点。

二、实验室检查

除常规血、尿检查外，尚有多种实验室检查有助于本系统疾病的诊断。其包括反应细菌感染的体液培养；反应各种微生物感染的血清抗体测定（如抗链球菌溶血素“O”、抗链激酶、抗透明质酸酶、C-反应蛋白、病毒中和抗体等）；反映心肌坏死的血清转氨酶、乳酸脱氢酶和肌酸磷酸激酶等，以及肌红蛋白、肌凝蛋白轻链、肌钙蛋白测定；反应糖和脂质代谢失常的血糖和脂类测定；各种内分泌病的有关测定；血液 pH 测定及血液气体分析；以及肝功能、肾功能、电解质测定等检查。

三、X 线检查

心脏和大血管的 X 线检查与透视结合，有助于判断整个心脏及其各腔室的大小，了解心脏、主动脉和肺门血管搏动情况，以及肺动脉、静脉充血的情况。心血管造影特别是选择性心血管造影，可进一步了解心脏和大血管的病理解剖和功能变化。选择性冠状动脉造影有助于了解冠状动脉的病变、定位及程度。

近年来，电子计算机 X 线断层显像（X 线-CT）诊断已应用于心血管病临床，特别是 X 线-CT 心血管造影，可使主动脉夹层分离和心肌梗死部位显像诊断水平得到提高。电子束成像系统（EBIS）也称超速 CT（ultrafast CT），能进行快速（50ms 或 100ms）采集图像，有效消除运动伪影，可避免断面成像重叠，能精确分辨冠状动脉钙化，有助于冠状动脉粥样硬化的诊断。电子计算机磁共振显像（MRI-CT）是继 X 线-CT 技术后应用磁共振显像（MRI）发展的一种显像技术，使心血管系统病变的诊断水平，如动脉粥样硬化斑块等的显示，有了进一步提高。电子计算机数字显影法心血管造影是一项新的采用数字图像处理的造影技术，经周围静脉注射造影剂即可显影周围动脉和肾、脑动脉等，也可用于左心室、主动脉和冠状动脉造影。

四、心脏电学检查

（1）普通心电图

普通心电图是反映心脏激动时心肌除极、复极和激动传导等电活动的图形，对诊断心律失常、冠状动脉供血不足、心肌梗死很有价值，能显示左、右心室的优势和心房肥大，有助于多种心血管疾病的诊断。此外，它还能反映某些内分泌、电解质失调和药物对心肌的影响。对心脏直视手术患者及急性心肌梗死等心脏病患者进行连续的心电图监测，有助于及时发现和处理严重心律失常，避免严重后果。进行心电图负荷试验有助于提高冠心病的诊断率，及对心血管病患者进行劳动力及预后的判断。

（2）心电向量图

心电向量图是一种将空间的心电活动方向和量记录在垂直交叉于空间一点的 X、Y、Z 三个轴所形成的三个平面上，即把立体的心电向量环在水平面、侧面和额面上的投影描记下来，作为心电图形的解释和补充。

（3）动态心电图

动态心电图又称 Holter 心电图，可记录一定时间内（24～72h）的全部心电图形，报告心搏总数、异常心律的类型和次数、最快与最慢心率及 ST 段的改变，并可按照需要查找某一时刻的心电图，将异常心电图与患者当时的活动情况或症状对照分析。因此，对于下列情况具有重要价值：① 心悸、晕厥的鉴别诊断；② 病态窦房结综合征，尤其是慢—快综合征的诊断；③ 提高冠心病的诊断率；④ 监测急性心肌梗死后的心律变化，发现和防治猝死高危对象；⑤ 评价抗心律失常和抗心绞痛药物的临床疗效，为临床药理学研究的重要手段。最近，动态心电图的信号可通过有线或无线通信设施进行传送，大大提高了心律失常的检出率。

（4）食管导联心电图

食管导联心电图是将食管导联电极从口腔送入食管，到达心脏水平时所记录到的心电图，相当于在心房和心室表面记录。其对 P 波的显示尤其清楚，有助于鉴别复杂的心律失常。

（5）心前区心电图标测

心前区心电图标测又称等电位体表标测，是用数十个电极置于胸前记录，分析总的 QRS、ST 和 T 波变化，以助于判断心肌梗死的位置、范围；预激综合征的定位及室性心律失常起源的定位。

（6）临床心脏电生理检查

临床心脏电生理检查是同时用多根电极心导管分别置于右心房、冠状静脉窦、三尖瓣环和右心室进行人工心脏起搏、房室束电图和体表心电图记录的电生理检查。结合程序刺激法可测定窦房结功能，心房、房室结、室内传导系统功能，及额外通道的前向和逆向不应期等。在预激综合征患者和有过快速心律失常的患者中，通过诱发快速心律失常，可研究其发生机制，观察药物防治的效果。晚近也可直接记录窦房结电图，以区别窦房结的冲动形成异常和冲动传导异常。

五、超声心动图检查

心血管超声诊断方法和技术目前有 9 种，常用的有以下 5 种：

（1）M 型超声心动图

M 型超声心动图以单声束经胸探测，获得特殊的曲线来显示心内结构、形态及毗邻关系方面有局限性。

（2）二维超声心动图

二维超声心动图通过机械式或相控阵电子扇扫技术，在选定的部位如胸骨旁、心尖部，按不同的方向对心脏做“切割”解剖，获得一系列有规律的标准图像，提供直观的心内结构及毗邻关系的断层图像。图像可迅速、实时提供动态观察，是协助诊断心血管系统的形态和功能改变的重要手段。

（3）多普勒超声心动图

多普勒超声心动图根据多普勒效应，用一定发射频率的超声波探测心脏及大血管中的血流情况，通过藉回波频率的增减了解血流的方向，通过藉回波与发射波的差值了解血流的速度。目前，发射波有两种：① 脉冲波（pw）。② 连续波（cw）。前者可用于定位取样测定，后者能进行最大速度定量分析，可无创伤性地估测心内压力。信号输出有两种：① 频谱分析，用横轴表示时间；纵轴表示差额或流速；矢状轴表示强度，以灰阶显示。② 彩色显示：将回波的差值资料经自相关分析和彩色编码处理，将彩色的血流信号实时叠加在黑白的二维结构上显像，给人以直观心脏大血管内的血流之感，被称为无创伤性心血管造影术。

（4）三维超声心动图

近几年，超声诊断技术发展迅速，在二维超声心动图的基础上，利用一定数量的二维图像，经过计算机重建，按三维空间的关系组成静态的三维图像。三维图像与时序结合，再经过计算机处理构成一个心动周期的动态三维图像，称为四维图像（four-dimensionalecho-cardiogram）。

（5）经食管超声心动图

为克服胸前透声差的困难，为一些透声条件差的患者提供超声检查，将超声探头与纤维胃镜技术结合，开发了本技术。该技术可用于心脏手术监护，以及提供更精确的心脏结构显像，对瓣膜赘生物、左心房血栓及主动脉夹层形成的诊断具有重要价值。

六、放射性核素检查

放射性核素检查主要包括心肌灌注显像和核素血池心血管造影（心脏血池显像）。前者是用201铊、99m锝-甲氧基异丁基异腈（99mTcMIBI）或99m锝-Teboroxime使正常心肌显影而缺血或坏死区不显影的“冷区”显像法；或为酚99m锝焦磷酸盐（99mTc-PYP）或111铟一抗肌凝蛋白抗体（111In-antimyosin）使新鲜坏死心肌显影而正常心肌不显影的“热区”显像法。成像方法目前多采用单光子发射计算机断层显像术。诊断心肌缺血性病灶时一般以负荷试验（活动平板运动、踏车运动或双嘧达莫、腺苷、多巴酚丁胺静脉注射）与心肌显像相结合，影像呈可逆性缺损变化为缺血性病灶，呈不可逆性缺损变化多说明病变是瘢痕或坏死性病灶。因严重缺血而处于冬眠状态或顿抑状态的心肌细胞仍有活力（viabili-ty），故缺血明显改善后可完全恢复功能。鉴别心肌细胞是否有活力可用201铊延迟到18h甚至72h显像法，或再注射后重复显像法。目前最准确的方法是正电子发射断层显像术，c18-氟-脱氧葡萄糖（18-FDG）为示踪剂探测病灶区心肌的糖代谢活动，如在心肌灌注血流减低的状况下糖代谢活动存在甚至较正常增强，说明病灶区心肌有活力，糖代谢活动不存在则为坏死或瘢痕组织。

七、心脏导管检查

将不能透过X线的心脏导管在X线透视下送入心脏各腔和大血管，进行有关血流动力学的检查，包括经切开或穿刺上肢肘部静脉或下肢大隐静脉送达右心室、右心房、肺动脉直至嵌入肺小动脉的右心导管检查，或经房间隔穿刺入左心房和经切开或穿刺上肢肱、桡动脉或下肢股动脉逆血流送入左侧心腔或冠状动脉的左心导管检查。用漂浮气囊导管（Swan-Ganz 导管）可以不在X线透视下，经顶端附有的可充气小气囊（当导管送达右心房时充气），随血流而顺序进入右心室、肺动脉，直至肺小动脉。这是床旁血流动力学监测的重要手段。

（1）选择性心血管造影

这是心导管检查和心血管造影相结合的检查。

① 选择性心脏和大血管造影：将心导管顶端送到选定的心腔或大血管腔内，然后将一定量的造影剂（0.5～0.7ml/kg）在数秒钟内经心导管注入选定的心腔或大血管中，使其在X线透视下显影，同时用快速连续摄片或电影、录像等方法记录心脏和大血管的显影过程，通过分析造影剂循血液的流动顺序及心脏和大血管内充盈情况，了解心脏和大血管的解剖和功能的变化，包括心脏舒缩动作失调、心血管腔间有无分流、大血管和瓣膜有无狭窄和（或）关闭不全、估测瓣膜的反流量、计算心室的射血分数等，从而对心血管疾病作出诊断。

② 选择性冠状动脉造影：用一些特殊造型的导管经上肢桡动脉或肱动脉、下肢股动脉置入到冠状动脉开口处，手推注射造影剂，使冠状动脉及其分支显影。这是目前诊断冠状动脉畸形和狭窄性病变定部位、定程度的主要方法，也是指导冠心病介入治疗和冠状动脉旁路移植的主要手段。

可作以下心血管疾病的诊断：右心造影：先天性心脏病术前明确诊断；确定心脏杂音的性质，以便指导治疗；心脏手术后再度出现症状，需再行手术者。左心造影：二尖瓣狭窄或关闭不全；主动脉瓣狭窄或关闭不全；先天性心脏病；原发性心肌病；左心室室壁瘤等。冠状动脉造影：反复发作的严重心绞痛，或心肌梗死后的心绞痛；冠状动脉搭桥术后复查；冠状动脉先天性畸形；临床怀疑冠心病，但症状不典型者。

（2）冠状动脉腔内超声显像

这是心导管检查和超声检查相结合的技术，可以精确地反映血管壁和管腔的变化（轴向分辨率=100μm），了解病变的性状，指导介入治疗。其在临床主要应用在以下方面：① 冠状动脉造影不能辨别的病变，以及不能确定损伤的程度和临界状态的血管病变。② 心脏移植后的冠状动脉血管病变。③ 辨别正常与异常冠状动脉壁的解剖构成，定量测定血管内径、厚度、面积及斑块大小等指标。④ 检出血管病变部位、范围，评估病变程度。⑤ 分析血管斑块成分，识别血管内血栓及血管壁夹层，以便选择适当的介入器械。⑥ 介入治疗后，了解管腔扩张的机制，预防并发症。⑦ 指导支架完整置入、定向动脉旋切术和高频旋磨术。

采用心导管检查，并与其他一些检查相结合，对诊断先天性心脏病、心瓣膜病、冠心病、心包病变、心肌病等很有价值。此外，通过带活组织检查钳的心导管还可以进行心内膜心肌活检，进一步诊断心内膜和心肌病变。

第二节　心血管内科疾病的中医诊疗

一、心血管内科疾病的辨证

心血管内科疾病以虚、实为纲。从《黄帝内经》开始已有“心虚”的提法，如《素问·五藏生成》篇说：“思虑而伤心。”《脉经》最明确地提出“心实”和“心虚”的病机及辨证。如《平人迎神门气口前后脉》篇云：“心实，左手寸口人迎以前脉阴实者，手厥阴经也。病苦闭，大便不利，腹满，四肢重，身热，苦胃胀；心虚，左“手寸口人迎以前脉阴虚者，手厥阴经也。病苦悸恐不乐，心腹痛，难以言，心如寒状，恍惚。”其后，《千金要方》有“心实热”“心虚寒”之说。《圣济总录》《济生方》《丹溪手镜》《景岳全书》均有“心实”和“心虚”病机的详细论述。心的虚证，主要由于心的气血津液等基本物质缺乏，易表现出心气、心阳、心血、心阴亏损的证候；心的实证，多由感受邪气或病理产物停留，邪正相争所致。常见有寒凝、痰阻、气郁、瘀滞、火扰等证。临证多为虚实夹杂，数证并肩，应注意鉴别。

（一）实证

《黄帝内经》早有关于心实病机的论述，如《素问·藏气法时论》说：“心病者，胸中痛，胁支满，胁下痛，膺背肩胛间痛，两臂内痛。”还提出“心气实”“心气热”等概念，但未正式提出“心实”二字。《中藏经》《诸病源候论》《千金要方》与《黄帝内经》的提法大体相同。直到《圣济总录》才正式提出“心实”之词。

如该书《心脏门》说：“左手关前寸口脉阴实者，心实也。”后世《景岳全书·传忠录·虚实》亦说：“心实者，多火而多哭。”均说明心实的病机客观存在。心病偏实主要因感受外邪或病理产物停留所致。感受外邪以火、热、寒邪为主，易致心火亢盛和寒凝心脉；病理产物可为痰浊、水饮停留，闭阻心脉、心神。或为痰火互结，扰乱心神。或为气滞、血瘀、阻滞心脉。总之，痰、火、寒、气、瘀是导致心实的主要因素。不过邪气侵犯或病理产物停留仅为引起心实的要素之一，必须还有心气和心阳的亢盛，才能与邪气相争，产生机能亢奋、有余的实性病机变化。

（1）心火上炎

病机概要：心主血脉，其华在面，面部色泽变化为气血盛衰的外部标志。心开窍于舌，舌乃心之苗。心经之别上系舌本，故当心阳偏亢，心火炽盛时，火势沿着心经经脉，或通过血热向上炎移，表现头面多种实火见症。主要脉证：心悸心烦，胸中闷热，面赤身热，失眠多梦，口舌生疮、口渴，或吐血，面部疮疡，尿黄便干。舌尖红赤、舌肿、舌衄、舌红绛或糜烂，脉数有力。治疗法则：清泻心火。方药举例：导赤散类。

（2）痰气阻心

病机概要：痰浊是津液失调停于体内而形成的病理产物。痰浊内停，阻滞心气，既可痹阻心脉，又可蒙蔽心神。素体肥胖，或痰湿内盛之人，因痰浊之邪久恋，黏滞难行，增加心气阻力，可使心气困顿而郁滞。气机不畅，心血运迟，渐致心脉痹阻。主要脉证：心胸憋闷疼痛，心悸气短，身体困重，舌苔厚腻等症。或见抑郁不乐，表情淡漠，喃喃自语，语无伦次，神志呆滞，发为痴癫。则卒然仆倒，不省人事。手足抽搐、牙关紧闭、两目上视；或口吐涎沫、发出各种叫声，则为痫证。亦可卒发神昏，突然仆倒。痰涎风涌咽喉，可致舌强语謇、喉中痰鸣。痰涎横窜经脉而见口眼歪斜、半身不遂、舌淡苔白腻，脉滑数。治疗法则：豁痰泻浊。方药举例：温胆汤类。

（3）痰火扰心

病机概要：七情所伤，气郁生痰，痰郁化火；或五志化火，火热灼津，炼液为痰；或外感热病，热盛灼津，炼液为痰，均能引起痰火互结为患。痰火内盛，互相搏击。“痰得火而沸腾，火得痰而煽炽”（《证治汇补·痰证》），形成痰火交结的病机。

主要脉证：痰火侵扰，多见发热气粗，面红目赤，心烦不安、失眠多梦等；痰火鸱张时，则见狂躁妄动、狂暴无知、语言杂乱、骂詈叫号、打人毁物、不避亲疏等症。舌红苔黄腻，脉滑数。治疗法则：清热豁痰。方药举例：礞石滚痰丸类。

（4）寒凝心脉

病机概要：寒为六淫致病邪气，寒主收引、凝滞。寒邪内犯，凝滞心气，可引起心脉痹阻和心神蒙蔽的病机变化。主要脉证：胸中气塞、短气、心胸冷痛或胸痛暴作、剧痛、冷痛，心痛彻背，背痛彻心，咳唾引痛，手足青冷，得温痛减，面色晦暗，畏寒肢冷，舌淡苔白，脉沉迟或沉紧等症。治疗法则：温阳散寒。方药举例：枳实薤白桂枝汤类。

（5）心血瘀阻

病机概要：思虑劳倦，曲运神机，易致心气、心阳不足，无力推动血液运行，而致瘀血内停，痹阻心脉，“心痹之因，或焦思劳心，心气受伤，或心火妄动，心血亏损，而心痹之症作矣”（《症因脉治》）。“凡瘀血之证……或因忧思过度，而致营血郁滞不行……”（《医述》引罗赤诚论）；或因素体气虚，血液运行迟缓，气虚血瘀，痹塞心脉，不通则痛。主要脉证：心胸疼痛剧烈，如刺如绞，痛有定处，甚则心痛彻背，背痛彻心，或痛引肩背，伴有胸闷，日久不愈，可因暴怒而加重，舌质暗红，或紫暗，有瘀斑，舌下瘀筋，苔薄，脉涩或结、代、促。治疗法则：活血化瘀，通脉止痛。方药举例：血府逐瘀汤。

（6）饮遏心阳

病机概要：心主血脉，血中含有大量津液，心阳推动血液运行全身时，亦将津液洒布全身。如心阳不振，温运失职，在伴随气血失运的同时，亦常发生水津失布，水停津阻，生饮化痰，蓄积为患的病机。或脾肾阳虚，水湿泛溢，水气上逆，凌侮心阳，此时正值心阳已衰不能布散阴弥，又可发生水气凌心的病机。一般认为，水液代谢失调，主要与肺脾肾三脏有关。故有“虚损之痰，总不离脾肺肾三经之不足也”（《不居集·痰证扼要》）之说，较少涉及于心。实际上心亦参加水液代谢的过程。主要脉证：常见心悸，气短，眩晕，心下逆满，小便不利等症状。或心胸憋闷胀痛、胸背引痛、喘息咳唾、心悸气短、舌淡胖、苔厚腻、脉弦滑。治疗法则：化饮除痰。方药举例：茯苓甘草汤之类。

（二）心的虚证

（1）心气不足

病机概要：指由外感六淫，以其暑、热、湿邪最易犯心；内伤七情，尤以忧愁思虑易损心气；病理产物停留，诸如痰饮、水、湿凌心，瘀血阻络；饮食不节，嗜食辛辣烟酒、肥甘厚腻；先天不足，劳倦过度，老年体弱，久病重病，失治误治，以及其他脏腑疾病的传变，均会损伤心气。心气虚的病机主要表现为心脉失运，心神失养和宗气衰少等。主要脉证：心胸阵阵隐痛，胸闷气短，动则益甚，心中动悸，倦怠乏力，神疲懒言，面色㿠白，或易出汗，舌质淡红，舌体胖且边有齿痕，苔薄白，脉细缓或结代。治疗法则：补养心气，鼓动心脉。方药举例：保元汤类。

（2）心阳不振

病机概要：心阳虚是指阳气不足，虚寒内生。阳气有温养精神，流通血脉，活化津液等重要生理功能。故当心阳虚衰，温煦、推动、蒸腾、气化等功能失职时，其病机可表现为心神失养（包括心阳暴脱），心脉失温和水停津阻等。心阳虚可由心气虚进一步发展而成；或由心阴不足，久而不愈，阴损及阳而致；或由暴病伤阳，心阳严重损耗；或因先天禀赋不足，引起心阳虚衰；或因病后调养失宜，或失治误治，导致心阳不振；或由其他脏腑病症的传变，波及心阳。主要脉证：胸闷或心痛较著，气短，心悸怔忡，自汗，动则更甚，神倦怯寒，面色㿠白，四肢欠温或肿胀，舌质淡胖，苔白腻，脉沉细迟。治疗法则：补益阳气，温振心阳。方药举例：参附汤合桂枝甘草汤。

（3）心阳暴脱

病机概要：暴病伤阳，或心阳虚进一步发展，迁延日久，心阳受到严重损伤而致衰极，阳气暴脱而亡失，心神重创，不能安泰固守于内而外越，则引起心阳暴脱。主要脉证：心病日久，突然神志恍惚，意识不清，昏迷，大汗淋漓，四肢逆冷，面色苍白，呼吸微弱，口唇青紫，脉微欲绝，或结、代等。治疗法则：回阳救逆，固脱。方药举例：参附汤之类。

（4）心阴亏损

病机概要：心阴虚的形成，常由情志不遂，五志化火，气火内郁，暗耗心阴；或由久病失养，劳心过度，心营渐耗，损伤心阴；或于温热疾病，热入心营，灼伤心阴；或因呕吐下利，出汗失血，久病重病，年老津亏，失治误治，耗及心阴；心脏自身病变，如心火亢盛损伤，或心血不足，不能滋养，或心气、心阳不振，不能化生，均可引起心阴亏损；其他脏腑疾病的传变，如脾胃虚弱，生化不足，或肝肾阴亏，不能上养，亦可波及心阴，引起心的阴虚。心阴虚的基本病机是失于滋养；同时由于阴阳平衡失调，可引起虚热内生；严重时还可引起心阴暴脱。主要脉证：心胸疼痛时作，或灼痛，或隐痛，心悸怔忡，五心烦热，口燥咽干，潮热盗汗，舌红少泽，苔薄或剥，脉细数或结、代。治疗法则：滋阴清热，养心安神。方药举例：天王补心丹。

（5）心血不足

病机概要：多由思虑过度，暗耗阴血；或脾胃失运，生化不足；或失血过多，

心血减少；或温热久恋，伤津耗血；或心气先伤，由气及血；或久病体弱，失治误治所致。由于血液是心神活动的物质基础，故心血虚的病机主要表现为心神失调。此外，脉为血之府，当心血不足时，亦可见到血脉失养的病机。主要脉证：心悸怔忡，失眠多梦，精神不振，反应迟钝，健忘，惊恐不安。头昏眼花，面色苍白，肢体麻木、爪甲不荣。唇舌色淡、舌体瘦薄。脉细弱。治疗法则：补益心血，养心安神。方药举例：四物汤类加味。

（三）心的兼证

（1）心肾不交证

病机概要：心肾不交证，是指心肾水火既济失调所表现的症候。多由五志化火，思虑过度，久病伤阴，房室不节等引起。主要脉证：心烦不寐，心悸健忘，头晕耳鸣，腰酸遗精，五心烦热，咽干口燥，舌红，脉细数。或伴见腰部下肢酸困发冷。治疗法则：交通心肾。方药举例：黄连阿胶汤之类。

（2）心肾阳虚证

病机概要：心肾阳虚证，是指心肾两脏阳气虚衰，阴寒内盛所表现的证候。多由久病不愈，或劳倦内伤所致。主要脉证：畏寒肢冷，心悸怔忡，小便不利，肢体

浮肿，或唇甲青紫，舌淡暗或青紫，苔白滑，脉沉微细。治疗法则：温补心肾阳气。方药举例：肾气丸之类。

（3）心肺气虚证

病机概要：心肺气虚证，是指心肺两脏气虚所表现的证候。多由久病咳喘，耗伤心肺之气，或禀赋不足，年高体弱等因素引起。主要脉证：心悸咳喘，气短乏力，动则尤甚，胸闷，痰液清稀，面色苍白，头晕神疲，自汗声怯，舌淡苔白，脉沉弱或结、代。治疗法则：补益心肺。方药举例：保元汤之类。

（4）心脾两虚证

病机概要：心脾两虚证，是指心血不足，脾气虚弱所表现的证候。多由病久失调，或劳倦思虑，或慢性出血而致。主要脉证：心悸怔忡，失眠多梦，眩晕健忘，面色萎黄，食欲不振，腹胀便溏，神倦乏力，或皮下出血，妇女月经量少色淡，淋漓不尽等。舌质淡嫩，脉细弱。治疗法则：补益心脾。方药举例：归脾汤之类。

（5）心肝血虚证

病机概要：心肝血虚证，是指心肝两脏血液亏虚所表现的证候。多由久病体虚，或思虑过度暗耗阴血所致。主要脉证：心悸健忘，失眠多梦，眩晕耳鸣，面白无华，两目干涩，视物模糊，爪甲不荣，肢体麻木，震颤拘挛，妇女月经量少，色淡，甚则经闭。舌淡苔白，脉细弱。治疗法则：养血补气。方药举例：四物汤之类。

二、心血管内科疾病的中医治则

对于心血管内科疾病的治疗，历代临床中医医家多以标本兼治为原则，分别采用益气、温阳、滋阴、活血、化痰、通络为主，佐以安神养心，疏肝理气，以补益心气，调养心神，使血脉通畅，气血健旺，从而使五脏阴阳调和，维持正常活跃的生理功能。

心血管内科疾病实证的治疗，祛邪以损其有余，酌以通补兼治，重镇安神之法治之。痰火扰心者，治宜清心泻火，豁痰通络；饮遏心阳或水饮凌心者，治宜温阳化饮；心血瘀阻，痰火、水饮、瘀血扰动心神，致心神不安者，治则清化痰火，重镇安神。心病证多表现为虚实夹杂，临证治疗宜攻补兼施，兼顾气血阴阳虚损的不同而随证治之。

心血管内科疾病虚证治疗，则当以补其不足为基础，兼以宁心安神，养血通络。心气虚者，宜补心气；心血虚者，当养心血；心阴虚者，宜滋心阴；心阳虚者，则当温补心阳；气血亏虚者多见心神失养，故多兼施养心安神之法。气属阳，血属阴，久病心气虚甚则气损及阳而成心阳虚衰，心阴虚亦多兼心血虚，故治疗心病心阳虚证时，多加用补心气药，治心阴虚证时亦多兼用补养心血药。古今医家在治疗心气虚时，往往酌加少量温阳之品，以取“少火生气”之意；补养心血时亦酌加补气之品，俾益气以生血。

心病急性发作期，在治疗中应密切观察病情，注意神志、呼吸、心率、血压等变化，急则治其标。临证时可施予独参汤、参附汤灌服，或施予速效救心丸、复方丹参滴丸、苏合香丸等含服以芳香开窍，温通心阳。缓解期则依照各证型辨证施治，并配合饮食调理分别予益气、养阴、温阳、补血、通络之剂。

心血管内科疾病的临证治疗决策中，针对五脏偏颇，还应重视他脏的生克均衡。心病虽然病位在心，但与肺、肝、脾、肾在生理病理上均有密切联系，心主血，肺主气，气为血帅，若心气不足，血行不畅，可致肺气宣发肃降输布失常，肺气虚惫，宗气不足，血运无力，终亦致心肺两虚，故治宜补益心肺。肝主疏泄，主全身气机，情志内伤，气机郁滞，可致气滞血瘀，气郁化火生痰，气血逆乱，进而痹阻心脉，甚则发为真心痛；心主血，脾统血，思虑过度往往伤及心脾，脾虚则气血生化乏源，统摄无权，重则可致血溢脉外，引起心血亏耗，表现心脾两虚，治当补益心脾；水火既济，心肾相交，若肾阴不足，心火独亢，或心火炽盛，独亢于上，不能下交于肾，表现为心肾不交证，治宜滋阴降火，交通心肾。年老或久病耗伤元气，肾精亏虚，可以致心神失养，治疗则多从补肾填精入手。

心血管内科疾病的治则是在辨证的基础上确立的治疗原则，治法为具体的治疗方法。心血管内科疾病的治则主要有扶正祛邪、调整阴阳、调理脏腑气血、区分标本缓急，因时、因人制宜。心系病证的治法以心系各个阶段出现的主要证候表现为依据，将汗、吐、下、和、温、补、消、清八法和外治法，以及其他诸法的活用包罗其中。在确定治则和选择治法时，首先要全面衡量患者的病情、体质、四时、气候、病势等方面，其次需要分清主症、兼症、次症之间的关系，还需要掌握各种治法的适应范围和禁忌，做到“法中有法”和常法与变法的有机结合。

对心血管内科疾病方剂的运用，需以中医学理论为指导，以药物为基础，其组成原则必须符合治法，尤其应掌握方剂中药物或剂量的加减变化。此外，对中药的气味、功能、剂量、炮制、配伍、归经等基本知识，以及药物的特殊功能和药物间特殊固定的配伍等方面的知识也要掌握。

第三节 活血化瘀药在心内科疾病治疗中的应用

中西医结合研究中比较公认的成果是对活血化瘀法治疗心病的研究，如血瘀证的客观化研究已比较成熟，并得到医学界公认，由陈可冀院士带领的团队承担的一系列活血化瘀研究，揭示了血瘀证的科学内涵，推动了中医心病诊疗研究的发展，这一成果获得了国家科学技术进步奖一等奖。基于研究的成果，目前也研发了多种具有活血化瘀的中药制剂，如“冠心二号方”“芎芍胶囊”等。其他如气虚血瘀证和益气活血法的研究逐步深入，芳香开窍法治疗冠心病以及冠心病“痰瘀互结，瘀毒阻络”的病机研究也逐渐受到重视，而中医络病理论近年来也成为中医心病学研究的热点。现代医学认为心血管病的发病离不开遗传与环境的相互作用，不同种族，不同生活环境与生活习性往往使心血管病的发病呈现出不同的特点，中医对心病在不同方域，不同习性族群中的病机特点和证型分布差异也展开了卓有成效的研究。丰富的中医理论和灵活的治法、广博的方药，历代中医临床学家独具特色的临床经验，均还有待更进一步挖掘、开发和推广。在许多应用现代医学研究方法进行的中医基础研究中，中医心病治疗研究在血管内皮功能、冠脉易损粥样斑块、血小板活化、血管重构、血管新生、微循环、心肌细胞缺血再灌注、缺血预适应以及左室心肌细胞重构等现代医学心血管病热点领域的研究也取得了喜人的进展。中医心肾相关、心脾相关、肝心相关的理论和实践，与现代医学基因遗传学、神经免疫内分泌网络、氧自由基学说等理论，亦有一定的相通点。在临床研究领域，循证医学与临床流行病学研究方法大量应用于中医临床研究。如多中心、随机对照的中医冠心病二级预防研究（CCSPS）显示中药血脂康治疗能显著降低冠心病患者非致死性心梗及冠心病总体死亡率；陈可冀院士的随机双盲安慰剂对照研究表明，活血化瘀中药制剂芎芍胶囊给药 6 个月，对冠心病介入治疗后患者预防冠脉再狭窄安全有效。由张伯礼院士团队研制的中药复方丹参滴丸顺利通过美国 FDA 批准，进入了全美 50 个临床研究中心同时进行的三期临床试验。2014 年，由王永炎院士牵头，世界卫生组织（WHO）西太区资助项目《中医循证临床实践指南》在中国中医科学院顺利完成，为中医心病治法的临床推广奠定了坚实的基础，展示了广阔的前景。在中西医结合研究领域，中医药对防治心血管病介入术后的血管再狭窄以及改善心血管病患者长期生存质量的研究等，也吸引了众多中西医工作者的目光。而西医对心血管病的临床治疗，从控制危险因素，改善心脏血氧供应，调节心脏神经内分泌，到介入或电生理治疗恢复心脏正常的泵血和电生理功能，也大大降低了心血管病的发病率和死亡率。近年来，现代医学开辟了心脏移植、干细胞移植等心脏病学临床研究的新领域。不论是中医还是西医，对于心血管病的治疗方法，均以改善人类的生活质量，延长生存时间为宗旨，从这一点看，中医心病的临床治疗不仅证实有效，而且亦可成为心血管病现代医学治疗中有益的补充。

一、益气活血

此法可用于气虚血瘀为病机的心系疾病气虚血瘀证常见于中老年人《仁斋直指方》云：“气为血之帅，气行则血行，气止则血止……气有一息之不通，则血有一息之不行。”老年人一方面真元之气渐衰，脏腑功能渐虚，阴阳气血不足，五脏日虚，正如《医门补要》谓“人至老年，未有气血不亏者”，气虚无力推动血液运行，则致血行迟缓涩滞；另一方面，病久则“久病入络”，各种病症久治不愈，由浅入深，势必影响血液运行而致瘀血。老年人多同时罹患多种疾病，久病耗伤正气，久病多虚，久病多瘀，遇有情志郁结，饮食积滞等，常气虚、气滞兼见，影响血液正常运行，使血液迟滞不畅，而致瘀血，故气虚血瘀为多数老年人发生心系疾病最常见证候。于老认为，血随气行，气行则血行，胸闷、胸痛、心悸气短、神疲懒言、自汗乏力、面白声低、纳呆、舌暗红苔薄白、脉沉细弱者，其治疗临床宜用作用较为温和的活血化瘀药物配合益气药，如党参、人参、黄芪、炙甘草等。如见阳虚症状明显者，则配合桂枝、淫羊藿、龙眼肉、附子等。《素问•调经论》亦载有“血气者，喜温而恶寒，寒则涩不能流，温则消而去之”，取“血得寒则凝，得温则行”之意。

二、行气活血

行气活血法适用于气滞血瘀为病机的心系疾病，常用于七情失宜、饮食失常患者，是以活血化瘀药为主，配伍行气药的治疗方法，也是活血化瘀药最常用的配伍方法。《素问•至真要大论》载“疏其血气，令其条达，而致和平”；朱丹溪在《丹溪心法》中谓“气血冲和，万病不生，一有怫郁，诸病生焉”，强调气与血是相互依存的。《沈氏尊生书》曰：“气运于血，血随气以周流，气凝血亦凝矣，气凝在何处，血亦凝在何处。”《难经•八难》指出：“气者，人之根本也。”可见，古人对气滞血瘀早有认识，对行气活血的治疗方法也早有提及。于老治疗此类心胸满闷疼痛、时预太息、遇情志不遂可诱发或加重、或兼有脘腹胀满、得嗳气或矢气则舒等症，一般是根据辨证的具体情况选用活血化瘀之品，并配合应用陈皮、枳壳、枳实、川厚朴、木香、香附、檀香、青皮、沉香、乌药、香附、甘松等理气药物。

三、活血化痰

久病多痰、怪病多痰、痼疾多痰。《丹溪心法·惊悸怔忡》记载："怔忡者血虚，怔忡无时，血少者多，有思虑便动，属虚，时作时止者，痰因火动。"《圣济总录·胸痹门》治寒气客在胸中、郁而不散、坚满痞急，以四温散方治之。方中用枳实除痰结散痞积，用蓬莪术行血化瘀；治心痛，当归散方中以当归、赤芍活血，桔梗、槟榔化痰积；治心痛，大黄散方用大黄、赤芍、鬼箭羽、鬼臼除血结，桔梗、朴硝化痰等。《太平圣惠方》治卒心痛，气闷欲绝，面色青，四肢逆冷；吴茱萸丸方中以干漆、当归活血，槟榔、白术、桔梗化痰积，治心痛、满急刺痛、不可俯仰、气促、唾咳不利，方中前胡、桔梗、槟榔化痰结，赤芍、当归养血活血。《普济本事方》所谓"治胸痹满闷，背膂引痛"之枳壳散，用三棱、莪术合陈皮、槟榔。症如胸痛如窒、气短、肢体沉重、形体较胖、纳呆、腹胀、口唇淡（紫）暗等，临床常以温胆汤加减为主治疗，用药如竹茹、云苓、陈皮、半夏、瓜蒌皮、贝母、胆南星等配合丹参、赤芍、红花、川芎等。于老认为，心主血脉，肺朝百脉，对痰浊血瘀之证必须心肺同治，宣肺化痰、活血化瘀，故多以丹参饮合二陈汤或温胆汤同用。

四、活血通络

叶天士认为"大凡经主气，络主血，久病血瘀"，即提出久病入络的理论，对于心血痹阻，症状严重，短时间内胸痛反复发作或急性加重的患者，其病情较重，属临床急性血瘀重症，多选用多种活血化瘀药物并加大用量，同时配合活血作用强的破血消癥、通络止痛中药，如莪术或动物药，故常用地龙、水蛭、全蝎、土鳖虫等，同时又恐破血耗气伤血，而配以养血活血之品如当归、三七等。治疗心系疾病，常用如下活血化瘀药物：

（1）丹参

药性苦，微寒，归心、心包、肝经，功效活血祛瘀、调经止痛、除烦安神、凉血消痈。《本草求真》曰："丹参，书载能入心包络破瘀一语，已尽丹参功效矣。"《妇人明理论》谓"一味丹参散，功同四物汤"，即言丹参活血养血。《药性论》谓："治心腹邪气，肠鸣幽幽如走水，寒热积聚，破癥除瘕，止烦满，益气。"《滇南本草》云："补心生血，养心定志，安神宁心，健忘怔忡，惊悸不寐。"可见，本药活血化瘀而不耗伤正气，且可治疗心系疾病常见的心悸、心烦、怔忡、失眠等症，既可针对心病病机治本，又可缓解症状治标，且其性味较为平和，心系疾病血瘀夹寒夹热、虚证、实证，均可与其他药物配伍应用，为心系疾病最为常用的活血化瘀药物。《吴普本草》曰其"治心腹痛"，《本草纲目》曰其"活血，通心包络"。

（2）当归

甘、辛、苦，温，归肝、心、脾经，补血活血、调经止痛、润燥滑肠，主治血虚诸证。《医学启源》谓其"能和血补血"；《主治秘要》云："其用有三：心经药一也，和血二也，治诸病夜甚三也。"此药用于心病兼见气虚、血虚及老年兼见肠燥津亏大便秘结者。但热盛者需注意配伍寒性药应用。湿盛中满者慎服。

（3）川芎

辛，温，归肝、胆、心包经，活血祛瘀、行气开郁、祛风止痛，为血中气药，上行、下降、外达、内透，无所不至，当视何治法，以尽其上、下、内、外效能之长。川芎具有通达气血的功效，配以牛膝、当归、桃仁，下行血海、活血通经，辅以当归尾、生山楂、红花则活血通经，配以柴胡、香附，则可治气郁血涩所致的胸胁痛，主要用于气滞血瘀证。气虚血少、阴虚火旺者慎用。《日华子本草》曰："治一切风，一切气，一切劳损，一切血，补五劳，壮筋骨，调众脉，破癥结宿血，养新血，长肉，鼻洪，吐血及溺血，痔瘘，脑痈发背，瘰疬瘿赘，疮疥，及排脓消瘀血。"《药品化义》云："凡禁用者，如心虚血少，惊悸怔忡，肺经气弱，有汗骨蒸，恐此辛温香散故也。"《本草纲目》："行气开郁。芎藭，血中气药也，肝苦急以辛补之，故血虚者宜之；辛以散之，故气郁者宜之。"《丹溪心法》曰："即痈疽诸疮肿痛药中多用之者，以其入心而散火邪耳。又开郁行气，止胁痛、心腹坚痛、诸寒冷气疝气，亦以川芎辛温，兼入手、足厥阴气分，行气血而邪自散也。"《本草正义》云："川芎，其性善散，又走肝经，气中之血药也。芍归俱属血药，而芎之散动尤甚于归，故能散风寒，治头痛，破瘀蓄，通血脉，解结气，逐疼痛，排脓消肿，逐血通经。"故本品主要用于血瘀兼见气滞者。

（4）乳香、没药

外科常配对应用，乳香辛、苦、温，没药苦、平，均入心、肝、脾经。乳香香烈走窜，活血行气止痛，主治心腹疼痛。《本草纲目》云："乳香香窜，能入心经，活血定痛，故为痈疽疮疡、心腹痛要药。"没药破血散瘀止痛。《医学衷中参西录》

云："乳香气香窜，味淡，故善透窍以理气，没药气则淡薄，味则辛而微酸，故善化瘀以理血。其性皆微温，二药并用为宣通脏腑流通经络之要药。"《得配本草》云："然气血之瘀滞，亦有气虚不行，血虚不动者，有邪气入于肌肉，致气血凝滞者。宜审其虚实，或补或散，以乳、没为佐，勿专恃散血、活血之剂以为功也。"此二药临床主要用于胸痛气滞血瘀较重、疼痛明显者。

（5）延胡索

辛、苦，温，归心、肝、脾经，活血行气止痛，尤以止痛之功效而著称于世，主治胸痹心痛，脘腹疼痛。《本草纲目》云"活血利气，止痛，通小便""能行血中气滞，气中血滞，故专治一身上下诸痛，用之中的，妙不可言。盖延胡索活血化气，第一品药也"。《雷公炮制论》有"治心痛欲死""心痛欲死，速觅延胡"之论述。《本草经疏》云："温则能和畅，和畅则气行；辛则能润而走散，走散则血活。"本品临床主要用于胸痛气滞血瘀较重且疼痛明显者。

（6）郁金

辛、苦，寒，归心、肝、胆经，活血止痛，行气解郁，清心凉血，利胆，主治胸腹胁肋诸痛。《本草纲目》云："治血气心腹痛，产后败血冲心欲死，失心癫狂。"《本草备要》云："行气，解郁；泄血，破瘀。凉心热，散肝郁。"《本草思辨录》云："郁金苦寒而外黄内赤，性复轻扬，故入心去恶血，解心包络之热。"故郁金常用治胸痛兼见心烦、口疮等热象者。

（7）莪术

辛、苦，温，行气破血、消积止痛，主治血气心痛、饮食积滞、脘腹胀痛。《萃金裘本草述录》云："破气中之血，血涩于气中则气不通，此味能疏阳气以达于阴血，血达而气乃畅，故前人谓之益气。"《本草正》云："性刚气峻，非有坚顽之积，不宜用。"《药性通考》云："乃攻坚之药，可为佐使，而不可久用。"《药性论》云："治女子血气心痛，破痃癖冷气，以酒醋调服。"本品常用于血瘀证而兼肝郁气滞有热象者。

（8）降香

辛，温，归肝、脾、心经，活血散瘀、止血定痛、降气、辟秽，主治胸胁疼痛、寒疝疼痛。《得配本草》云："入血分而降气，治怒气而止血。"《本草纲目》云："消肿生肌。"《迪庆藏药》云："能清热，行气。治血热、血瘀、降血压，气血并痛，外用消肢节肿胀。"《本经逢原》云："降真香色赤，入血分而下降，故内服能行血破滞，外涂可止血定痛。”本品常用于气逆、气滞或疼痛较重者。

（9）赤芍

味苦，微寒，入肝、脾经，清热凉血、活血祛瘀、去水气。《药性论》曰其“治心腹坚胀”，《滇南本草》谓“泄脾火，降气，行血……散血热”，《本草要略》曰其“泻肝家火”，《本草衍义》谓“血虚寒人，禁此一物”。

（10）桃仁

苦、甘，小毒，归心、肝、大肠经，活血祛瘀、润肠通便。《用药心法》云：“苦以泄滞血，甘以生新血，故凝血须用，又去血中之热。”《别录》云：“止咳逆上气，消心下坚，除卒暴击血，破癥瘕，通脉，止痛。”《食疗本草》云：“杀三虫，止心痛。”无瘀滞者禁服。桃仁过量服用可引起中毒，轻者可见头晕恶心，精神不振，虚弱乏力等，严重者可因呼吸麻痹而死亡。《医学入门》云：“血燥虚者慎之。”《珍珠囊》云：“治血结血秘血燥，通润大便，破蓄血。”本品用于血瘀而兼有大便秘结者尤为合宜。

（11）红花

辛，温，归心、肝经，活血通经、祛瘀止痛，主治血瘀经闭、胸痹心痛。《珍珠囊》谓其“入心养血”，《本草纲目》谓其“活血润燥，止痛，散肿，通经”。养血和血宜少用，活血祛瘀宜多用。《本草衍义补遗》云：“多用破血，少用养血。”《药品化义》云：“红花，善通利经脉，为血中气药，能泻而又能补，各有妙义。若多用三四钱，则过于辛温，使血走散。若少用七八分，以疏肝气，以助血海，大补血虚，此其调畅而和血也；若止用二三分，入心以配心血，解散心经邪火，令血调和，此其滋养而生血也，分量多寡之义，岂浅鲜哉。”红花为心系疾病常用药，剂量多少应根据血虚与血瘀程度而定。

（12）鸡血藤

苦、微甘，温，归肝经，行血补血、舒筋活络、养血调经，主治月经病及关节酸痛、肢体瘫痪、手足麻木、风湿痹痛等。《本草纲目拾遗》谓其“治老人气血虚弱、手足麻木、瘫痪等症”。本品主要适用于心系疾病血瘀而兼有肢体、关节麻木不适者。阴虚火旺者慎用。

（13）水蛭

其味咸、苦，气平，专入血分，具有破血逐瘀、通经消癥的功效。《神农本草经》谓“主逐恶血、瘀血、月闭、破血瘕积聚……利水道”，《医学衷中参西录》

谓“凡破血之药，多伤气分，惟水蛭味咸专入血分，于气分分丝毫无损。且服后不觉腹痛，并不觉开破，而瘀血默消于无形，真良药也”“但破瘀血，不伤新血”。水蛭主要用于血瘀属实证而正气不虚者。

（14）三七

甘、微苦，温，归肝、胃、心、大肠经，主治各种出血证及胸痹心痛、脘胁久痛。《本草求真》云：“三七，世人仅知功能止血住痛，殊不知痛因血瘀则疼作，血因敷散则血止，三七气味苦温，能于血分化其血瘀。”本品善化瘀血，化瘀血而不伤新血，为理血之妙品。《玉揪药解》云：“和营止血，通脉行瘀，行瘀血而敛新血。凡产后、经期、跌打、痈肿，一切瘀血皆破；凡吐衄、崩漏、刀伤、箭射，一切新血皆止。”本品适用于血瘀较重而兼有血虚、出血者。

（15）牛膝

酸，平，入肝、肾经。川牛膝胜于破血通经、消癥、引血下行；怀牛膝胜于补肝肾、强腰膝、壮筋骨。《别录》云：“疗伤中少气，男子阴消，老人失溺，补中续绝，益精，利阴气，填骨髓，止白发，除脑中痛及腰脊痛。”本品可配伍红花、桃仁、当归等，如《素庵医药》中红花桃仁煎，用于血虚证属心肾虚损证候者。本品常用于瘀血而兼有肝肾不足者。

（16）蒲黄

甘微辛平归肝心脾经收涩止血行血祛瘀利尿主治各种出血、心腹疼痛。《神农本草经》云：“主心腹膀胱寒热，利小便，止血，消瘀血。”《本草纲目》云：“凉血，活血，止心腹诸痛，生则能行，熟则能止。与五灵脂同用，能治一切心腹诸痛。”本品适用于心病血瘀较重者。

（17）大黄

味苦，性凉，归胃、大肠、肝、脾经。功效为攻积滞、清湿热、泻火、凉血、祛瘀、解毒。《医学衷中参西录》云：“大黄……能入血分，破一切瘀血，为其气香，故兼入气分，少用之亦能调气，治气郁作疼。其力沉而不浮，以攻决为用，下一切癥瘕积聚，能开心下热痰以愈疯狂，降肠胃热实以通燥结，其香窜透窍之力，又兼利小便。”《神农本草经》云：“下瘀血，血闭，寒热，破癥瘕积聚、留饮、宿食，荡涤肠胃，推陈致新，通利水谷，调中化食，安和五脏。”本品适用于血瘀兼饮食积滞及有热象者。

（18）桂枝

辛、甘，温，入心、肺、膀胱经，发热解肌，温经通阳化气，主治风寒袭表证，寒湿痹痛之四肢厥冷、经闭痛经、癥瘕结块、胸痹、心悸、痰饮、小便不利。《本经疏证》云：“合营、通阳、利水、下气、行气、补中，为桂枝六大功效。”《别录》云“主心痛，胁风，胁痛，温筋通脉，止烦，出汗”“主温中，利肝肺气，心腹寒热，冷疾，霍乱转筋，头痛，腰痛，出汗，止烦，止唾”。《金匮要略》应用桂枝生姜枳实汤治疗心中痞、诸逆、心悬痛，应用枳实薤白桂枝汤治疗胸痹、心中痞气、气结在胸、胸满、胁下逆抢心。本品用于血瘀兼心肾阳不足、水饮内停尤为适宜。

瘀血是血液运行障碍、停滞所形成的病理产物，又是心脉痹阻不通的致病因素。全身的血液在脉中正常运行，首先依赖心脏的正常搏动而输送至全身。心脏的正常搏动，主要依赖于心气的推动与鼓舞，心气充沛，才能维持心主血脉的功能；心气充沛，血液充盈、脉道通利是血液正常运行的前提条件。同时，血液也依赖脾的统摄、肝的疏泄、肺的宣发和肃降、肾的温煦。《灵枢·决气》谓：“中焦受气，取汁，变化而赤，是谓血。”《医贯》云：“凡脾、肾、肝、胆各有一系，系于心包络之旁，以通于心。”《血证论》曰：“木气冲和条达，不致遏郁，则血脉得畅。”此均言心血与五脏的关系密不可分。故治疗心系疾病应善用活血药物，同时注意心与五脏的关系，根据药物特性，结合患者体质，熟练掌握药物种类及剂量，灵活配伍，准确应用，做到祛邪而不伤正，避免过度活血破血，以收预期疗效。

附：风药在心脉病证中的应用

为促进风药在心脉病证中的合理应用，中华中医药学会介入心脏病学专家委员会、中华中医药学会中药调剂与合理用药分会和海峡两岸医药卫生交流协会中西医结合专业委员会组织专家对风药进行了初步分类。心脉病证风药分类的原则以中医药基础理论为指导，以中药性能为核心，结合心脉病证的病机特点，参考《本草纲目·第三卷上·百病主治药上·诸风》等文献，根据风证形成的原因如外感风邪、肝阳化风、热极生风、血虚生风和阴虚风动，以及风证的兼挟因素如血瘀、气滞、痰浊、湿邪、水肿、热毒、燥邪、脾虚、肾阳虚、里寒、闭证等风证的发生与发展规律，将治疗心脉病证的风药分为发散祛风药、平肝息风药、搜风通络药、清热息风药、养阴息风药、活血祛风药、祛风理气药、祛风化痰药、祛风除湿药、祛风利水药、祛风解毒药、祛风润燥药、健脾息风药、补肾祛风药、祛风温通药和祛风开窍药等16类，以供临床参考。

参考文献：

[1] 刘淑荣，孙颖. 于作盈名老中医学术经验传承专辑. 北京：中国中医药出版社，2014:135-143.

第四节　现代名医对心血管内科疾病的证治经验选录

现代许多著名医家将传统中医理论与临床实践相结合，对心血管内科疾病的病因、病机、治则、治法等都有其独特的观点。现将几位医家的临床经验总结分述如下：

一、邓铁涛对心血管内科疾病的证治

（1）五脏相关，以心为本，他脏为标

邓铁涛认为《黄帝内经》既称“真心痛”，则此病病位在心无疑，但不局限于心。五脏是一个相互关联的整体，肺、脾、肾、肝都与心互相制约，互相影响。在冠心病的发生、发展过程中，将心孤立起来看待就不可能正确地认识其病因、病机。如久患肺病，失于肃降治节之功，水津不布，痰水内结，则可遏伤心阳，阻塞心气；久患肾病，肾精匮乏，命门火衰，精亏不能生血以上奉于心，火衰则气化不利而水饮内停，以致心体失养，水气凌心；久患脾病，不能为胃行其津液，气日已衰，脉道不利。这些都可能是诱发冠心病或使冠心病加重的因素。反过来，冠心病又可以引起多脏腑的功能病变。如心系发生病变，则血脉瘀阻，肺气怫郁而喘咳；母病及子，中阳不运而脘痞纳呆；水火不济，心肾两虚而水饮停积等。

（2）标实本虚，同时并存

多数学者认为，冠心病是本虚标实之证。邓铁涛认为，两者往往同时并存，但其间有先后、主次、缓急之分，因而患者即有不同的症状表现。本虚虽指全身之虚，但心虚是其突出的矛盾。心虚必累及阴阳气血，因气属阳，血属阴，故可概括为阴阳。气血是阴阳派生的，因此，轻则反映为气虚、血虚，重则为阴虚、阳虚。心主火，意味着人体能源之所主。心搏一停，其他系统也随之逐渐死亡。《黄帝内经》

所谓“阳中之阳，心也”，故全身阳气中最重要的是心阳。实主要是“痰”和

“血瘀”。虚与实孰先孰后，应该说是先有虚。由于心阳、心阴俱虚，才引起气血失畅，气虚生痰，血滞成瘀。且冠心病的发病率以老年人最高，老年之病多虚。瘀即血流不畅。气与血，阴阳互根，所谓“气为血帅，血为气母”，故血瘀乃由于气滞。血随气行，气行则血行，故气是主动，血是被动的。冠心病一般由气滞引起血瘀的居多。气虚也可引起血瘀，因气虚无力推动血液运行而致。

根据上述理论，邓铁涛将冠心病分为如下证型：

心阳虚（兼痰或瘀）：症见胸闷，心痛，心悸，气虚，面色苍白或暗滞少华，畏寒，肢冷，睡眠不宁，自汗，小便清长，大便稀薄，舌质胖嫩，苔白润，脉虚或缓滑或结代，甚则四肢厥冷，脉微细或脉微欲绝。

心阴虚（兼痰或瘀）：症见心悸，心痛憋气或夜间较显著，口干，耳鸣，眩晕，夜睡不宁，盗汗，夜尿多，腰酸腿软，舌质嫩红，苔薄白或无苔，脉细数而促，或细涩而结。

阴阳两虚（兼痰或瘀）：既有心阴虚证，又有心阳虚证，同时兼痰或瘀。

痰瘀舌脉辨证：舌苔厚浊或腻，脉弦滑或兼结代者为痰阻；舌有瘀斑或全舌紫红而润，少苔，脉涩或促、结、代者为瘀闭；若两者合并则为痰瘀闭阻。此证可并见于上述3型，不论因痰因瘀，心绞痛都较明显，或痛有定处，一般瘀的疼痛比痰的疼痛为甚。

在正确辨证的基础上，治法宜灵活多变，如调和五脏即可治心，此五脏互为指使，隔一隔二之治法，为中医之优良传统。故辨证分型，只得其大纲，由于个体之差异及兼夹症之不同，临证时应仔细地辨证论治。

参考文献：

[1]杨利.邓铁涛教授“冠心三论”[J].湖南中医药导报,2004（6）:8-10.

[2]林晓忠,吴焕林,严夏.邓铁涛冠心方治疗冠心病心绞痛80例[J].中医药学刊,2003（8）:1249-1250.

[3]陈海燕,严夏.邓铁涛教授调脾护心法治疗心肌梗死经验[J].现代中西医结合杂志,2003（14）:1473-1474.

[4]林晓忠,吴焕林,严夏等.邓铁涛运用调脾护心法治疗冠心病经验[J].中医杂志,2002（6）:415-416.

二、张琪对心血管内科疾病的证治

气虚证：《灵枢·邪客》云：“宗气积于胸中，出于喉咙，以贯心脉而行呼吸焉。”说明宗气积于胸中，有走息道、司呼吸、贯心脉、行气血的功能。心肺居于胸中，而宗气则为心气、肺气之源泉，由于宗气贯心脉，心血才能运行不息。正所谓气为血之帅，气行则血行。反之，如果气虚无力推动血行，则可形成胸痹心痛。气虚为主的胸痹心痛在临证中较为常见，其主要症状为气短乏力、怔忡、自汗、胸闷或疼痛。此痛多为隐痛，活动后加重，舌淡，脉象虚或沉弱等。治疗以人参、黄芪补气为主。

气阴两虚证：心气虚，心阴不足所致气阴两虚，一方面无力推动营血之运行，另一方面不能发挥营养濡润的功能，从而产生心悸、心痛、心烦、肢麻等症。清代温病学家叶天士谓：“营血不足，症见胸部时痛时止，不饥，脉弦，治宜养营和胃”；又谓：“风火内燃，营阴受劫，症见心痛彻背，胸胁比胀，牙宣，遗精色苍，脉小数，治宜柔解息风缓急，用生地阿胶方。”叶氏所谓热炽伤阴之胸痛，临床所见颇多，尤以冠心病、心肌炎一类较为多见。其辨证特点为胸痛，心烦憋闷，手足心热，心悸烦热，口渴，舌红少苔，脉细数或弦数。治疗以生地黄、麦冬益气滋阴为主。

气虚血瘀证：《灵枢·刺节真邪论》谓：“宗气不下，脉中之血，凝而留止。”是谓凡气虚日久必影响体内血之运行，以致气血不畅，酿成气虚血瘀之证。此证型所致之心脏疾患以黄芪、红参补气活血为主。

气阴虚与血瘀证：气虚、阴虚、血瘀与心、肺、肾三脏相关，肺主气，肾主纳气。心与肾相互制约，气阴亏耗日久，则穷必及肾，阴亏阳浮，坎离失调，出现心悸、怔忡等症。若兼夹血行瘀阻，经脉不得流畅，则可见心房颤动、心律失常等一系列心脏方面的疾患。此证型的临床表现可见胸痛，气短乏力，心悸怔忡，腰痛，头晕耳鸣，五心烦热，舌红少津，脉虚数。治疗以益气活血、滋补肾阴为主。

气阳虚与血瘀证：肺为一身气之主，肾为气之根，心主血脉，心与肺之气血相互依存，心脏疾患一方面与气虚血瘀有关，另一方面又与肾阳式微、元气不能上达有关。此证型之临床表现为心悸，腰背酸痛，气短不能续，动则气乏，神倦懒言，口唇发绀，耳鸣，头昏目眩，舌淡，质紫暗，脉沉迟微弱。治疗以补气活血为主，又需温补肾阳以纳气归元。

气虚与胸阳痹阻证：心居胸中，胸阳即心阳，胸中为阳气之所司。若阳气充沛，则“离照当空”，阴邪得阳气之施化，则水津四布，灌溉周身，气血运行畅达无滞；若阳气不振，则痰湿留滞，影响气血之运行。心脉瘀阻则可产生冠心病的一系列症状。其临床表现为胸前痛，或连后背，短气，舌胖嫩，苔白腻，脉沉滑或短促。治宜采用益气通阳宣痹法。

阴阳两虚证：心阳不振，则鼓动无力；心阴亏虚，则濡润营养失职，形成阴阳两虚证。其临床表现为心悸，气短，自汗，口干不欲饮，精神萎靡，脉弱或结代。临床以冠心病、心肌炎、心律失常等较为多见。治疗当以振奋心阳、滋养心阴、阴阳互助为原则，其代表方剂为炙甘草汤。

气滞与痰湿阻络证：心为脾之母，脾为心之子，心气虚则影响脾之运化，而脾与胃相表里，脾胃功能失调则痰湿内生，胃气不和而上逆，可致痰湿与气逆交结，影响络脉之通畅，形成冠心病又一证型。本证多由心涉及脾胃，其临床表现多伴有消化道症状，如恶心呕逆，心绞痛发作时气憋欲吐，伴有气上逆攻冲，舌体胖大，苔白腻等。治宜和胃化痰，通络法。

参考文献：

[1]张佩青,朱永志,迟继铭,等.张琪[M].北京:中国中医药出版社,2003.

[2]范增光,杨杉杉,赵广然，等.张琪从心肾论治冠心病[J].长春中医药大学学报,2019,35（6）:1031-1033.

[3]周玲凤,张琪.张琪教授治疗心胀病经验[J].中医研究,2013,26(11):45-47.

三、晁恩祥肺心病证治经验

（1）肺心病各阶段证候表现的辨证分析是立法的主要依据

辨证论治是中医诊病的精华，但辨证又不是最终的目的，它是对疾病的认识和分析，为下一阶段论治提供根据。对于慢性肺源性心脏病，辨证分析是治病的关键。也就是说，虽然肺心病的各个阶段有不同的证候表现和瞬时即变的种种情况，如表现于肺的咳、痰、喘；表现于心衰、呼衰、肺脑以及血证、昏迷、电解质紊乱等的肿、迷、绀等，无论其表现如何复杂，变化无论如何迅速多样，只要掌握中医的辨证分析方法，就可以正确立法，开出对应的处方。

第三次全国肺心病会议确定了肺心病中西医结合的分型方案，从肺心病的标本、虚实和寒热进行分析认识。其中所列心、脾、肾阳虚水泛型（心衰），主要根据以水肿为主的分析；痰浊蔽窍型（肺脑）主要根据呼衰、肺脑的情况而确定；肺肾气虚外感型（呼吸功能不全并发感染）有寒、热偏盛之别，主要根据咳、喘、痰表现而确定。这种辨证分型为下一步的论治提供了有力依据。临床以喘咳为主和喘肿为主的肺心病，证候不同治法也不尽相同。

（2）中医治则对肺心病治法的指导意义

肺心病是一种病程长、病情复杂、病证较多、阶段性较强的疾病，防治这一类疾病，急性发作期更应重于寒热的调治。这种治法是中医“寒热虚实补泻”“扶正祛邪”的具体体现。《素问·四气调神大论》谓：“圣人不治已病治未病，不治已乱治未乱。”这种“治未病”的思想体现在缓解期防治肺心病的过程中，则产生了“冬病夏治”“康复治疗”等方法。治则是指导性的原则，治法是在治则指导下制定的具体的治疗方法。由于辨证内容的复杂与变化，治则、治法也就不同。肺心病各期证候治则不同，治法也不同，有解表、化痰、止咳、平喘、利水、通下、开窍、固本、活血、益气、补肾纳气等法。

（3）肺心病临床表现的动态变化是遣方用药的另一依据

肺心病的防治存在着从肺到脾、肾及心、肝经的变化，存在着从气到血的证候变化。肺心病患者常常由于感受寒热而有肺气失宣、咳喘上逆、痰浊阻肺、感染加重等种种表现，若感邪之症不能迅速得以治疗，必然会引起心肺功能的损伤，出现衰竭等一系列症状。这些变化不是单纯的一般性变化，随着这些变化的产生，立法处方也要随之改变。对于肺心病几个阶段的划分是相对的，例如，阳虚水泛当温阳利水，而其兼症、次症则要用加减来补充完善。

参考文献：

[1]晁恩祥.关于肺心病急性发作中医证治的体会[C]//中华中医药学会心病学分会.第二届国际中医心病学术研讨会论文集.第二届国际中医心病学术研讨会论文集，2005:11-14.

[2]晁恩祥，高世静，吴群等.慢性肺心病急性期286例疗效分析[J].天津中医，1985（1）:1-3.

四、路志正心痹证治经验

路志正教授认为，调理脾胃法对心痹的辨治起着重要作用。首先，人体是一个有机的整体，脏腑相关，经络相连，其中心与脾胃有着十分密切的关系。《灵枢·经脉》云：“脾足太阴之脉……其支者，复从胃，别上膈，注心中。”在五行方面，心为脾之母，脾为心之子。生理上，两者是心火之热以温脾土的母子相生关系；在病理上，两者有母病及子和子盗母气，亦令母实的相互传变关系。《难经·六十九难》提出的“虚则补其母，实则泻其子”的治疗原则对两者同样适用。其次，脾胃为后天之本，气血生化之源，化气以下贯心脉，生血以充养心血，行津液以布散周身，主人体气机之升降，执中央以运四旁。脾胃在人体生命活动中具有特殊重要的作用。《景岳全书》云："人之胃气即土气也，万物无土皆不可。"清·喻昌在《医门法律》中指出："胃气强则五脏俱盛，胃气弱，则五脏俱衰。"

脾胃与心的生理联系是多层次的，在病理传变上也是多种多样的。如脾胃虚弱可使宗气匮乏，心血失充，心脉蜷缩发为心痹；或脾运失司，津液不行，聚而生痰，循经上犯或痰瘀互结，闭阻心脉；或脾胃失和，升降无权，清阳不升，浊气上逆，阴乘阳位，蒙蔽心包均可发为心痹。正如《外台秘要·心痛方八首》中指出的："诸脏虚受病，气乘于心者，亦令心痛。足太阴为脾之经，与胃合，足阳明为胃之经，气虚逆乘心而痛。其关腹胀归于心而痛甚，谓之胃心痛也。"以脾胃功能而言，无论是从气从湿，从实从虚，从痰从血，从气机升降，任何一方面异常都有导致心痹的可能。路志正认为，同是与脾胃失调有关的心痹，也要首先辨清是气虚血虚，饮食停滞，或痰瘀互结，湿浊痰阻等，然后再分而治之。同时心病亦可下传脾胃，这主要表现在阳气的盛衰。心火下达、温煦脾土，是言其常。若心火过盛，下犯阳明，则心胃火炽；若心火不足，心阳式微，则脾土失煦，而虚寒内生。故《景岳全书·论治脾胃》云："心邪之犯脾者，心火炽盛，清火可也。心火不足，补火以生脾。"

既然心与胃腑以膜相连，其生理功能正常与否，必与膈肌的升降运动有关。如脾胃失调，升降失司，浊气上逆，横膈不降，则阻碍胸中肺气的肃降，进而影响于心，发为各种心病，或促使已有心病病情的加重。对于心痹患者特别是中老年患者，因其运动较少、消化功能较弱，更应节饮食，忌肥甘，注意采取"晚饭宜少""宜精宜早"的预防措施，以免损伤脾胃，致食积中脘，脘闷腹胀，气壅胸膈，呼吸不利而诱发心痹。

另外，脾胃为气机升降之枢纽，脾胃失调势必导致气机升降失常。所以在应用调理脾胃法辨治心痹的过程中，应注意升降药物的运用。在升脾阳方面，如系湿浊为患，阻碍气机，多用藿香、葛根、荷梗、荷叶；若为脾虚下陷，多用柴胡、白术、升麻等。在和胃降浊方面，多用枳实、竹茹、厚朴、旋覆花。因肺主治节，有宣肃之用，故可选用杏仁、桔梗、枇杷叶，以加强利气祛湿、清肃降逆之功效。

参考文献：

[1]李平，路志正，高荣林．调脾通心方治疗冠心病 66 例随机对照研究[C]//中华中医药学会心病学分会．第九次全国中医心病学术研讨会论文精选．第九次全国中医心病学术研讨会论文精选，2007:137-144.

[2]路志正,李方洁.清胆和胃疗心痹[J].辽宁中医杂志,1989（6）:7.

[3]李方洁,路志正.路志正教授辨治心痹四法[J].辽宁中医杂志,1989(4):4-6.

五、颜德馨心血管疾病证治经验

颜德馨在心血管疾病的临床中特别强调“有一分阳气，便有一分生机”的观点。大气者，阳气也，胸中大气即上焦阳气。张仲景在《金匮要略·水气病脉证并治》中所说的“大气一转，其气乃散”说的就是胃中之阳不布，水饮阴邪凝聚，损其胸阳，故水饮久结胸中不散，伤其氤氲之气，乃至心下坚大如盘，遮蔽大气。用附子之属以振胸中阳气，阳气充沛，布达周身，客于体内之邪气即散。此乃“离照当空，阴霾自化”之义。他还提出，以附子为主的方剂治疗心血管疾病的危急重症，多有良效。如肺心病、冠心病、病态窦房结综合征、心力衰竭、呼吸衰竭等。附子为回阳救逆第一品药，禀雄壮之质，有退阴回阳之力，起死回生之功，它通行十二经脉，专能振奋阳气，驱逐阴寒。阳虚不甚夹痰火诸邪，而为阳中之闭证，则宜开关通窍。若真阳离绝而为阴中之脱证者，宜急救回阳，以复其真元之气，开通诸品，万不能轻试。因此在中风猝倒、喉多痰声、脉多沉伏、或脉随气奔、有指下洪盛者，无不本之阳虚。若阳气未至十分脱绝者，尚可救援，若真阳离绝则感束手。中风临床，大猝仆击，偏枯每相连而至，为治之初，亦先顺气，次辨风火痰虚。《黄帝内经》云：“偏枯皆主心与胃二经，盖心是天真神机开发之本，胃乃谷气充大真气之标，标本相得，则胸膈间膻中之宗气盈溢，分布于诸脏三焦，上中下外，无不周遍，凡不周于经脉则为偏枯。”所以偏枯的治疗之方以黄芪为君，补养血气，使宗气健旺，急灌其未枯者，使已枯者可气旺而复营。其次，还有气行血行之义。对中风的预防也据此立法选方。“瘀血乃一身之大敌”。瘀血是指瘀积不行、污秽不洁和已离经脉的血液，以及久病影响到脉络所出现的病变。瘀血既是其他病因导致的病理结果，又是引起许多疾病的致病因素。瘀血导致的疾病很多，如心胸疼痛、痴呆等症均为瘀血所引起。其致病的证候特点和特异体征是瘀血辨证的主要依据。脉为血之府，血管为血液循环的道路，心血管病变与血液运行正常与否有关。用瘀血学说指导心血管疾病的临床治疗，疗效显著。气滞血瘀是引起这些病证的原因，临床可采用活血化瘀法进行治疗。运用活血化瘀药物治疗心血管系统疾病时，应注意辨证。如气虚加补气药，气滞加行气药等。配伍归经也要讲究，如用石菖蒲引经，缓解症状。在辨病用药上，琥珀有纠正心律、镇静催眠的作用，对冠心病、心肌炎频发期前收缩者，与人参粉、珍珠粉和匀吞服，效果满意。生山楂配决明子可降脂降压，黄芪配党参可增强心肌收缩力，恢复心脏功能。

参考文献：

[1]颜德馨.从“气为百病之长,血为百病之胎”论治心脑病（二）[J].天津中医药,2009,26（6）:441-442.

[2]颜德馨.从“气为百病之长,血为百病之胎”论治心脑病（一）[J].天津中医药,2009,26（5）:353-354.

[3]严夏,陈洁真,王大伟等.颜德馨运用“衡法”调气活血治疗心脑血管疾病的经验[J].上海中医药杂志,2008,42（12）:1-3.

[4]颜德馨.从气血论治心脑血管病[J].浙江中医药大学学报,2006（2）:152-153，155.

六、高辉远心系疾病证治经验

心脏作为脏腑中的主要脏器，历代医家在生理、病理、治疗上都有详细的论述。高辉远既尊前贤之说，又有自己的新见。

（1）关于心主神志

中医“心主神志”之说是谓心脏主管人的精神、意识和思维活动，相当于高级神经系统活动。《素问·灵兰秘典论》云：“心者君主之官，神明出焉。”《灵枢·邪客》云：“心者，精神之舍也。”也就是说，能担任反映客观事物各种活动功能的是心脏。心脏病的发生与发展常与神志的波动有关，外来刺激、恐惧、恼怒均可导致本病的发生和加重。心主神志的功能正常，则人的精神振作，神志清楚，心跳和缓而整齐；反之，则心悸、心慌、惊恐、失眠、健忘等心神病变之症丛生。

（2）关于心主血脉

心脏与血液关系密切，与血脉相连，血液之所以能在血管内循环不息有赖于心气的推动，故《素问·痿论》云：“心主身之血脉。”《素问·举痛论》云：“经脉流行不止，环周不休。”心脏之所以能主持血脉，全赖于所储备的阳气，故有“心生血”“血养心”及“气行血行”之说。

（3）关于心主阳气

所谓主阳气，即《素问·六节藏象论》所云：“心为阳中之太阳，通于夏气。”《金匮真言论》亦云：“阳中之阳，心也。”所谓“太阳”“夏气”“阳中之阳”是指心脏中存在着一种阳热之气，它具有维持血液循环、脾胃运化、肾水温煦等功能。若心脏受病，阳气受损，则功能失调，阴寒之邪乘虚而入，寒凝气滞，胸阳痹阻，可出现胸闷气短、心痛彻背，甚则汗出肢冷、唇甲青紫、脉细欲绝等阳气衰竭之重症。

（4）关于损其心者调其营卫

这是《难经》提出的治疗心脏疾患的重要原则。所谓“损其心”是说心脏已受损，调其营卫是指营卫与心之阴阳气血有直接关系。冠心病属于损伤性疾病，偏于虚证的范畴。卫主气，营主血，调和营卫就是调理气血，气血调则营卫和而心脏自可得以修复。由于心脏具有主神志、主阳气、主血脉等生理功能，因此，如果某一方面发生病变，即将互为影响，并随其直接、间接程度不同，而产生不同程度的疾病。冠心病是一种老年性由“损”所致的“虚”证。或者心阳不足，或者心气虚弱，或者心血失养，或者营卫失调。有其一即可使心痛发作，或心悸怔忡。在治疗上应以“通心阳、益心气、养心血、调营卫”为主。冠心病所表现的证候乃本虚标实，其病有新久，虚中有实，证有兼杂。只有辨证论治才能提高疗效。高辉远临证辨治冠心病主要有 8 法：

宁心缓肝法：此法多用于冠心病证属心肝失调者。其表现为心绞痛伴有善感易怒，烦躁汗出，心慌气短，舌红苔薄，脉细弦或见促象，用甘麦大枣汤加茯神、麦冬、酸枣仁、石菖蒲、远志、丹参、佛手、丝瓜等品。若气虚加太子参；虚烦不寐甚用酸枣仁汤加味。

养心温胆法：此法多用于冠心病证属心虚胆热、痰湿阻络者。其表现为心绞痛伴有胸闷口苦，心慌气短，胁下疼痛，咳吐痰涎，睡眠欠佳，多梦健忘，体态肥胖，舌尖红，舌苔白，脉沉细或滑，药用十味温胆汤化裁。

通阳宣痹法：此法多用于冠心病证属胸阳不振、寒湿痹阻者。其表现为心绞痛，伴见胸膺痹痛或痞满，痛引左肩臂或彻背，舌质微暗，苔白腻，脉沉弦或微涩，药用瓜蒌薤白桂枝汤或瓜蒌薤白半夏汤加减。

滋阴潜阳法：此法多用于冠心病证属阴虚阳亢者，其表现为心绞痛伴头晕目眩，头痛面赤，肢麻或手足震颤，失眠耳鸣，心慌心烦，舌红无苔，脉弦细数，药用首乌丹加龙骨、牡蛎、石决明、石菖蒲、郁金、天麻等。

行气活血法：此法多用于冠心病证属气滞血瘀者。其表现为心绞痛剧烈，呈刺痛状，痛引肩背，胸闷气短，心悸怔忡，心烦少寐，舌质紫暗，边尖红，脉沉涩或结，药用拈痛汤（五灵脂、当归、莪术、木香）加减，也可用丹参饮、血府逐瘀汤化裁。

清热宽胸法：此法多用于冠心病证属热陷胸中者。其表现为心绞痛伴胸中发热，胸闷不舒，心烦口渴，心下痞按之痛，舌质红，苔薄黄，脉滑数或促，药用小陷胸汤加麦冬、石菖蒲、郁金、荷叶等品。

调和营卫法：此法多用于冠心病证属营卫失调者。其表现为心前区隐痛，伴胸闷，心悸怔忡，自汗盗汗，夜寐不安，舌淡苔少而润，脉数或结代，药用炙甘草汤、桂枝甘草汤、柏子养心丸加减。

温阳益气法：此法多用于冠心病证属心脾阳虚者。其表现为心绞痛伴见心慌气短，倦怠嗜睡，面色不泽，畏寒浮肿，舌质淡，苔白，脉弱而无力或结代，药用苓桂术甘汤加味。若阴亦虚，合用生脉散。

上述八法根据冠心病心绞痛的特点及其所表现的不同证候而定，临证运用不能执一而应万变，必须权衡标本虚实，先后缓急，而后确定治法。同时还需各法相互配合，方能取效满意。

参考文献：

[1]彭松林,康国喜.高辉远教授运用养心定志汤临证治疗冠心病心得[J].中医学报,2010,25（4）:659-660.

[2]王发渭，于有山.高辉远论治冠心病经验撷菁[J].河南中医,1994（4）:227-228.

七、张云鹏冠心病证治经验

冠心病的证候分类，目前尚无统一意见，有的以阴阳分，有的以脏腑分，有的以气血分，有的以证候分，有的以标本分，有的以病期分。张云鹏认为，证候分类应以临床实践为基础，通过四诊所获得的资料，结合阴阳、脏腑、病机、八纲的学说加以综合分析。其将冠心病初步分为气阴两虚、阴虚阳亢、心阳不振、心血瘀阻和心肾阴阳两虚五个证型。各证型之间相互联系，既相对独立，又不可分割。

（1）气阴两虚

主症：胸闷发憋或心前区疼痛，心悸、气短乏力，腰酸，舌质正常或胖或紫暗，苔薄白，脉细而弱。病机：胸闷痛，多为心气不足，血阻心包，心失营养，血流不畅，疼痛发作。心悸气短为气阴两虚；心血活动无力，脉细或弱为虚证之脉；腰酸为肾虚之兆。本型多见于隐性冠心病、单纯心绞痛、心绞痛缓解期者。治法：益气养阴，补肾通络。方用养心汤加减。

（2）阴虚阳亢

主症：胸部闷痛，头晕且痛，烦躁易激动，四肢发麻，手足心热，舌质红，苔白或薄黄，脉弦或细弦或紧或牢。病机：平素肝郁气滞，郁久化热，耗伤肝阴；或年老肾虚，水不涵木。痰浊瘀血阻于心脉则胸部闷痛，肝阳偏亢故头晕且痛，烦躁易激动；肝风暗动筋脉失养，故四肢发麻；手足心热，舌质红为阴虚内热，脉弦紧牢为肝旺血脉失养之征。本型多见于冠心病并发高血压者。治法：育阴潜阳，活血化瘀。方用天麻钩藤饮加减。

（3）心阳不振

主症：胸闷或痛，心动有间歇感，喜欲自按，气少不足为息，舌质较淡或微红，苔薄白，口唇发紫，脉细迟或结或代。病机：本类较气阴两虚、心气不足更进一步，心阳虚损不能维持自身的阴阳平衡，而心动有间歇感，喜按；阳气不足则气少不足以息；阳气不振则阴寒痰浊易于阻滞，故见胸闷或痛；阳气不振，血运不足，一时无以补偿故见脉搏迟、结、代。本型多见于冠心病而传导阻滞者。治法：温扶心阳，活血宣痹。方用桂枝甘草汤合瓜蒌薤白汤加味。

（4）心血瘀阻

主症：胸部窒闷重压感，或突然急剧疼痛，或放射臂背，面色苍白，冷汗淋漓，情绪恐惧，舌质色紫或有瘀点，苔白，脉细涩或微弱。病机：在中医病因病机上，心绞痛和心肌梗死是相同的，但心绞痛是支别之络脉受损，心肌梗死是伤及心脏本经和肾的真阴真阳，阴阳气血突变是长期心气不足、心肾阳虚的结果。胸部急剧疼痛、舌色紫、脉细涩是心血瘀阻的表现；面色苍白、冷汗淋漓、脉微弱是心气衰惫、阴阳离决之兆。本型多见于冠心病重度心绞痛、心肌梗死者。治法：芳香开窍，活血化瘀，扶正救逆。胸痛剧烈者用冠心苏合丸半粒或一粒，1 日 1～2 服。气滞血瘀者用复方丹参注射液，每支 2ml，肌肉注射或静脉滴注。阴阳欲绝出现休克或低血压倾向，采用独参汤、人参粉、参附汤扶正救逆。病情稳定，精神倦怠可用益气通阳活血法，药物有黄芪、当归、丹参、桂枝、郁金等。

（5）心肾阴阳两虚

主症：胸闷或痛，头晕耳鸣，心悸不安，气急浮肿，腰痛肢冷，或夜间多尿或口干，或健忘，舌质淡红，苔薄或无苔，脉细或细促或散。病机：心气虚则胸闷或痛，心悸不安；肾气虚则气急浮肿，腰痛健忘；阳虚则肢冷；阴虚则口干；心肾两虚、阴阳不足故脉细、促、散。本型多见于冠心病心力衰竭或伴有脑动脉硬化者。

治法：补养心肾，阴阳两顾。方用地黄饮子加减。

参考文献：

[1]深思明鉴 广取巧配 擅治肝胆心脑血管疾病的张云鹏[J].上海中医药杂志,1999（11）:15.

[2]周琴花,花根才.张云鹏老师心脑血管疾病学术经验介绍[J].新中医,1998（12）:10-12.

八、姜春华胸痹证治经验

姜春华，男，主任医师，全国著名中医学家、中医藏象及治则现代科学研究奠基人。

（1）包络瘀阻是胸痹的病理

现代医学认为，冠心病之胸痛心悸，其原因是冠状动脉硬化、狭窄或阻塞。中医治疗本病多辨证论治，审证求因。姜春华认为，古人早就认识了冠状动脉的形态结构，并由此形成了病因病机等认识。《诸病源候论》云：“久心痛者，是心之支别络为风邪冷热所乘痛也，故成痛不死，发作有时，经久不瘥。”姜春华认为，此心之支别络指冠状血管，为邪所乘则疼痛发作。《灵枢·邪客》云：“少阴心脉也，心者五脏六腑之大主也……故诸邪之在一心者，皆在于心之包络，包络者心主之脉也。”明·虞抟《医学正传·医学或问》云：“心包络实乃裹心之脉，络于心外，故曰心包络。”姜春华认为，此心主之脉，络于心外之脉明显是指心脏之冠状血管。外邪侵入，伤及包络即冠状动脉，乃发胸痹。《素问·痹论》云：“夫脉者，血之府也……涩则心痛。”从古人的论述可以看到，心主身之血脉。若外邪入侵，损伤心脉，或心阳不足，气不行血，心血瘀滞，则心脏鼓动无力，脉管中血运受阻，遂成心脉痹阻之症。心脉痹阻反过来又影响心脉鼓动，郁遏心气心阳，加重心血瘀积，不通则痛，包络瘀阻乃胸痹之病理。

（2）心肾阳虚是胸痹的病体

胸痹的特征是心前区阵发性闷痛或绞痛。其辨证应从体质、夹杂症以及诱发因素等多方面予以诊察。其诱因有风、寒、湿、劳倦、内伤等。古人谓，风邪寒热乘于心之包络，即是此意。其夹杂症有夹痰、夹饮、夹食，以及兼夹脏器其他疾病之不同。辨其体质则心肾阳衰较为多见。年老力衰或久病之人往往阳气虚弱，心君失于濡养。心脉赖阳气以温煦鼓动，若心阳不足或心气郁结，则心血瘀滞，临床可见面色发白、胸闷气短、心中空虚、惕惕而动、形寒肢冷等现象。心阳之虚，其本在肾。肾主一身阴阳，为水火之脏，生命之根。肾中真阳不足，则不能振奋鼓舞心阳，临床可见胸闷、心悸、气短、纳差、畏寒、肢冷、腰膝酸软、头晕耳鸣等症，对体质属心肾阳衰、气虚郁滞者，当以温药纠正之。

（3）辨证选药重辨病

姜春华常以温阳益气、化瘀通脉治疗本病。他以辨证论治为主，十分重视药理作用的探索。前人治疗本病有温阳、温中、温通、温散、活血、益气、开窍、祛痰、蠲饮等诸法，有些药物药理实验已证实可以扩张冠状血管或加强心力，改善血液循环，如附子、人参、丹参、瓜蒌、麝香等。有些药物可以施治于多种疾病，如温阳之附子、肉桂可以用于周围循环衰竭，也可用于急性病的休克，或慢性病的衰弱，或许多慢性炎症。温散药麻黄、桂枝等，既能解表祛寒，又可用于心血管病变。温中药吴茱萸、川椒、干姜、厚朴、半夏等药一般用于治疗胃病，但对心血管病也有作用，所以在辨别其不同作用的基础上，可以运用异病同治的原理适当选用。

参考文献：

[1]戴克敏.姜春华教授运用泻心汤验案[J].辽宁中医杂志,1988（1）:12-13.

[2]姜春华.中医学术中的藏府之一：心[J].江西中医药,1956（8）:29-34.

第四章　心血管内科疾病的康养

心病在脏腑病症中具有重要地位，心血管内科疾病的预防和调护是中医心病理论体系的重要组成部分。我们应发挥中医预防调护的优势，以达到防治心病的目的。

一、心血管内科疾病的康复

现代康复医学概念用于冠心病、心肌梗死后，人们突破了生物医学的治疗模式，开始应用医学康复措施，如医疗体育和物理疗法的治疗，以及心理学检查和治疗等。国外近 30 多年来，以早期活动和心理治疗为中心的急性心肌梗死康复医疗，已积累了不少经验。如美国在 20 世纪 70 年代末，65 岁以下无并发症病例，住院已缩短到两周；85%以上办公室工作人员和机械工人可在医后 7 周，重体力劳动工人可在 13 周恢复工作。在缩短住院天数、减少住院费用、降低死亡率和致残率方面已取得了重大进展。我国的冠心病康复医学自 20 世纪 80 年代以来，已逐步开展，并取得了可喜的成绩。心脏康复的目的是：① 使患者恢复到最佳生理、心理和职业状态；② 防止冠心病或有高度易患因素的患者动脉粥样硬化的进展；③ 减少冠心病猝死或再梗死的危险性，并缓解心绞痛。心脏康复的最终目的是尽量延长患者寿命，恢复患者的活动和工作能力。心脏康复主要是针对急性心肌梗死，此外还包括冠状动脉搭桥术后有心绞痛或心电图变化的病例，以及有易患因素（高血压、高脂血症、吸烟等）的中年以上人群，内容包括改变生活方式，进行体育锻炼，以防治冠心病，成人健身程序也在内。1990 年美国心肺康复学会建议，将冠心病康复的不同发展阶段分为住院期、恢复期、持续发展期和维持期四期。各期内容为：① 住院期（Ⅰ期）：急性心肌梗死发病后或手术后住院阶段，主要康复内容为低水平体力活动和教育，一般为 1～2 周。② 恢复期（Ⅱ期）：出院回家后或在疗养院，主要康复内容为逐渐增加体力活动，继续接受卫生宣教，以取得最佳疗效，并经职业咨询恢复工作，一般为 8～12 周。③ 持续发展期（监护阶段Ⅲ期）：将患者依临床情况分低危、中危、高危 3 个组别。其中，中、高度危险组列为必须监护和防止在康复过程中发生意外的重点对象，本期约持续 4～12 个月不等。④ 维持期（非监护Ⅲ期）：坚持冠心病的二级预防，进行合适的体育锻炼是维持期康复的主要内容。中医心病患者的康复重点为：身心康复；体力康复；饮食康复。

二、心血管内科疾病的预防

（1）保养正气

还要注意顺应生命规律，人的生长衰亡是自然界不可抵抗的生命规律，人类必须也只能在认识和把握这一规律的基础上，采取相应的养生措施。例如，不同年龄和性别的人，其生理变化就有显著的差异。小儿为“稚阴稚阳”之体，青壮年处于“阴阳平均”阶段，老年则处于气血衰减的时期，妇女又有经带胎产之特殊性。根据这些规律，从饮食、起居、劳逸诸方面加以相应调摄，才是正确的养生之道。

（2）体育锻炼

对保持健康的身体素质及预防疾病有着重要作用，中医有“导引”与“吐纳”的锻炼方法。所谓“导引”是指“摇筋骨，动支节”，通过有规律的呼吸，全身肢体适量运动，以达到舒利关节，调和气血，提高抗病能力，如五禽戏、太极拳等，都是在导引术的基础上发展而成的。“吐纳”是一种内养功，是通过静心思念，集中精神，与特殊的呼吸方式相结合，以调节体内阴阳平衡，如气功就是这一方法的发展。患者应根据个人情况，做一些适当的活动，以提高机体的抗病能力。例如清晨散步、打太极拳、做深呼吸运动。可增强体质，锻炼心肺功能，但锻炼时应注意量力而行，避免过分劳累。

（3）饮食有节

起居有常，劳逸适度，积极休息是保持身心健康的重要护理措施。生活起居无规律，饮食劳逸无节制，就会削弱机体的抗病能力。这里的“饮食有节”的“节”指节度与节制，要求饮食要有规律，即定食定量，不过饥过饱，不过冷过热，不暴饮暴食，食物种类调配合理，不偏嗜等。如经常饮食过量，则不仅导致消化不良，而且还使气血流通失常，筋脉郁滞，则发生下痢、痔疮等病症。若经常多食肥甘厚味，便令人内热重，甚至引起痈疽疮毒。嗜酒则助湿生热。而饮食不足，可致营养缺乏，也会影响健康。中医强调生活没有规律或过劳、过逸，都可以使气血失调或损耗，疾病由此而发生。

（4）慎避外邪

对外界邪气的主动防御是未病先防的一项重要内容。中医学“天人相应”学说

强调了“虚邪贼风，避之有时”及“避其毒气”等。这是预防疾病发生的重要保健护理内容。首先是对气候变化的预防。因为人体对自然变化的适应能力是有限

的，如果气候变化急骤，超过了机体的适应能力，就会产生疾病。故对异常气候——六淫，要及时预防避开。可根据气象预报及运气的太过与不及的规律，采取相应措施。如冬天防寒保暖，夏天防暑降温，对体弱多病者，中医又有以针灸、推拿、中药的“冬病夏治”“夏病冬治”的预防治疗法，以提高机体防御气候寒热变化的适应能力，避免外邪的侵袭。在其中，尤其要避免为“疫气”所伤而感染流行病。在反常气候遇到传染病流行时，要避之有时，应及时进行消毒隔离治疗。其次，是对虫兽损伤，金刃损伤、跌扑损伤、工伤事故及各种中毒的防范，避免意外伤害。

三、心血管内科疾病的辨证护理

常见心病有心悸、胸痹、失眠、梦遗等。心系病实际包括心脏本身和心包，心脉的病变，以及心气损伤出现的脏腑功能失常。因此临床辨证要求护理人员必须从整体观念出发，不仅考虑一脏一腑的病理变化，还需考虑脏腑的相互关系和影响。临床心病，多起于内伤，如禀赋薄弱，脏气虚弱，或病后失调及忧虑过度伤及心脾。心的辨证虚多于实，虚证由于心阳和心阴不足。实证为火（热），痰，瘀病邪侵犯，虚实则兼夹互见，需护理人员分辨并掌握这些不同相对定型的内容，进行辨证施护。

（1）心气虚，心阳虚

临床都可见有心慌，心短或气喘，心胸闷痛，神疲体倦，面色白，舌淡苔白，脉细弱或结代。阳虚者兼有形寒怕冷，面浮肢肿，面唇紫暗，若大汗淋漓，四肢厥冷，唇指青紫，呼吸微弱，脉微欲绝，多是心阳欲脱之危候。气虚乃阳虚之渐。阳虚乃气虚之基。多见于久病，暴病伤阳耗气，年高脏器衰弱，禀赋不足所致。

护理上应该把握其特点，心气虚者应补益心气。补益中药宜文火，服药期忌萝卜、茶叶等消导耗气之品，并做好食补。如给桂圆、大枣、山药等健脾，益气，养血之品。并注意劳逸相宜，勿生气。阳虚则应注意保暖，尤注意四时气候变化增减衣被。平时适当锻炼，饮食则应温补。如羊肉、狗肉等温物，忌生冷。中药宜午前温服或热服。借一日之中阴阳消长规律，阳旺之势以展药力。阳虚者易思易惊，注意做到“四轻”。告诉患者节制思虑。若发现心阳欲脱危候，立即报告医生，配合医生回阳救逆。勿动，勿惊，注意保暖。及时擦干汗液，或用龙骨牡蛎粉扑身敛汗。

（2）心血虚，心阴虚

并见症为：心悸，健忘，失眠多梦。心血虚兼见眩晕，面色不华，唇舌色淡，脉细弱。心阴虚兼见五心烦热，盗汗，舌红少津，脉细数。多由于血的生化之源不足或继发于失血之后，或见于热病伤阴。亦因于七情内伤，阴血耗伤所致。血虚是营血不足，应注意健脾补血，阴虚则津液匮乏，宜滋阴清补。可给蟹肉，莲子，荔枝等。忌辛辣，室温宜偏凉，情志忌恼怒。滋阴养血药宜夜服。

（3）心火亢盛

心气郁结，久而化火，或心阴心阳失调，形成心火暴盛。临床可见怔忡不已，五心如焚，口干口苦，口舌生疮，舌红，脉数，甚至狂躁谵语，或小便赤色刺痛。护理上应以清心泻火为则“热则寒之”，室内环境宜通风凉爽。高热者多饮清凉饮料如西瓜汁，绿豆汤等。并注意体温变化，高热者迅速降温，防止传变。“邪入心包”者，则应凉血熄风，行气开窍。口舌生疮者，做好口腔护理。

（4）痰迷心窍，痰入扰心

多因七情所伤，或感受湿浊邪气，阻塞气机以致气结而痰凝，阻闭心窍。甚或痰热内陷心包。痰迷心窍多见神志痴呆，精神抑郁，举止失常，喃喃自语。或昏仆不省人事，喉中痰鸣，舌苔白腻，脉缓而滑。痰火扰心则多心烦口渴，不寐多梦，面赤气粗，哭笑无常，舌红苔黄腻，脉弦滑而实。护理上以涤痰开窍，清心豁痰为则，保持环境安静，室内光线暗淡。严密观察患者神志，面色，血压，呼吸以及舌脉的变化。头侧一边，以利吸痰。防止患者躁动，做好各项抢救准备。

（5）心血瘀阻

常继发于心气或心阴亏虚的病症。因阳气亏虚，无力温运血脉，以致血行不利，进而形成瘀血阻滞心脉。往往由于劳倦，感寒，情志内伤，或痰浊凝聚而诱发加重。临床为心悸怔忡，心胸憋闷刺痛，痛引肩背时发时止，舌质暗紫见瘀点瘀斑，脉细涩结代。重者暴痛欲绝，口唇青紫，肢厥神昏，脉微欲绝。护理上以通阳化痰为则。心阳暴绝则回阳救逆。及时采取各种抢救措施。此类患者重在病情观察，根据心痛程度，面色及舌脉的变化掌握病势发展采取不同施护措施。同时要加强情志护理，避免忧，愁，恼怒。告患者忌酒，忌膏粱厚味，忌食辛辣，视病情适当活动，强调养生，饮食有节，慎起居。

中篇　常见证各论

第五章　眩晕

眩晕是以头晕眼花为主要临床表现的一类病证。眩即眼花或眼前发黑，视物模糊；晕是指头晕或感觉自身或外界景物旋转。两者常同时并见，故统称为“眩晕”。轻者闭目即止；重者如坐车船，旋转不定，不能站立，或伴有恶心、呕吐、汗出、面色苍白等症状。本证历代医籍论述颇多。早在《素问·至真要大论》即有“诸风掉眩，皆属于肝”的说法。《灵枢·海论》说：“髓海不足，则脑转耳鸣，胫酸眩冒。”《灵枢·卫气》说：“上虚则眩。”刘河间认为是“风火”为患；朱丹溪则偏主于痰，有“无痰不作眩”的主张，提出“治痰为先”的方法。《景兵全书·眩运》指出：“眩晕一证，虚者居其八九，而兼火、兼痰者不过干中一二耳。”强调了“无虚不作眩”，在治疗上认为当以治虚为主，这些理论从各个不同的角度丰富了眩晕的病因病机，指导临床实践。凡耳源性眩晕如梅尼埃病、迷路炎、内耳药物中毒、前庭神经元炎、晕动病等；中枢性眩晕如脑动脉硬化、椎-基底动脉供血不足、颅内疾病、高血压、低血压；其他原因所致的如低血糖、贫血、神经官能症等，以眩晕为主症者，均可参照本篇辨证论治。

一、病因病机

眩晕的病因主要有情志、饮食、体虚年高、跌仆外伤等方面。其病性有虚实两端，属虚者居多，如阴虚易肝风内动，血虚则脑失所养，精亏则髓海不足，均可导致眩晕。属实者多由于痰浊变遏，或化火上蒙，而形成眩晕。

（1）情志不遂

忧郁恼怒太过，肝失条达，肝气郁结，气郁化火，肝阴耗伤，风阳易动，上扰头目，发为眩晕；或忧思伤脾，气血乏源，日久清窍失养，均可发生眩晕，同时气郁化火生痰，上蒙清窍亦可致眩。

（2）年高肾亏

肾为先天之本，主藏精生髓，脑为髓之海。若年高肾精亏虚，髓海不足，无以充盈于脑；或体虚多病，损伤肾精肾气；或房劳过度，阴精亏虚，均可导致髓海空虚，发为眩晕。

（3）病后体虚

若久病体虚，脾胃虚弱，或失血之后，耗伤气血，或饮食不节，均可导致气血两虚。气虚则清阳不升，血虚则清窍失养，故而发为眩晕。

（4）饮食不节

若饮食不节，嗜酒肥甘，损伤脾胃，以致健运失司，水湿内停，积聚生痰，痰阻中焦，清阳不升，头窍失养，发为眩晕。或饥饱失宜，过食寒凉，损伤中气，气血生化乏源，亦可致清窍失养而眩晕。脾胃运化功能失常，则聚水生痰，上蒙清窍亦可致眩。

（5）跌仆损伤，瘀血内阻

跌仆坠损，头脑外伤，瘀血停留，阻滞经脉，而致气血不能上荣于头目，故眩晕时作。

本病的病位在于头窍，其病变脏腑与肝、脾、肾三脏相关。其基本病理变化，不外虚实两端。虚者为髓海不足，或气血亏虚，清窍失养；实者为风、火、痰、瘀扰乱清空。病性以虚者居多，气虚血亏、髓海空虚、肝肾不足所导致的眩晕多属虚证；因痰浊中阻、瘀血阻络、肝阳上亢所导致的眩晕属实证；风、火、痰、瘀是眩晕的常见病理因素。在眩晕的病变过程中，各个证候之间相互兼夹或转化。如脾胃虚弱，气血亏虚而生眩晕，而脾虚又可聚湿生痰，二者相互影响，临床上可以表现为气血亏虚兼有痰湿中阻的证候；痰湿中阻，郁久化热，形成痰火为患，甚至火盛伤阴，形成阴亏于下，痰火上蒙的复杂局面。肾精不足，本属阴虚，若阴损及阳，或精不化气，可以转为肾阳不足或阴阳两虚之证。

此外，风阳每夹有痰火，肾虚可以导致肝旺，久病入络形成瘀血，故临床常形成虚实夹杂之证候。若中年以上，阴虚阳亢，风阳上扰，往往有中风晕厥的可能。

二、诊断和鉴别诊断

（一）诊断

（1）主要依据：头晕目眩，视物旋转，轻者闭目即止，重者如坐舟车，甚则仆倒。

（2）伴随症：可见恶心呕吐、眼球震颤、耳鸣耳聋、汗出、面色苍白等。

（3）起病方式：慢性起病，逐渐加重，或反复发作。

（4）实验室检查：必要时西医检查如血常规、骨髓象、头部CT或MRI等，以排除颅内肿瘤、血液病。

（二）鉴别诊断

头痛：眩晕和头痛可单独出现，亦可同时互见，二者对比，头痛病因有外感、内伤两个方面，眩晕则以内伤为主，在辨证方面头痛偏于实证为多，而眩晕则以虚证为主。

中风：中风病以猝然昏仆，不省人事，伴有口舌㖞斜，半身不遂，失语；或不经昏仆，仅以歪斜不遂为特征。中风昏仆与眩晕之仆倒相似，且眩晕可为中风病先兆，但眩晕患者无半身不遂、口舌㖞斜及舌强语謇等表现。眩晕以虚实夹杂为主，其中因肝肾阴亏，肝阳上亢而导致者，若肝阳暴亢，阳亢化风，夹瘀夹火，窜走经隧，可以出现眩晕头胀，面赤头痛，肢麻震颤，甚至晕倒等症状，当警惕有发生中风的可能。必须严密监测血压、神志、肢体肌力、感觉等方面的变化，以防病情变化。

厥证：厥证以突然昏仆，不省人事，或伴有四肢厥冷为特点，发作后一般在短时间内逐渐苏醒，醒后无偏瘫、失语、口舌㖞斜等后遗症。严重者也可一厥不醒而死亡。眩晕发作严重者也可有眩晕欲倒的表现，但一般无昏迷不省人事的表现。

痫病：痫病以突然仆倒，昏不知人，口吐涎沫，两目上视，四肢抽搐，或口中如作猪羊叫声，移时苏醒，醒后一如常人为特点。痫病昏仆与眩晕甚者之仆倒相似，且其发前多有眩晕、乏力、胸闷等先兆，发作日久常有神疲乏力、眩晕时作等症状表现，故应与眩晕鉴别，其鉴别要点为痫病昏仆必有昏迷不省人事，且伴口吐涎沫，两目上视，抽搐，猪羊叫声等症状

三、治疗

（1）内治法

风阳上扰：头晕目眩耳鸣，伴头胀痛，遇劳或恼怒加重；肢体震颤，失眠多梦，腰膝酸软；颜面潮红，舌红苔黄，脉弦细数。治疗原则：平肝潜阳，滋养肝肾。代表处方：天麻钩藤饮：钩藤、杜仲、桑寄生、茯神、夜交藤、益母草、天麻、石决明、黄芩、栀子、牛膝。阴虚较甚者加白芍、生地黄、玄参、麦冬。肝火亢盛者加菊花、龙胆草、牡丹皮、夏枯草。若眩晕急剧，泛泛欲呕，手足麻木，甚则震颤，有阳动化风之势，可再加龙骨、牡蛎、珍珠母。便秘者加生大黄、芒硝或当归龙荟丸。如属肝肾阴虚，肝阳上亢，症见腰膝酸软、遗精疲乏、脉弦细数者，亦可用大定风珠。本型患者经治疗后，病情改善，平时可早晚服杞菊地黄丸，以滋补肝肾，

巩固疗效。

肝火上炎：头晕目眩，伴头痛，目赤、口苦；胸胁胀痛，烦躁易怒，寐少多梦；舌红、苔黄腻，脉弦数。治疗原则：清肝泻火，清利湿热。代表处方：龙胆泻肝汤。组成：车前子、龙胆草、木通、泽泻、栀子、黄芩、生地黄、当归、柴胡、生甘草。肝火扰心者加珍珠母、磁石、龙齿、琥珀；肝风内动者加地龙、僵蚕、全蝎、蜈蚣。大便秘结者，可另服更衣丸。

痰浊上蒙：头晕目眩，头晕如蒙，视物旋转：胸闷作恶，呕吐痰涎；苔白腻，

脉弦滑。治疗原则：燥湿祛痰，健脾和胃。代表处方：半夏白术天麻汤。组成：茯苓、法半夏、白术、天麻、陈皮、生甘草、大枣、生姜。呕吐频作者，加竹茹、代赭石；胸闷纳呆者，加白蔻仁、砂仁；肢重体倦者，加佩兰、藿香、石菖蒲；耳鸣、重听者，加葱白、郁金、石菖蒲；痰浊化热者，可合用黄连温胆汤。痰浊寒化者，可用苓桂术甘汤合泽泻汤。痰瘀互结者，加丹参、泽兰、红花。

气血亏虚：头晕目眩，动则加剧，遇劳则发；神疲乏力，心悸少寐；面色皖白，舌淡苔薄白，脉细弱。治疗原则：补养气血，健运脾胃。代表处方：归脾汤。组成：黄芪、茯神、当归、人参、白术、龙眼肉、酸枣仁、远志、炙甘草、木香、大枣、生姜。若气虚自汗者，加浮小麦、防风。若食少便溏、脾胃虚弱者，当归宜炒，木香宜煨，并加茯苓、山药、神曲、砂仁。血虚较甚者，加熟地黄、阿胶（烊）、紫河车粉（吞服）。中气不足者，可用补中益气汤。若兼见形寒肢冷、腹中隐痛者，可加桂枝、干姜，以温中助阳。

（2）针灸疗法

① **体针。**肝阳眩晕急性发作可针刺太冲穴，泻法。气血虚眩晕，可选脾俞、肾俞、关元、足三里等穴，取补法或灸之。肝阳上亢者，可选用风池、行间、侠溪等穴，取泻法。兼肝肾阴亏者，加刺肝俞、肾俞用补法。痰浊中阻者，可选内关、丰隆、解溪等穴，用泻法。各种虚证眩晕急性发作均可艾灸百会穴。虚证以脾气虚弱、肾气亏虚型为主，实证以痰浊中阻和肝阳上扰常见。主穴选取耳门、听宫、听会、风池、百会、中渚；脾气虚弱加足三里、三阴交、脾俞等；肾气亏虚加太溪、气海、关元、肾俞等；痰浊中阻加丰隆、阴陵泉等；肝阳上扰加太冲、太溪等。

② **耳针。**选用肾、神门、枕、内耳、皮质下。每次取 2～3 穴，中、强刺激，留针 30min，间歇捻针。每日 1 次，5～7d 为 1 个疗程。

③ **头针。**选双侧晕听区，每日 1 次，5～10d 为 1 个疗程。“百会穴长留针法”

6 是在治疗眩晕病中独创的一种行之有效的特色疗法，此法是在古代医籍理论提出的“静以久留”“虚则补之”的指导原则基础上，结合头皮针疗法的特点而形成，经在临床上反复大量应用证明对眩晕有非常显著的临床疗效。“百会穴长留针法”能静以候气，使气至病所，从而能持久地激发人体经气，长时间地维持有效的刺激量，缩短疗程，提高疗效。且因其便验廉简，在生活节奏日益加快的今天具有很好的推广运用价值。

④ 灸法。在选穴上，常选择百会穴以升提清气、气海以益气固阳。百会穴为督脉之俞穴，诸阳之会，位于人体的最高正中处，是督脉与足太阳膀胱经、足少阳胆经、手少阳三焦经、足厥阴肝经、阳维脉的会穴，乃三阳五会之所。百会穴又为强壮穴之一，有升阳固脱的功能，对气虚下陷有极好的升提作用，可以使人体气血趋于条达平衡，使一身之阳气复原。故在治疗上百会不仅可以升提阳气，而且可以贯通督脉、膀胱、三焦及肝胆各经。气海则为任脉要穴，为生气之海，引气归元，是气血所会之处，并化元阳之气敷布全身，人体气机升降失调，皆可由此穴治之。气海穴宜少泻多补，少针多灸，《针灸资生经》云：“治脏气虚惫，真气不足，一切气疾久不瘥，皆灸之。”在应用此二穴时多以灸法为主，以培补元气，调和气血。

（3）中成药疗法

芎菊上清丸、当归龙荟丸等适用于肝阳上亢证；半夏天麻丸、涤痰丸、二陈丸等适用于痰浊上蒙证；归脾丸，十全大补丸等适用于气血两虚证；左归丸、知柏地黄丸、杞菊地黄丸等适用于肾精亏损证；丹七片、三七总苷片等适用于瘀而阻窍证。

四、预防与调护

眩晕的发生，多与饮食不节、劳倦过度、情志失调等因素有关，因此，预防眩晕之发生，应避免和消除能导致眩晕发生的各种内、外致病因素。

（1）平时应注意增强机体正气，避免和消除导致眩晕发病的各种内、外因素，保证充分休息与充足睡眠。

（2）坚持适当的体育锻炼，防止用脑过度，节制房事，劳逸结合，不做剧烈的头颈旋转及弯腰动作。

（3）保持身心愉快和情绪稳定，防止情志刺激，七情内伤。

（4）饮食有节，防止暴饮暴食，过食肥甘醇酒及过咸伤肾之品，饮食宜清淡，戒烟酒、辛辣、油腻、海腥食物。

（5）对重症患者观察生命体征及预防中风。

（6）眩晕发病后要及时治疗，注意休息，严重者当卧床休息；注意饮食清淡，保持情绪稳定，避免突然、剧烈的体位改变和头颈部运动，以防眩晕症状的加重，或发生昏仆。有眩晕史的患者，当避免剧烈体力活动，避免高空作业。

五、中西医结合最新研究进展

基于数据挖掘分析《景岳全书·眩晕》治疗眩晕的用药规律

马向梅对《景岳全书·眩晕》中的方药应用规律进行了研究，探讨张介宾治疗眩晕的学术思想。归纳《景岳全书·眩晕》方剂中药物的性味归经及功效分类，采用统计学方法对高频药物进行聚类分析和关联规则分析。结果：张介宾治疗眩晕方剂共 26 首，药物 51 味，用药频率 172 次，其中补阵方剂最多；性味以甘温、甘平为主；归经上主入脾（胃）经；功效分类补益药最多。通过系统聚类分析，将高频药物聚为 7 类，关联规则分析共得到 11 个药物组合。得出结论，张介宾治疗眩晕先求其本，补中升阳，酌兼其标；用药精专，重视甘温扶阳；以阴阳为纲，脾肾同治，气血并补。

参考文献：

[1] 马向梅.基于数据挖掘分析《景岳全书·眩晕》治疗眩晕的用药规律[J].中国中医药科技,2023,30（3）:626-628.

第六章 胸痹心痛

胸痹心痛是指发作性的胸骨后或左胸部闷痛，甚则胸痛彻背，短气，喘息不得卧为主症的一种疾病。轻者仅感胸闷如窒或隐痛，呼吸欠畅，重者则有胸痛，严重者心痛彻背，背痛彻心。“胸痹”之名最早见于《灵枢·本脏》：“肺大则多饮，善病胸痹，喉痹、逆气。”原意指痰阻肺中，闭阻气机。现代认为的“胸痹”之临床表现最早见于《黄帝内经》。《灵枢·五邪》指出：“邪在心，则病心痛。”《素问·脏气法时论》亦说：“心病者，胸中痛，胁支满，胁下痛，膺背肩胛间痛，两臂内痛。”汉代·张仲景《金匮要略》对“胸痹”进行了专门的论述。如该书《金匮要略·胸痹心痛短气病脉证并治》篇说：“胸痹之病，喘息咳唾，胸背痛，短气，寸口脉沉而迟，关上小紧数”“胸痹不得卧，心痛彻背”。且把病因病机归纳为“阳微阴弦”，即上焦阳气不足，下焦阴寒气盛，认为乃本虚标实之证。在治疗上，根据不同证候，制定了瓜蒌薤白白酒汤等 9 张方剂，以取温通散寒，宣痹化湿之效，体现了辨证论治的特点。至晋代，葛洪《肘后备急方》云：“胸痹之病，令人心中坚痞忽痛，肌中苦痹，绞急如刺。不得俯仰，其胸前皮皆痛，不得手犯，胸满短气，咳嗽引痛，烦闷，自汗出，或彻引背膂，不即治之，数日害人。”隋代巢元方的《诸病源候论·胸痹候》中对本病的认识又有进一步发展，认为：“寒气客于五脏六腑，因虚而发，上冲胸间，则胸痹。”强调“胸痹”为胸阳先衰，寒邪乘虚而入导致心痛。唐代孙思邈《备急千金要方》中补充有心中坚、满痞急痛及时欲呕吐等脾胃病症状。宋、金、元时期，宋·王怀隐等《太平圣惠方》所论胸痹症状亦基本同《诸病源候论》，认为其病位为胸间、胸膈、心、肺。其所载治胸痹之方除《金匮要略》方外，还有多方治疗胸痹症见心痛、背痛、腹胀、胸膈不利、饮食难下、心下坚痞、胸背缓急疼痛、气膈噎塞不通、脾虚胃冷不能下食、痰壅、噎塞不下饮食、喉中噎塞唾沫、脐腹疼痛、两胁胀满、心膈不利等，所论胸痹范围更为广泛，包括心、肺、咽喉、食管、脾胃等病在内。《圣济总录》除胸痹总论外，并将胸痹分列胸痹、胸痹噎塞证、胸痹心下坚痞急证、胸痹短气证、胸痛证等论述，所论胸痹范围亦较广泛。《太平圣惠方》将心痛、胸痹并列。在“治卒心痛诸方”“治久心痛诸方”“治胸痹诸方”等篇中，收集治疗本病的方剂甚丰，观其制方，芳香、温通、辛散之品，每与益气、养血、滋阴、温阳之品相互为用，标本兼顾，丰富了胸痹的治疗内容。迨明清时期，对胸痹的认识有了进一步提高，如《玉机微义·心痛》中揭示胸痹不仅有实证，亦有虚证。古人多将心痛与胃脘痛误认为一证，认识较为模糊，至明代王肯堂始对心痛和胃脘痛有了明确的认识。《证治准绳》曰：“或问丹溪言心痛即胃脘痛，然乎？曰心与胃各一脏，其病形不同，因胃脘痛处在心下，故有当心而痛之名，岂胃脘痛即心痛者哉。历代方论将二者混同叙于一门，误自此始。”明确指出了心痛与胃痛为两种疾病，不应混淆。后世医家总结了前人的经验，提出了活血化瘀的治疗方法，如《证治准绳·诸痛门》提出用大剂量桃仁、红花、降香、失笑散等治疗死血心痛，《时方歌括》以丹参饮治心腹诸痛，《医林改错》以血府逐瘀汤治疗胸痹心痛等，至今沿用不衰，为治疗胸痹开辟了广阔的途径。根据本证的临床特点，主要与西医学所指的冠状动脉粥样硬化性心脏病（心绞痛、心肌梗死）关系密切，其他如心包炎、二尖瓣脱垂综合征、病毒性心肌炎、心肌病、慢性阻塞性肺病、肺栓塞等，出现胸闷、心痛彻背、短气、喘不得卧等症状者，亦可参照本节内容辨证论治。

一、病因病机

本病的发生，多与寒邪内侵，饮食不当，情志失调，年老体虚等因素有关。病机有虚实两方面，实为寒凝、气滞、血瘀、痰阻，痹遏胸阳，阻滞心脉；虚为心脾肝肾亏虚，心脉失养。在本病的发病过程中，大多先实而后致虚，亦有先虚而后致实者。但临床表现多虚实夹杂，或以实证为主，或以虚证为主。

（1）**寒邪内侵：**由于素体阳虚，胸阳不足，阴寒之邪乘虚侵袭，寒凝气滞，痹阻胸阳，而成胸痹心痛。

（2）**饮食不当：**饮食不节，如过食肥甘生冷，或嗜酒成癖，伤及脾胃，致使运化功能失常，痰浊内生，痹阻脉络，则气滞血瘀，胸阳失展，而成胸痹心痛。

（3）**情志失调：**忧思伤脾，脾虚气结，气结则津液不得输布，遂聚而生痰：郁怒伤肝，肝失疏泄，肝郁气滞，甚则气郁化火，灼津成痰，无论气滞或痰阻，均可使血行失畅，脉络不利，而致气滞血瘀，或痰瘀交阻，心阳不振，心脉痹阻，不通则痛，而发为胸痹心痛。

（4）**年迈体虚：**肾气不足，肾阳虚衰，不能鼓舞五脏之阳，可致心气不足或心阳不振；肾阴亏虚，则不能滋养五脏之阴，可引起心阴内耗。心阴亏虚，心阳不振，又可使气血运行不畅。凡此均可在本虚的基础上形成标实，导致气滞血瘀，而使胸阳失运，心脉阻滞，发生胸痹心痛。病情进一步发展，瘀血闭阻心脉，可使心胸猝然大痛，而发为真心痛。

胸痹的主要病机为心脉痹阻，病位在心，涉及肝、脾、肾三脏。心主血脉，气血畅流其中，以保证机体的滋养，脏腑功能的协调。心病则不能推动血脉，血行瘀滞；肝病疏泄失职，肝气郁结，气血凝滞；脾虚失其健运，聚生痰湿，气血乏源。肾虚藏精失常，肾阴亏损，肾阳虚衰，均可引致心脉痹阻而发胸痹。其临床主要表现为本虚标实，虚实夹杂。其本虚有气虚、阴伤、阳衰，及阴损及阳、阳损及阴，而表现气阴两虚，阴阳两虚，甚至阳衰阴竭，心阳外越；标实为瘀血，寒凝、痰浊、气滞、热毒，且又可相互为病，如气滞血瘀，寒凝气滞，痰瘀交阻，瘀毒内蕴等。

胸痹发展趋势，由标及本，由轻转剧，轻者多为胸阳不振，阴寒之邪上乘，阻滞气机，临床表现胸中气塞，短气。重者则为痰瘀交阻或热毒蕴结胸中，气机痹阻，临床表现不得卧，心痛彻背。同时亦有缓作与急发之异，缓作者，渐进而为，日积月累，始则偶感心胸不舒，继而心痞痛作，发作日频，甚则心胸后背牵引作痛。急作者，素无不舒之感，或许久不发，因感寒、劳倦、七情所伤等诱因而心痛欲窒，甚则可“旦发夕死，夕发旦死”。

胸痹病机转化可因实致虚，亦可因虚致实。痰踞心胸，胸阳痹阻，病延日久，每可耗气伤阳，向心气不足或阴阳并损证转化；阴寒凝结，气失温煦，非唯暴寒折阳，日久寒邪伤人阳气，病向心阳虚衰转化；瘀阻脉络，血行滞涩，瘀血不去，新血不生，留瘀日久，心气痹阻，遏抑心阳。或瘀阻血脉，日久化热，酝酿成毒，瘀毒日久耗伤气阴，此四者皆因实致虚。心气不足，鼓动不力，易为风寒邪气所伤；心肾阴虚，津不化气，水亏火炎，炼液为痰；心阳虚衰，阴阳并损，阳虚生外寒，寒痰凝络，此三者皆由虚而致实。

二、诊断和鉴别诊断

（一）诊断

（1）疼痛性质

膻中或心前区憋闷疼痛，或为灼痛、绞痛、刺痛或隐痛、含糊不清的不适感等，甚则痛彻左肩背、咽喉、胃脘部、左上臂内侧等部位，呈反复发作性或持续不缓解，常伴心悸、气短、自汗，甚则喘息不得卧。

（2）持续时间

胸闷、胸痛一般持续几分钟到几十分钟，休息或服药后可迅速缓解。严重者可疼痛剧烈，持续不缓解，汗出肢冷，面色苍白，唇甲青紫，心跳加快，或心律失常等危象，可发生猝死。

（3）诱发因素

多见于中年以上，常因操劳过度、抑郁恼怒或多饮暴食、感受寒冷而诱发。

（4）辅助检查

查心电图、动态心电图、超声心动图、运动平板试验等可辅助诊断，根据病情可作心肌酶谱测定、心电图动态改变。必要时行冠脉 CT、运动心肌核素显像、肺通气灌注核素显像、冠状动脉造影检查以明确诊断。

（二）鉴别诊断

（1）与悬饮鉴别

悬饮、胸痹均有胸痛，但胸痹为当胸闷痛，并可向左肩或左臂内侧等部位放射，常因受寒、饱餐、情绪激动、劳累而突然发作，历时短暂，休息或用药后得以缓解。悬饮为胸胁胀痛，持续不解，多伴有咳唾，转侧、呼吸时疼痛加重，肋间饱满，并有咳嗽、咳痰等肺系疾病。胸部 X 线、胸部 CT 检查可助鉴别。

（2）与胃脘痛鉴别

心在脘上，脘在心下，故有胃脘当心而痛之称，以其部位相近。胸痹之不典型者，其疼痛可在胃脘部，极易混淆。但胸痹以闷痛为主，为时极短，虽与饮食有关，但休息、服药常可缓解。胃脘痛与饮食相关，以胀痛、灼痛为主，局部有压痛，持续时间较长，常因饮食不当诱发，并多伴有泛酸、嘈杂、嗳气、呃逆、恶心、呕吐、泄泻等消化系统症状。配合胃肠道造影、胃镜、腹部超声、淀粉酶等检查可助鉴别。

（3）与胁痛相鉴别

胁痛疼痛部位以右胁部为主，可有肋缘下压痛，可合并厌油、黄疸、发热等，常因情志不舒而诱发。其病多与肝胆疾患相关，腹部超声、腹部 CT、肝炎病毒指标、胆囊造影、肝功能、淀粉酶检查等可助鉴别。

（4）与真心痛鉴别

真心痛乃胸痹的进一步发展，症见心痛剧烈，持续 30min 以上，甚则持续不解，伴有汗出、肢冷、面白、唇紫、手足青至节，脉微或结代等危重急候。相当于西医的急性心肌梗死，常合并心律失常、心功能不全及休克，应配合心电图动态观察及血清酶学等检查，以进一步明确诊断。

（5）其他

神经功能失调疾病如心脏神经官能症亦可表现为胸痛，但疼痛部位多走窜不定，多与情志因素有关，伴胸闷、善太息、易怒，一般无阳性体征，各项检查指标均正常。此外肋间神经痛、带状疱疹、某些创伤性疾病等均可表现为胸痛，注意鉴别。

三、治疗

（1）内治法

寒凝心脉： 猝然心痛如绞，或心痛彻背，背痛彻心；形寒，手足不温、冷汗自出，心悸气短；气候骤冷或骤遇风寒而发病或加重；苔薄白、脉沉紧或促。治疗原则：祛寒活血，宣痹通阳。代表处方：当归四逆汤。组成：当归、芍药、桂枝、通草、生甘草、细辛、大枣。若痰湿内盛，症见心痛伴咳喘痰涎者，加生姜、陈皮、法半夏、杏仁以行气化痰。

气滞心胸： 心胸满闷，隐痛阵发，痛无定处，时欲太息；情志不遂时诱发或加重；苔薄白，脉弦细。治疗原则：疏调气机，和血舒脉。代表处方：柴胡疏肝散。组成：柴胡、川芎、香附、枳壳、甘草、白芍。本证在临床运用时应加丹参、延胡索、檀香、沉香以调气行血止痛。兼脘腹胀闷、纳差者，为脾胃气滞，可用逍遥散疏肝理气，调和脾胃。若肝郁化热，症见心烦易怒、口干、舌红苔黄、脉弦数者，用丹栀逍遥散，以疏肝清热。挟有瘀血心痛较甚者，可合用失笑散。若气滞湿阻者，加藿香、佩兰、砂仁，以理气化湿。

痰浊闭阻： 胸闷重而心痛轻微，阴雨天易发或加重；肥胖体型，痰多气短，倦怠乏力，口黏恶心；苔白腻、白滑，脉滑。治疗原则：通阳泄浊，豁痰开结。

代表处方： 瓜蒌薤白半夏汤。组成：瓜蒌皮、薤白、法半夏，白酒与煎好的药兑服。本证型应加桂枝、干姜、细辛、枳实、白豆蔻、陈皮，以化痰通阳、行气止痛。痰浊化热者可选黄连温胆汤，以清泄痰热。痰热合阴虚者，用黄连温胆汤合生地黄、麦冬、沙参、海蛤壳，以治痰火伤津。兼有瘀血者，可合桃红四物汤，以活血化瘀。本证型还可辨证的选用天竺黄、制胆南星、竹茹、莱菔子、浙贝母等，以化痰祛邪。

瘀血痹阻： 心胸疼痛剧烈，如刺如绞，痛有定处；心痛彻背，背痛彻心，痛引肩背，反复发作，日久不休；舌暗红、紫暗，有瘀斑，舌下瘀筋，脉弦涩或见结、代、促脉。治疗原则：活血化瘀，通脉止痛。代表处方：血府逐瘀汤。组成：

当归、川芎、桃仁、红花、赤芍、柴胡、桔梗、枳壳、牛膝、生地黄、生甘草。瘀血轻证可改用丹参饮以活血祛瘀，调畅气机。瘀血重证，胸痛剧者加丹参，乳香、没药、延胡索。气滞血瘀者，加延胡索、三七、荜茇、沉香、檀香以行气活血。属寒凝血瘀者，加桂枝、高良姜、细辛、肉桂以温阳通脉。气虚血瘀者，可加黄芪、党参、人参等益气之品。痰瘀互结者，可加法半夏、陈皮、制南星、浙贝母以祛痰。

心气不足：心胸隐痛，胸闷气短，动则益甚，心中动悸；神疲懒言，倦怠乏力，易出汗；面色晄白，舌淡红、舌体胖，边有齿印，苔薄白，脉弦细缓或结、代脉。治疗原则：补养心气，鼓动心脉。代表处方：保元汤合甘麦大枣汤。保元汤：黄芪、人参、生甘草、肉桂、生姜。甘麦大枣汤：生升草、淮小麦、大枣。兼瘀血者，加丹参、鸡血藤、当归等，以养血活血。挟痰浊者，可合用瓜蒌薤白半夏汤。心脾两虚者，可选用养心汤、归脾汤。气阴两虚者，可用生脉散合归脾汤。

心阴亏损：心胸疼痛时作，或灼痛，或闷痛；心悸怔忡，五心烦热、口干盗汗；颜面潮热，舌红少津、苔薄或剥，脉细数或结、代。治疗原则：滋阴清热，活血养心。代表处方：天王补心丹。组成：柏子仁、茯苓、酸枣仁、丹参、五味子、远志、当归、人参、生地黄、玄参、麦冬、天冬、桔梗、辰砂。虚火扰心者，可用酸枣仁汤，再用黄连阿胶汤。阴阳两虚者，可用炙甘草汤。心肾阴虚者，可选用左归饮、河车大造丸。阴虚阳亢者，可选用羚羊钩藤汤。心肾真阴欲竭者，可急用大剂量西洋参、鲜地黄、石斛、麦冬、山萸肉、玉竹、黄精以救真阴。

心阳不振：心悸而痛，胸闷气短，自汗，动则更甚；神倦肢寒，四肢不温或肿胀；面色皏白，舌淡胖、苔白滑，脉沉细迟。治疗原则：补益阳气，温振心阳。代表处方：参附汤合桂枝甘草汤。桂枝甘草汤：桂枝、生甘草。心肾阳虚者，合肾气丸。水凌心肺者，用真武汤。虚阳欲脱者，用四逆汤加人参汤。亡阳证，用参附龙牡汤加山萸肉。兼寒凝血瘀者，加鹿角片、川椒、细辛、丹参、良姜、川芎、红花以散寒化瘀。阴阳两虚者，加麦冬、五味子温阳滋阴并用。

（2）中成药疗法

心痛发作时可服速效救心丸；另外，根据辨证可选用相应的中成药，如苏合香丸：用于寒凝气滞胸痹；苏冰滴丸：用于寒凝气滞胸痹；冠心苏合丸：用于寒凝气滞胸痹；寒证心痛气雾剂：用于寒凝胸痹；热证心痛气雾剂：用于热证胸痹；麝香保心丸：用于气虚、寒凝、血瘀；活心丸：用于活血养心止痛；补心气口服液：用于心气虚胸痹；滋心阴口服液：用于心阴虚胸痹。

（3）针灸疗法

心痛发作时，针刺内关、膻中、心俞、厥阴俞、足三里等穴，留针 20～30min，捻转 3～5 次，有一定效果。

四、预防与调护

（1）注意调摄精神，避免情绪波动，保持心理平衡。

（2）调摄起居，寒温适宜。

（3）调摄饮食，低盐低脂，戒烟酒，少肥甘，勿过饱，多食水果及纤维食品，保持大便通畅。

（4）保证充分休息，戒劳累过度。

（5）病情危重时应密切观察病情变化，必要时采用中西医结合方法救治。

五、中西医结合最新研究进展

保元汤合血府逐瘀汤联合耳穴埋籽治疗胸痹心痛病气虚血瘀证疗效及对血清 VEGF、NO 水平的影响

刘红玉等[1]对保元汤合血府逐瘀汤联合耳穴埋籽疗法治疗胸痹心痛病气虚血瘀证患者的临床疗效及对患者血清血管内皮细胞生长因子（VEGF）、一氧化氮（NO）水平的影响进行了研究。选择 2019 年 3 月—2020 年 3 月江苏省沭阳县中医院收治的胸痹心痛病气虚血瘀证患者 114 例作为研究对象，采用抽签法随机分为对照组（57 例）及观察组（57 例）。对照组采用常规西医对症治疗，观察组在对照组基础上加用保元汤和血府逐瘀汤联合耳穴埋籽疗法进行治疗。比较治疗前及治疗 4 周后 2 组中医证候积分（胸闷、胸痛、气短、心悸及神疲乏力等）、心绞痛发作频率、发作持续时间、卧床休息时间、血清 VEGF 及 NO 水平。治疗 4 周后评估 2 组患者临床疗效。随访 6 个月，记录并比较 2 组患者治疗前及末次随访时睡眠质量及生活质量。结果：治疗 4 周后观察组胸闷、胸痛、气短、心悸及神疲乏力等中医证候积分均显著低于对照组（$P<0.05$）；治疗 4 周后观察组心绞痛发作频率显著低于对照组，发作持续时间及卧床休息时间显著短于对照组（$P<0.05$）；治疗 4 周后观察组血清 VEGF 及 NO 水平明显高于对照组（$P<0.05$）；治疗 4 周后观察组治疗有效率高于对照组（$P<0.05$）；随访 6 个月，平均（2.35±0.25）个月，末次随访时观察组匹兹堡睡眠质量指数（PSQI）评分显著低于对照组，生活质量调查量表（SF-36）评分显著高于对照组（$P<0.05$）。因此，认为保元汤合血府逐瘀汤联合耳穴埋籽疗法治疗胸痹心痛病气虚血瘀证患者，减少患者心绞痛发作频率及时间，改善临床症状，疗效确

切，还可提高其睡眠质量及生活质量，值得临床推广应用。

参考文献：

[1] 刘红玉，李涛，赵冬生，等.保元汤合血府逐瘀汤联合耳穴埋籽治疗胸痹心痛病气虚血瘀证疗效及对血清 VEGF、NO 水平的影响[J].四川中医,2023,41（4）:62-66.

第七章　心悸

心悸是指患者自觉心中悸动，惊惕不安，甚则不能自主，或见脉象迟、数、叁伍不调的一种病证。心悸包括惊悸、怔忡两大类，病情较轻者为惊悸，病情较重者为怔忡。临床有的呈阵发性，有的呈持续性。一般每因情志因素、劳累过度而诱发或加重，且常伴有失眠、健忘、胸闷、胸痛、眩晕、耳鸣等症。《黄帝内经》虽无心悸或惊悸、怔忡之病名，但已有相关论述。如《素问·平人气象论》指出："胃之大络，名曰虚里，贯膈络肺，出左乳下，其动应衣，脉宗气也。盛喘数绝者，则病在中；结而横，有积矣；绝不至，曰死。乳之下其动应衣，宗气泄也。"《素问·痹论》曰："心痹者，脉不通，烦则心下鼓。"对心悸脉象的变化也有认识，并阐述了脉象在本病诊断和预后判断上的重要价值。如《素问·三部九候论》指出："叁伍不调者病。"《灵枢·根结》指出："持其脉口，数其至也……四十动一代者，一脏无气；三十动一代者，二脏无气……不满十动一代者，五脏无气。"《素问·平人气象论》指出："人一呼脉一动，一吸脉一动，曰少气……人一呼脉四动以上曰死……脉绝不至曰死……乍疏乍数曰死。"汉代始有惊悸的病名。张仲景《金匮要略·惊悸吐衄下血胸满瘀血病脉证并治》指出："寸口脉动而弱，动即为惊，弱则心悸。"阐述了因惊而脉动，因弱而悸的病因病机。其对水饮为悸的探究尤详，《金匮要略·痰饮咳嗽病脉证并治》中说"水在心，心下坚筑……水在肾，心下悸"，指明水饮作悸的病机。张仲景还制定了心悸的辨证论治，如《伤寒论·辨太阳病脉证并治》提出："发汗过多，其人叉手自冒心，心下悸，欲得按者，桂枝甘草汤主之。""脉结代，心动悸，炙甘草汤主之。""发热，心下悸，头眩，身瞤动，振振欲擗地者，真武汤主之。"隋代巢元方《诸病源候论》对惊悸、怔忡的病因病机进行了较深入的探讨，根据惊悸的发病原因设"金疮惊悸候""心病候""虚劳惊悸候"等。唐代孙思邈提出治疗心悸的方剂，如《备急千金要方·心脉论》提出："阳气外击，阴气内伤，伤则寒，寒则虚，虚则惊，掣心悸，定心汤主之。"宋代严用和对惊悸怔忡的病因病机、病情演变、治疗方药等作了比较详细的论述，《济生方·惊悸怔忡健忘门》曰："心虚胆怯之所致也。""或因事有所大惊，或闻虚响，或见异相，登高涉险，惊忤心神，气与涎郁，遂使惊悸。惊悸不已，变生诸证，或短气悸乏，体倦自汗，四肢浮肿，饮食无味，心虚烦闷，坐卧不安，皆心虚胆怯之候也。”治当“宁其心以壮胆气”。选温胆汤、定志丸作为治疗方剂。金元时期，有关惊悸、怔忡的认识有了进一步的发展。刘完素在《素问玄机原病式》中强调：“悸为怔忪，皆热之内作。”李东垣在《内外伤辨惑论》中亦主张惊悸、怔忡“皆膈上血中伏火，蒸蒸而不安。”并创立了著名方剂朱砂安神丸。朱丹溪及其门人又提出了血虚致病的理论，认为惊悸怔忡皆由血虚引起，并突出了痰的致病作用。如《丹溪心法》中所说：“有思虑便动，属虚。时作时止者，痰因火动。瘦人多因是血少，肥人属痰，寻常者多是痰。”明代虞抟《医学正传·惊悸怔忡健忘证》对惊悸、怔忡的区别与联系有详尽的描述，曰：“怔忡者，心中惕惕然动摇而不得安静，无时而作者是也；惊悸者，蓦然而跳跃惊动，而有欲厥之状，有时而作者是也。”张景岳《景岳全书·怔忡惊恐》认为，怔忡由劳损所致，“盖阴虚于下，则宗气无根而气不归原，所以在上则浮撼于胸臆，在下则振动于脐旁”，因此，“凡治怔忡惊恐者，虽有心脾肝肾之分，然阳统乎阴，心本乎肾，所以上不宁者，未有不由乎下，心气虚者，未有不因乎精”，提出了病本在肾的理论。清代医家对瘀血作悸进行了发挥。王清任《医林改错·血府逐瘀汤所治之症因》云：“心跳心忙，用归脾安神等方不效，用此方（血府逐瘀汤）百发百中。”唐容川《血证论·怔忡》称：“凡思虑过度及失血家去血过多者，乃有此虚证，否则多夹痰瘀，宜细辨之。”根据本病的临床特点，西医学中各种原因引起的心律失常，如心动过速、心动过缓、期前收缩、心房颤动或扑动、房室传导阻滞、病态窦房结综合征、预激综合征以及心功能不全、心肌炎、一部分神经官能症等，如以心悸为主要临床表现者，均可参照本病辨证论治，同时结合辨病处理。

一、病因病机

心悸的形成，常与精神因素、心血不足、心阳衰弱、水饮内停、瘀血阻络等有关，临床上常见的病因病机有如下几类。

（1）**心虚胆怯。**心主神，为精神意识活动的中枢。胆性刚直，主决断。若心气不虚，脾气不怯，则决断思虑均能正常进行。凡各种原因导致心虚胆怯者，一旦遇事有所大惊，如闻巨响，突见异物，或登高涉险等，即可动撼心神，而发惊悸。

（2）**心气血不足。**心主血，血赖心气的推动才能运行周身，营养脏腑四肢百骸。心脏本身也需要血液的供养方能维持正常的生理功能活动。若禀赋不足，脏腑虚损；

或病后失于调养，或思虑太过，伤及心脾，或脾胃虚弱，气血生化之源不足，或失血过多等，均可导致心气血亏虚，心失所养而发为心悸。

（3）阴虚火旺。久病体虚或房劳过度；或遗泄频繁，伤及肾阳，或肾水素亏，水不济火，虚火妄动，上扰心神，亦能导致本证。

（4）心阳不振。大病久病之后，阳气衰弱，不能温养心脉，故心悸不安。

（5）水气凌心。脾肾阳虚，不能蒸化水液，停而为饮，饮邪上犯，心阳被抑，引起心悸。

（6）心血瘀阻。一是由心阳不振，阳气不能鼓动血液运行；或因寒邪侵袭，寒性凝聚，而使血液运行不畅，甚而瘀阻；二是痹证发展而来，即由于风寒湿邪搏于血脉，内犯于心，以致心脉痹阻，营血运行不畅而心悸。

本病的病位在心，但其发病与脾、肾、肺、肝四脏功能失调密切相关。心悸为本虚标实之证，其本为气血阴阳的亏损，其标为气滞、血瘀、痰浊、水饮。

二、诊断和鉴别诊断

（一）诊断

主症：自觉心慌不安，心跳剧烈，神情紧张，不能自主，心跳或快或慢、忽跳忽止，或呈阵发或持续。

伴随症：可见胸闷不适，易激动、心烦、少寐多汗、头晕乏力，中老年发作频繁者，可有心痛喘促、肢冷汗出，或见晕厥。

诱因：可由情志刺激、惊恐、紧张、劳倦过度、饮酒、饱食等诱发。

脉象：可有数、疾、促、结、代、沉、迟，弦、缓脉。

病史：既往可有心脏病史。

（二）鉴别诊断

（1）惊悸与怔忡的鉴别：心悸可分为惊悸与怔忡。惊悸发病，多与情绪因素有关，可由骤遇惊恐，忧思恼怒，悲哀过极或过度紧张而诱发，多为阵发性，病来虽速，病情较轻，实证居多，病势轻浅，可自行缓解，不发时如常人。怔忡多由久病体虚，心脏受损所致，无精神等因素亦可发生，常持续心悸，心中惕惕，不能自控，活动后加重，多属虚证，或虚中夹实，病来虽渐，病情较重，不发时亦可兼见脏腑虚损症状。心悸日久不愈，亦可形成怔忡。

（2）奔豚：奔豚发作之时，亦觉心胸躁动不安。奔豚与心悸的鉴别要点为：心悸为心中剧烈跳动，发自于心；奔豚乃上下冲逆，发自少腹。

（3）真心痛：真心痛以心前区或胸骨后剧痛为主症，可同时出现心悸，脉结代，严重者心痛不止，心痛彻背，唇甲发绀或手足青至节，呼吸急促，大汗淋漓甚至晕厥，病情危笃，通过心电图及做心肌酶学检查可进一步区别。

（4）卑惵：卑惵临床上表现为胸腹间痞塞不欲食，心中有所歉，爱处暗室或倚门后，见人则惊避，似失志状，心悸有相似之处，但卑惵虽有心慌，其病因多为心血不足，一般无促、结、代迟等脉象，是神志异常为主的疾病，以此作为鉴别

三、治疗

（1）内治法

心虚胆怯：心悸不宁，善惊易恐，坐卧不宁；少寐多梦，易惊醒，恶闻声响，食少纳呆；苔薄白，脉弦细。治疗原则：养心安神，镇惊定志。代表方剂：安神定志丸。组成：茯苓、茯神、石菖蒲、远志、龙齿、人参。心气不足者，加黄芪以加强益气之力。心阳不振者，加桂枝、炮附片以温通心阴。自汗者，加浮小麦、山萸肉、乌梅、麻黄根等以收敛止汗。挟瘀血者，加丹参、桃仁、红花以活血化瘀。心血不足者，加制何首乌、熟地黄、阿胶以养心血。心气郁结者，加柴胡、郁金、合欢皮以理气解郁。挟湿者，加泽泻、茯苓以利湿。

心脾两虚：心悸气短、头晕目眩、少寐多梦、健忘；神疲乏力、纳呆食少、腹胀便溏；面色无华、舌淡红、脉细弱。治疗原则：补益养心、益气安神。代表方剂：归脾汤。组成：茯神、黄芪、酸枣仁、人参、白术、炙甘草、龙眼肉、当归、远志、木香、生姜、大枣。

若热病后期，损伤心脾，致心阴不足而心悸者，可选用生脉散，以益气养阴。气血两虚者，加炙甘草汤，以益气养血。若自汗、盗汗者，加山萸肉、煅龙骨、煅牡蛎以敛汗。若纳差、腹胀者，加山楂、陈皮、谷麦芽以理气消食。若失眠多梦者，加夜交藤、灵芝以养心安神。

阴虚火旺：心悸易惊，心烦失眠，五心烦热，口干盗汗；头晕，耳鸣，腰酸，目眩；舌红少津、苔少或无，脉细数。治疗原则：滋阴清火，养心安神。代表方剂黄连阿胶汤。组成：黄连、黄芩、阿胶（烊）、芍药、鸡子黄。若阴虚不明显者，可用天王补心丹。若症见虚烦咽燥、口干口苦等热象明显者，可选用朱砂安神丸，以降火、滋阴、安神。若阴虚相火妄动，症见五心烦热、梦遗腰酸者，可用知柏八味丸加龟甲、炒枣仁、山萸肉等，以滋阴降火，养阴宁神。若兼瘀热者，加丹参、赤芍、牡丹皮、生地黄以清热凉血，活血化瘀。兼痰热者，加温胆汤，以清化痰热。

心阳不振：心悸不宁，胸闷气短，动则尤甚；形寒怕冷，面色苍白，舌淡苔白，脉虚弱或沉细无力。治疗原则温补心阳，安神定悸。代表方剂：桂枝甘草龙骨牡蛎汤。组成：生龙骨、生牡蛎、桂枝、炙甘草。若阳虚甚，症见汗出肢冷、面青唇紫、喘不得卧者，此为心悸喘脱之证，可合参附汤，以加强益气回阳。若兼水饮内停者，加葶苈子、泽泻、五加皮以逐饮邪。兼瘀血者，加丹参、红花以活血化瘀。兼阴虚者，加麦冬、五味子、熟地黄以滋阴。

若脉迟显著者，可加炙麻黄、炮附片以温阳促脉。

水气凌心：心悸、胸闷痞满、渴不欲饮、浮肿、尿少；眩晕、恶心流涎、形寒肢冷；舌淡苔滑，脉弦滑或沉细而滑。治疗原则振奋心阳，化气利水。代表方剂：苓楼术甘汤。组成：茯苓、白术、桂枝、炙甘草。若心悸喘咳不能平卧者，加泽泻、防己、葶苈子、桑白皮以泻肺利水。恶心呕吐痰涎者，加陈皮、法半夏、生姜以和胃降逆。兼瘀血者，加丹参、当归、川芎以活血化瘀。肾阳虚衰、小便不利、肢体浮肿者，加真武汤，以加强温阳利水之功。

心血瘀阻：心悸，胸闷，心痛时作，痛如针刺，唇舌紫暗；心悸日久不愈，唇甲青紫，舌紫暗有瘀，脉涩或见结、代脉。治疗原则：活血化瘀，理气通络。代表处方：桃仁红花煎。组成：丹参、赤芍、川芎、延胡索、香附、当归、桃仁、红花、青皮、生地黄。本证临床上亦可选用血府逐瘀汤。痰瘀并见者，可合用二陈汤。气滞重者，加柴胡、枳壳以理气。兼气虚者，加黄芪、党参以益气以助化瘀。兼血虚者，加制何首乌、枸杞子、鸡血藤，以补血。兼阴虚者，加玉竹、麦冬、女贞以养阴。兼阳虚者，加炮附片、肉桂温阳以助化瘀。若心痛甚者，加五灵脂（包煎）、田七、薤白以活血通络止痛。

痰火扰心：心悸时发时止，受惊易作；胸闷烦躁，失眠多梦，口干苦；便秘，溲赤，舌红，苔黄腻，脉弦滑。治疗原则：清热化痰，宁心安神。代表方剂黄连温胆汤：黄连、法半夏、橘皮、竹茹、枳实、生甘草、生姜。痰热火甚者，加鱼腥草、黄芩、浙贝母以清化痰热。

热移大肠，便秘者，加蒲公英、生大黄泻热通便。火郁伤阴者，加百合、玉竹养阴而不生湿、助痰。脾虚，脘闷纳差者，加党参、白术、谷麦芽、山楂，以健脾开胃。若失眠多梦者，加茯神、生龙骨以安神。

（2）中成药疗法

心虚胆怯者，可选用磁朱丸、朱砂安神丸；气血不足者，可选用人参养荣丸、养血安神丸；阴虚火旺者可用安神补心丸、麦味地黄丸；心肾阳虚的可用蛤蚧大补丸、金匮肾气丸；痰火扰心证用牛黄清心丸、竹沥达痰丸；心血瘀阻证可选用丹七片、活心丸等。

（3）针灸疗法

① 可选心俞、神门、内关、合谷等穴，针用平补平泻手法，每日 1 次，适用于心虚胆怯证。

② 可选心俞、肾俞、神门、关元、涌泉等穴，艾灸，每日 1 次，适用于心肾阳虚证。

③ 可选心俞、种门、内关、膻中等穴，针用平补平泻手法，每日 1 次，适用于心血瘀阻证。

四、预防与调护

（1）保持身心愉快，避免精神刺激。

（2）保证充分休息，避免劳倦过度；轻症患者，适当的体育锻炼，以不觉劳累为度。

（3）保证饮食有节，避免刺激性食物，低脂低盐。

（4）心悸病势缠绵，应细致观察病情变化，坚持长期治疗。

（5）心悸病情严重时，应采取中西医结合救治的方法。

五、中西医结合最新研究进展

基于关联规则和聚类分析挖掘《太平圣惠方》治疗心悸用药规律

徐巧茜等[1]基于关联规则分析《太平圣惠方》中治疗心悸的中药用药规律。收集《太平圣惠方》中治疗心悸的处方，应用 Epidata3.1 软件录入数据，建立数据库，应用 Excel 2007 软件对药物的使用频次、性味归经情况进行统计，运用 IBM SPSS Modeler 14.1 软件对药物数据进行关联规则分析，应用 SPSS Statistics 24.0 软件对药物进行系统聚类分析。共纳入《太平圣惠方》治疗心悸的方剂 180 首，包含中药 212 味，中药涉及药性总频次 1 909 次，其中人参、甘草、茯神等药物出现频次较高；从药物功效分析，药物以补虚药、安神药、清热药及平肝熄风药为主，药性以温、寒居多，药味以甘、苦、辛居多，药物多归心经、脾经、肺经。通过关联分析获取二项、三项、四项、五项关联规则共 103 条，对药物使用频次≥20 次的中药进行系统聚类分析，获取药物常用组合聚类群 3 组。得出结论：《太平圣惠方》中心悸的治疗用药具有温补安神、清泻心火、肺脾同治三大特点。

参考文献：

[1] 徐巧茜,陈楚寒,刘乘光，等.基于关联规则和聚类分析挖掘《太平圣惠方》治疗心悸用药规律[J].广西中医药大学学报,2023,26（3）:87-91.

第八章　晕厥

晕厥是突然发生的短暂的意识丧失状态，突然昏仆、不省人事，或伴四肢厥冷，移时苏醒、醒后如常；重者转为厥脱而见汗出如珠，口开目合，脉微欲绝，甚则一厥不复而亡。厥可转脱，脱必兼厥，二者可单见，亦可同见。晕厥是一个证候，可见于多种疾病的发病过程中。其总的病机为阴阳失调，气机逆乱、气血运行悖逆。一般而言，本证可分为虚实两个方面：实证者，多由气盛有余，气逆上冲，血随气升或气逆夹痰或暑邪郁冒，致使清窍闭塞，发生晕厥。虚证者，多因气血不足，清阳不展，血不上承，精明失养所致。厥证初发，多为实证，及时治疗，即刻恢复；失治误治，伤阴损阳，耗伤正气，转化为虚证则见阴阳离决之厥脱危候。西医认为晕厥是由于大脑一时性广泛性供血不足所致。引起此种改变的主要原因有：心脏输出量减少或心脏停搏，突然剧烈的血压下降或脑血管的普遍性暂时性闭塞。

一、病因病机

中医“厥”的含义有多种，有指发病形式，“忽为眩仆脱绝”“突然昏厥，不省人事”；有指病理机制，“厥者，尽也”“厥者，逆也”，言其气血败乱，或气机上逆；有指临床表现，四肢逆冷、手足不温者。就晕厥而言，主要是指前两者，以内伤杂病中具有突然发生的一时性昏倒不知人事为主症，或伴有四肢逆冷表现的病症。至于外感病中以手足逆冷为主，不一定伴有神志改变的发厥，以及后世列为中风范畴之“厥”，均不属于晕厥的讨论范围。

（一）病因

（1）体质因素：此为晕厥的病因之一。体质指人的素质而言，是个体在其生长发育过程中形成的功能与结构上的特殊性，这种特殊性往往决定机体对某些致病因素的易感性。平素气血运行不畅，或素体阳旺阴亏，或脾虚有痰等，陡遇巨大精神刺激，遂致气血逆乱，发为晕厥。

（2）情志因素：主要是指恼怒惊骇恐吓的情志变动，精神刺激是晕厥的主要病因。在通常情况下，情志是人体生理活动的一部分，然而突遇剧烈的情志变动，超过了生理活动所能调节的范围，就会引起脏腑的功能失调而发病。“怒则气上”

“惊则气乱”“恐则气下”等即可致气逆上冲或清阳不升，清窍失灵而发生昏仆致厥。

（3）暴感外邪：主要是暑邪，其性炎热属阳，内侵入体，传变迅速，传入心包，扰乱心神，以致昏不知人而成暑厥。

（二）病机

晕厥的病机主要是气机突然逆乱，升降乖戾，气血阴阳不相顺接。正如《景岳全书·厥逆》所说：“厥者尽也，逆者乱也，即气血败乱之谓也。”所谓气机逆乱是指气上逆而不顺。

情志变动，最易影响气机运行，轻则气郁，重则气逆，逆而不顺则气厥。气盛有余之人，骤遇恼怒惊骇，气机上冲逆乱，清窍壅塞而昏倒为厥；素来元气虚弱之人，陡遇恐吓，清阳不升，神明失养而昏仆发厥。升降失调是指气机逆乱的病理变化。气的升降出入，是气运动的基本形式，由于情志、饮食、外邪而致气的运行逆乱，或痰随气升而成痰厥；或食滞中焦，胃失和降，脾不升清而成食厥；或暑热郁逆，上犯阳明而致暑厥。气为阳，血为阴，气与血阴阳相随，互为资生，互为依存，气血的病变也是互相影响的。素有肝阳偏亢，遇暴怒伤肝，肝阳上亢，肝气上逆，血随气升，气血逆乱于上，发为血厥；同样，大量失血，血脱气无以附，气血不能上达清窍而昏不知人，发为血厥。

晕厥由于体质和病机转化的不同，又有虚实的区别。大凡气盛有余者，情志突变，气逆上冲，血随气逆，或夹痰夹食壅滞于上，以致清窍闭塞，不知人事，成为厥之实证；气虚不足，或大量出血者，清阳不升，气陷于下，血不上达，气随血脱，气血一时不相顺接，以致神明失养，不知人事，四肢不温，发为厥之虚证。

三、诊断和鉴别诊断

（一）诊断

应从病史、临床症状和体征入手来判断是否为晕厥，并与下列疾病相鉴别。晕厥的临床症候学特征为：

（1）神志异常。神昏、不省人事，其时较短。

（2）肌肤色泽与温觉改变。面色苍白或潮红或青紫或晦暗。

（3）汗轻者，气短自汗；重者，冷汗淋漓或汗出如珠。亡阳之汗，汗冷而味淡微黏，口不渴喜热饮；亡阴之汗，汗热而味咸，口渴喜冷饮。

（4）呼吸变化。气息微弱或气促息粗。

（5）脉象。脉细数或浮数而空或微细欲绝或不能触及。

（二）鉴别诊断

（1）厥证

晕厥是一种症状，厥证则是以气机逆乱，升降失调，气血阴阳不相接续为基本病机，表现为突然昏倒，不省人事，或伴有四肢逆冷一种病症；轻者，一般在短时内苏醒，醒后无偏瘫、失语及口眼㖞斜等后遗症；重者，则昏厥时间较长，甚至一厥不复而导致死亡。厥证可发生于各种年龄，有明显的诱发因素，其昏倒时间较短，发时或伴有四肢厥冷，醒后无后遗症。主要诊断依据是：（1）患者在发病之前，常有先兆症状，如头晕、视物模糊、面色苍白、出汗等，而后突然发生昏仆，不知人事，呈一时性，“移时苏醒”，发病时常伴有恶心、汗出或伴有四肢逆冷，醒后感头晕、疲乏、口干，但无失语、瘫痪等后遗症。（2）应了解既往有无类似病症发生。发病前有明显的情志变动、精神刺激因素，或有大失血病史，或有暴饮暴食史，或有素体痰盛宿疾。注意询问发作时的体位、持续时间以及发厥前后的表现。（3）脑电图、脑干诱发电位、心电图、颅脑 CT、MIR 等检查有助于诊断。

（2）眩晕

多慢性起病，反复发作，逐渐加重，也可见急性起病者。头晕目眩，视物旋转，轻者闭目即止，重者如坐车船，甚则仆倒，但无神志异常的表现；可伴有恶心呕吐、眼球震颤、耳鸣耳聋、汗出、面色苍白等。应注意排除颅内肿瘤、血液病等。

（3）中风

好发年龄为 40 岁以上的中老年人多见，素体常有肝阳亢盛。其中脏腑者，突然昏仆，并伴有口眼㖞斜、偏瘫等症，神昏时间较长，苏醒后有偏瘫、口眼㖞斜及失语等后遗症。病发多急性起病，且多有诱因，病前常有头晕、头痛、肢体麻木、力弱等先兆症。血压、脑脊液检查、眼底检查、颅脑 CT、核磁显像等检查，有助于诊断。

（4）痫证

常有先天因素，以青少年为多见。痫证之病情重者，亦为突然昏仆，不省人事，但发作时间短暂，且常有口中如作猪羊叫声，移时苏醒，醒后一如常人的特点，伴抽搐、口吐涎沫、两目上视、小便失禁等。常反复发作，每次症状均相类似。此外，还可做脑电图检查，以资鉴别。

（5）昏迷

为多种疾病发展到一定阶段时出现的危重证候。一般来说发生较为缓慢，有一个昏迷前的临床过程，先轻后重，由烦躁、嗜睡、谵语渐次发展，一旦昏迷后，持续时间一般较长，恢复较难，苏醒后原发病仍然存在。

三、治疗

（一）现代医学疗法

晕厥的治疗方式取决于晕厥的原因。例如，对过缓性心律失常所致者，可安置心脏起搏器。对室上性心动过速引起的晕厥，可采用药物治疗或经导管射频消融治疗。对室性心动过速所致者，可采用药物治疗或安置体内埋藏式自动复律除颤器。

血管迷走性晕厥的治疗包括：患者教育、药物治疗和非药物治疗。患者教育的目的是让患者了解血管迷走性晕厥的诱发因素从而避免和预防其发生。例如环境温度过高、脱水、长时间站立、饮酒、服用血管扩张剂、利尿剂及降压药等。对晕厥反复发作或发作时造成外伤者，除患者教育外，应采用药物或非药物治疗措施。

药物治疗

药物治疗的目的在于阻断血管迷走性晕厥的触发机制。目前试用于治疗的药物有β-受体阻滞剂、盐皮质激素，丙吡胺、用于治疗抑郁症的血清素摄取抑制剂、α-受体激动剂、抗胆碱能药物、茶碱、可乐定及ACE抑制剂等。

（1）**β-受体阻滞剂：**为目前最常使用的一线药物。其作用机制在于降低心肌收缩力，减慢心率以减轻对心脏机械感受器（c纤维）的刺激，阻断血管迷走性晕厥的触发机制。临床试验发现，β-受体阻滞剂可使直立倾斜试验结果阴转，晕厥发作次数减少。

（2）**盐皮质激素氟氢可的松：**其作用机制在于增加肾脏对钠的重吸收，使血容量增加，此外，还可影响压力感受器的敏感性，增加血管对去甲肾上腺素的收缩反应。目前尚无安慰剂对照的随机临床试验证实这一药物的有效性。在部分儿童病例中，其有效率为65%～83%，副作用有水肿，高血压和抑郁。

（3）**丙吡胺：**为ⅠA类抗心律失常药，具有负性肌力和抗胆碱能作用。此外，它还具有直接使外周血管收缩的作用。由于该药的致心律失常作用和其他不良反应，一般不作为一线药物使用。

（4）**血清素摄取抑制剂：**如舍曲林（左洛复），原用于治疗抑郁症，这类药物可抑制血清素在突触的摄取，使突触后血清素受体密度下调，降低对血清素的反应。

而这种反应参与了血管迷走性晕厥发作时心动过缓和血管扩张的过程。对这类药物的有效性还需进一步研究。现有资料提示，其他药物无效时，这类药物可能有一定疗效，可与其他药物合用。

（5）α-受体激动剂： 使周围血管阻力增加以对抗血管迷走性晕厥过程中的血管扩张，已有使用哌甲酯和 midodrine 治疗血管迷走性晕厥的报告。

（6）其他药物： 包括茶碱、抗胆碱能药物、血管紧张素转换酶抑制剂、可乐定等，可通过不同的途径对抗或阻断血管迷走性晕厥发作过程中的不同病理生理环节，也被临床试用。其疗效尚需进一步研究证实。

非药物治疗

（1）增加盐和水的摄入： 可增加血容量，以增强对直立体位的耐受性。

（2）直立训练： 靠墙站立 30～40min，每天 1～2 次。对部分血管迷走性晕厥患者有效。停止训练，症状可复发。恢复训练后，又能有效预防晕厥的发作。

（3）心脏起搏： 以心脏抑制表现为主的血管迷走性晕厥，晕厥发作时有明显心动过缓，如果以较快的频率起搏心脏，对部分患者能有效预防晕厥的发作。

根据现有临床资料，建议按以下步骤治疗患者：① 确定是否需要治疗，对仅发作一次，而症状较轻，未造成外伤者，无需药物或非药物治疗，但应帮助患者去除诱因，出现先兆症状时学会自我保护方法以避免发生外伤。② 对反复发作或发作时症状严重，造成外伤者，可首选β-受体阻滞剂。此外，每天应增加食盐摄入量 3 克或进行直立训练。如果无效，可换用氟氢可的松（每日 0.1～0.2mg）。如果仍无效可加用血清素摄取抑制剂，如舍曲林等或换用其他药物治疗。③ 对药物治疗无效，直立倾斜试验诱发出晕厥时以心脏抑制表现为主的患者，可安置永久心脏起搏器，应选择带有滞后或心率骤降反应功能的起搏器。

（二）中医学疗法

（1）内治法

① 气厥

A 实证。主症：突然昏倒，人事不知，牙关紧闭，两手握拳，呼吸急促。兼次症：或见四肢厥冷。发作前情绪激动不安，或郁闷不乐。舌象：舌苔薄白。脉象：伏或沉弦。治法：理气开郁。处方：五磨饮子加减。沉香、乌药、槟榔、枳实、木香、豆蔻、檀香、藿香、钩藤、菊花、石决明、磁石。水煎服，日一剂。

B 虚证。主症：头晕目眩，心慌气短，突然昏仆。兼次症：呼吸微弱，面色苍白，汗出肢冷，或见小便自遗。舌象：舌质淡，苔薄白。脉象：沉细微。治法：益气回阳。处方：四味回阳饮加减。人参、附子（先煎）、炮姜、甘草、黄芪、白术、煅龙骨、煅牡蛎、浮小麦。水煎服，日一剂。

② 血厥

A 实证。主症：突然昏倒，不省人事，牙关紧闭，面赤唇紫。兼次症：醒后头昏头痛。平时急躁易怒，口苦面赤，头晕胀痛。舌象：舌质红，苔薄黄。脉象：弦。治法：理气活血。处方：通瘀煎加减。当归尾、红花 6g，山楂、乌药、香附、木香、青皮、泽泻。水煎服，日一剂。

B 虚证。主症：心悸头晕，或眼前发黑，昏厥无知。兼次症：面色苍白，口唇不华，目陷口张，自汗肤冷，气息低微，或四肢震颤。

舌象：舌质淡，苔薄白。脉象：芤或细数无力。治法：益气养血。处方：急用独参汤灌服，继用人参养营汤。人参、黄芪、白术、茯苓、甘、当归、熟地黄、白芍、五味子、肉桂、远志、陈皮、生姜、大枣。水煎服，日一剂。

若出血不止，当酌加止血药：崩漏者加茜草根、牡丹皮、侧柏叶，冲任虚寒者加炮姜、艾叶；咯血、吐血者加白及、仙鹤草、白茅根；外伤出血者加三七等。

③ 痰厥。主症：眩晕，或咳喘气急，突然昏厥，喉中痰鸣。兼次症：胸闷纳呆，或呕吐涎沫，呼吸气粗。舌象：舌苔白腻。脉象：沉滑。治法：行气豁痰。处方：导痰汤加减。法半夏、胆南星、陈皮、茯苓、枳实、杏仁、芥子、天麻。水煎服，日一剂。

④ 食厥。主症：暴饮暴食，突然昏厥。兼次症：脘腹胀满，呕恶酸腐，头晕。舌象：舌苔厚腻。脉象：滑。治法：消食和中。处方：昏厥如发生在食后不久，可先用盐汤探吐，以祛食积。即以神术散合保和丸治疗。山楂、神曲、莱菔子、藿香、苍术、厚朴、砂仁、陈皮、半夏、茯苓、连翘、甘草。水煎服，日一剂。

⑤ 暑厥。主症：身热汗出，口渴面赤，继而昏厥，不省人事。兼次症：或有谵妄，头晕头痛，胸闷无力，四肢抽搐。舌象：舌质红而干，苔薄黄。脉象：洪数或细数。治法：开窍醒神，清暑益气。处方：昏厥时应予牛黄清心丸或紫雪丹以凉开水调服，以清心开窍醒神为主。继用白虎加人参汤或清暑益气汤加减，以祛暑清热、益气生津。

（2）中成药

① 对于气厥虚证急症可给参附注射液，用 20ml 加入 5%葡萄糖液 20ml 中，静

脉缓慢推注，每 15～30min 一次，可连续 3～5 次。或以 50～100ml 加入 5%葡萄糖液或生理盐水 500ml 中静滴。

② 对于血厥虚证急症可给中成药参麦注射液（或生脉注射液），用 20ml 加入 5%葡萄糖液 20ml 中静注，隔 10～15min 一次，连续 3～5 次。或以 50～100ml 加入 5%葡萄糖液或生理盐水 250～500ml 中静滴，直至病情好转为止。

（3）针灸治疗

① 针刺：针人中、内关、百会、素髎、十宣、十井等。实证者，可十宣少量放血。② 灸法：灸百会、神阙、关元、气海、足三里等。用于虚证。③ 耳针：针皮质下、肾上腺、内分泌、交感、心肺、升压点、呼吸点。

四、预防与调护

平时要注意加强思想修养，遇事不要急躁及感情冲动。气血虚弱者要注意劳逸结合，保持充足的睡眠时间，不要过度饥饿。对于精神亏虚、感情脆弱者，不要参加吊丧活动，避免恶劣情绪影响而发生晕厥。在盛暑季节，或进行高温作业，要采取有效措施，预防中暑。要饮食有节，饮酒适量，合理控制房事。

五、中西医结合最新研究进展

（1）益气活血方治疗非 ST 段抬高型心肌梗死心源性晕厥

曹云艳[1]对益气活血方治疗非 ST 段抬高型心肌梗死（NSTEMI）并发心源性晕厥患者的临床疗效进行了研究。将 70 例 NSTEMI 并发心源性晕厥患者按随机数字表法随机分为对照组和观察组。对照组给予常规西医治疗；观察组在对照组治疗基础上给予益气活血方，两组均治疗 4 周。比较两组患者临床疗效、心功能以及血流动力学。心功能指标：左室射血分数（LVEF）、室壁节段运动指数（WMSI）及心脏舒张期血流速度 E 与 A 峰比值（E/A）；心肌酶指标：血清肌酸激酶同工酶（CK-MB）、心肌肌钙蛋白（cTnI）及磷脂酶 A2（LP-PLA2）；血流动力学指标：血小板聚集率（PAG）、外周血管阻力指数（SVRI）、血管外肺水指数（ELWI）及平均动脉压（MAP）。观察组心电图监测有效率为 94.29%，高于对照组的 65.71%，差异有统计学意义（$P<0.05$）。治疗后，观察组心胸刺痛、头晕目眩、气短乏力、黑蒙评分低于对照组，LVEF、E/A 高于对照组，WMSI 低于对照组，差异有统计学意义（$P<0.05$）。治疗后，观察组 CK-MB、cTnI、LP-PLA2 表达低于对照组，PAG、ELWI 低于对照组，SVRI、MAP 高于对照组，差异均有统计学意义（$P<0.05$）。观察组主要终点事件发生率为 2.86%，低于对照组的 20.0%，差异有统计学意义（$P<0.05$）。因此，认为益气活血

方治疗 NSTEMI 并发心源性晕厥患者疗效显著，可改善患者心功能，改善血流动力学。

（2）血管迷走性晕厥中医证候规律研究

王雪梅等[2]对 100 例血管迷走性晕厥中医证候学特征，总结血管迷走性晕厥的特点及规律，探讨血管迷走性晕厥中医证候规律及病因病机。通过流行病学调查和现场问卷调查，收集血管性迷走性晕厥病例 100 例，结合因子分析及聚类分析等统计方法，探讨证素之间的关系。结果认为：（1）血管迷走性晕厥中医临床症状主要有：晕厥、眩晕欲仆、面色苍白、四肢厥冷、心悸、胸闷、恶心、耳鸣、视物昏渺、乏力、烦躁易怒、易感冒、汗出、失眠、腰膝酸软、四肢倦怠、口苦、口干、痰多、形体肥胖、畏寒怕冷、纳呆、肢体麻木、面红、咽喉不适、牙齿松动、头痛、呕吐、精神不振、腹胀、气短等。（2）血管迷走性晕厥的中医证候主要是：风厥，肝风内动证；热厥（火厥），阴虚火旺证；虚厥，气虚证。因此，认为血管迷走性晕厥以风厥、痰厥、热厥、虚厥等为主，涉及肝、肾、心、脾等脏腑，与痰、湿、热、虚病理因素相关。

参考文献：

[1]曹云艳.益气活血方治疗非 ST 段抬高型心肌梗死心源性晕厥[J].中医学报,2022,37（2）:402-407.

[2]王雪梅,朱恪岩,杨明等.血管迷走性晕厥中医证候规律研究[J].中医学报,2017,32（9）:1766-1769.

第九章　水肿

水肿是体内水液潴留，泛滥肌肤，表现以头面、眼睑、四肢、腹背，甚至全身浮肿为特征的一类病症。本病在《黄帝内经》中称为“水”，并根据不同症状分为“风水”“石水”“涌水”。《灵枢·水胀》对其症状作了详细的描述，如“水始起也，目窠上微肿，如新卧起之状，其颈脉动，时咳，阴股间寒，足胫肿，腹乃大，其水已成矣。以手按其腹，随手而起，如裹水之状，此其候也。”至于其病因病机，《素问·水热穴论》指出：“勇而劳甚，则肾汗出，肾汗出逢于风，内不得入于脏腑，外不得越于皮肤，客于玄府，行于皮里，传为跗肿”。“故其本在肾，其末在肺。”《素问·至真要大论》又指出：“诸湿肿满，皆属于脾”。可见在《黄帝内经》时代，对水肿病的发病已认识到与肺、脾、肾有关。对于水肿的治疗，《素问·汤液醪醴论》提出“平治于权衡，去菀陈莝……开鬼门，洁净府”的治疗原则，这一原则，一直沿用至今。汉代张仲景对水肿的分类较《黄帝内经》更为详细，在《金匮要略·水气病脉证并治》以表里上下为纲，分为风水、皮水、正水、石水、黄汗五种类型。该书又根据五脏发病的机制及证候将水肿分为心水、肝水、肺水、脾水、肾水。在治疗上又提出了发汗、利尿两大原则：“诸有水者，腰以下肿，当利小便，腰以上肿，当发汗乃愈。”唐代孙思邈对于水肿的认识续有阐发，在《备急千金要方·水肿》中首次提出了水肿必须忌盐，并指出水肿有五不治。唐代以后，对水肿的分类、论治继有发展。宋代严用和将水肿分为阴水、阳水两大类。《济生方·水肿门》说：“阴水为病，脉来沉迟，色多青白，不烦不渴，小便涩少而清，大腹多泄……阳水为病，脉来沉数，色多黄赤，或烦或渴，小便赤涩，大便多闭。”这一分类法，区分了虚实两类不同性质的水肿，为其后水肿病的临床辨证奠定了基础。对于水肿的治疗，严用和又倡导温脾暖肾之法，在前人汗、利、攻的基础上开创了补法。此后，《仁斋直指方·虚肿方论》创用活血利水法治疗瘀血水肿。明代李梴

《医学入门·水肿》提出疮毒致水肿的病因学说，对水肿的认识日趋成熟。水肿是多种疾病的一个症状，包括西医学中肾性水肿、心性水肿、肝性水肿、营养不良性水肿、功能性水肿、内分泌失调引起的水肿等。本节论及的水肿主要以肾性水

肿为主，包括急慢性肾小球肾炎、肾病综合征、继发性肾小球疾病等。肝性水肿，是以腹水为主症，属于鼓胀范畴。其他水肿的辨治，可以参照本节内容。现代医学的急慢性肾炎、肾病综合征、特异性水肿、充血性心力衰竭、深静脉血栓形成、内分泌疾病、营养障碍性疾病等所出现的水肿，均可参照本节进行辨治。

一、病因病机

水肿一证，其病因有风邪袭表、疮毒内犯、外感水湿、饮食不节及禀赋不足、久病劳倦，形成本病的机理为肺失通调，脾失转输，肾失开阖，三焦气化不利。

（一）病因

（1）风邪袭表

风为六淫之首，每夹寒夹热，风寒或风热之邪，侵袭肺卫，肺失通调，风水相搏，发为水肿。此即《景岳全书·肿胀》篇所言："凡外感毒风，邪留肌肤，则亦能忽然浮肿。"

（2）疮毒内犯

肌肤患痈疡疮毒，火热内攻，损伤肺脾，致津液气化失常，发为水肿。《济生方·水肿》云："年少血热生疮，变为水，肿满，烦渴，小便少，此为热肿。"正是指这种病因而言。

（3）外感水湿

久居湿地，冒雨涉水，湿衣裹身时间过久，水湿内侵，困遏脾阳，脾胃失其升清降浊之能，水无所制，发为水肿。正如《医宗金鉴·水气病脉证》曰："皮水，外无表证，内有水湿也。"

（4）饮食不节

过食肥甘，嗜食辛辣，久则湿热中阻，损伤脾胃；或因生活饥馑，营养不足，脾气失养，以致脾运不健，脾失转输，水湿壅滞，发为水肿。如《景岳全书·水肿》篇所言："大人小儿素无脾虚泄泻等证，而忽而通身浮肿，或小便不利者，多以饮食失节，或湿热所致。"

（5）禀赋不足，久病劳倦

先天禀赋薄弱，肾气亏虚，膀胱开合不利，气化失常，水泛肌肤，发为水肿。或因劳倦过度，纵欲无节，生育过多，久病产后，损伤脾肾，水湿输布失常，溢于肌肤，发为水肿。

（二）病机

水不自行，赖气以动，水肿一证，是全身气化功能障碍的一种表现。具体而言，水肿发病的基本病理变化为肺失通调，脾失转输，肾失开阖，三焦气化不利。其病位在肺、脾、肾，而关键在肾。病理因素为风邪、水湿、疮毒、瘀血。肺主一身之气，有主治节、通调水道、下输膀胱的作用。风邪犯肺，肺气失于宣畅，不能通调水道，风水相搏，发为水肿。脾主运化，有布散水精的功能。外感水湿，脾阳被困，或饮食劳倦等损及脾气，造成脾失转输，水湿内停，乃成水肿。肾主水，水液的输化有赖于肾阳的蒸化、开阖作用。久病劳欲，损及肾脏，则肾失蒸化，开阖不利，水液泛滥肌肤，则为水肿。诚如《景岳全书·肿胀》篇指出："凡水肿等证，乃肺、脾、肾三脏相干之病。盖水为至阴，故其本在肾；水化于气，故其标在肺；水惟畏土，故其制在脾。今肺虚则气不化精而化水，脾虚则土不制水而反克，肾虚则水无所主而妄行。"

由于致病因素及体质的差异，水肿的病理性质有阴水、阳水之分，并可相互转换或夹杂。阳水属实，多由外感风邪、疮毒、水湿而成，病位在肺、脾。阴水属虚或虚实夹杂，多由饮食劳倦、禀赋不足、久病体虚所致，病位在脾、肾。阳水迁延不愈，反复发作，正气渐衰，脾肾阳虚，或因失治、误治，损伤脾肾，阳水可转为阴水。反之，阴水复感外邪，或饮食不节，使肿势加剧，呈现阳水的证候，而成本虚标实之证。其次，水肿各证之间亦互有联系。阳水的风水相搏之证，若风去湿留，可转化为水湿浸渍证。

水湿浸渍证由于体质差异，湿有寒化、热化之不同。湿从寒化，寒湿伤及脾阳，则变为脾阳不振之证，甚者脾虚及肾，又可成为肾阳虚衰之证。湿从热化，可转为湿热壅盛之证。湿热伤阴，则可表现为肝肾阴虚之证。此外，肾阳虚衰，阳损及阴，又可导致阴阳两虚之证。最后，水肿各证，日久不退，水邪壅阻经隧，络脉不利，瘀阻水停，则水肿每多迁延不愈。

水肿转归，一般而言，阳水易消，阴水难治。阳水患者如属初发年少，体质尚好，脏气未损，治疗及时，则病可向愈。此外，因生活饥馑、饮食不足所致水肿，在饮食条件改善后，水肿也可望治愈。若先天禀赋不足，或它病久病，或得病之后拖延失治，导致正气大亏，肺、脾、肾三脏功能严重受损，后期还可影响到心、肝，则难向愈。若水邪壅盛或阴水日久，脾肾衰微，水气上犯，则可出现水邪凌心犯肺之重证。若病变后期，肾阳衰败，气化不行，浊毒内闭，是由水肿发展为关格。若肺失通调，脾失健运，肾失开阖，致膀胱气化无权，可见小便点滴或闭塞不通，则是水肿转为癃闭。若阳损及阴，造成肝肾阴虚，肝阳上亢，则可兼见眩晕之证。

二、诊断和鉴别诊断

（一）诊断

（1）追溯病史，水肿前有无乳蛾、疮毒、紫癜等病史。

（2）浮肿多从眼睑开始，继则四肢乃至全身。危重者可出现尿闭、呕恶、动风、动血、窍闭等危象。

（3）尿常规、24h 尿蛋白定量、血浆白蛋白、肾功能、B 型超声波等检查，以助诊断。

（二）鉴别诊断

（1）水肿与鼓胀

二病均可见肢体水肿，腹部膨隆。鼓胀的主症是单腹胀大，面色苍黄，腹壁青筋暴露，四肢多不肿，反见瘦削，后期或可伴见轻度肢体浮肿。而水肿则头面或下肢先肿，继及全身，面色㿠白，腹壁亦无青筋暴露。鼓胀是由于肝、脾、肾功能失调，导致气滞、血瘀、水湿聚于腹中。水肿乃肺、脾、肾三脏气化失调，而导致水液泛滥肌肤。

（2）水肿阳水和阴水

水肿可分为阳水与阴水。阳水病因多为风邪、疮毒、水湿。发病较急，每成于数日之间，肿多由面目开始，自上而下，继及全身，肿处皮肤绷急光亮，按之凹陷即起，兼有寒热等表证，属表、属实，一般病程较短，《金匮要略》之风水、皮水多属此类。阴水病因多为饮食劳倦，先天或后天因素所致的脏腑亏损。发病缓慢，肿多由足踝开始，自下而上，继及全身，肿处皮肤松弛，按之凹陷不易恢复，甚则按之如泥，属里、属虚或虚实夹杂，病程较长，《金匮要略》之正水、石水多属此类。

三、治疗

（一）阳水

风水相搏证：眼睑浮肿，继则四肢及全身皆肿，来势迅速，多有恶寒，发热，肢节酸楚，小便不利等症。偏于风热者，伴咽喉红肿疼痛，舌质红，脉浮滑数。偏于风寒者，兼恶寒，咳喘，舌苔薄白，脉浮滑或浮紧。证机概要：风邪袭表，肺气闭塞，通调失职，风遏水阻。治法：疏风清热，宣肺行水。代表方：越婢加术汤加减。本方有宣肺清热、祛风利水之功效，主治风水夹热之水肿证。常用药：麻黄、杏仁、防风、浮萍疏风宣肺；白术、茯苓、泽泻、车前子淡渗利水；石膏、桑白皮、黄芩清热宣肺。风寒偏盛，去石膏，加苏叶、桂枝、防风祛风散寒；若风热偏盛，可加连翘、桔梗、板蓝根、鲜芦根，以清热利咽，解毒散结；若咳喘较甚，可加杏仁、前胡，以降气定喘；如见汗出恶风，卫阳已虚，则用防己黄芪汤加减，以益气行水；若表证渐解，身重而水肿不退者，可按水湿浸渍证论治。

湿毒浸淫证：眼睑浮肿，延及全身，皮肤光亮，尿少色赤，身发疮痍，甚则溃烂，恶风发热，舌质红，苔薄黄，脉浮数或滑数。证机概要：疮毒内归脾肺，三焦气化不利，水湿内停。治法：宣肺解毒，利湿消肿。代表方：麻黄连翘赤小豆汤合五味消毒饮加减。前方宣肺利尿，治风水在表之水肿；后方清解热毒，治疮毒内归之水肿。二方合用共起宣肺利水，清热解毒之功，主治痈疡疮毒或乳蛾红肿而诱发的水肿。常用药：麻黄、杏仁、桑白皮、赤小豆宣肺利水；银花、野菊花、蒲公英、紫花地丁、紫背天葵清热解毒。脓毒甚者，当重用蒲公英、紫花地丁清热解毒；湿盛糜烂者，加苦参、土茯苓；风盛者，加白鲜皮、地肤子；血热而红肿，加牡丹皮、赤芍；大便不通，加大黄、芒硝；症见尿痛、尿血，乃湿热之邪下注膀胱，伤及血络，可酌加凉血止血之品，如石韦、大蓟、荠菜花等。

水湿浸渍证：全身水肿，下肢明显，按之没指，小便短少，身体困重，胸闷，纳呆，泛恶，苔白腻，脉沉缓，起病缓慢，病程较长。证机概要：水湿内侵，脾气受困，脾阳不振。治法：运脾化湿，通阳利水。代表方：五皮饮合胃苓汤加减。前方理气化湿利水；后方通阳利水，燥湿运脾。两方合用共起运脾化湿，通阳利水之功，主治水湿困遏脾阳，阳气尚未虚损，阳不化湿所致的水肿。常用药：桑白皮、陈皮、大腹皮、茯苓皮、生姜皮化湿行水；苍术、厚朴、陈皮、草果燥湿健脾；桂枝、白术、茯苓、猪苓、泽泻温阳化气行水。外感风邪，肿甚而喘者，可加麻黄、杏仁宣肺平喘；面肿，胸满，不得卧，加苏子、葶苈子降气行水；若湿困中焦，脘腹胀满者，可加川椒目、大腹皮、干姜温脾化湿。

湿热壅盛证：遍体浮肿，皮肤绷急光亮，胸脘痞闷，烦热口渴，小便短赤，或大便干结，舌红，苔黄腻，脉沉数或濡数。证机概要：湿热内盛，三焦壅滞，气滞水停。治法：分利湿热。代表方：疏凿饮子加减。本方功用泻下逐水，疏风发表，主治水湿壅盛，表里俱病的阳水实证。常用药：羌活、秦艽、防风、大腹皮、茯苓皮、生姜皮疏风解表，发汗消肿，使在表之水从汗而疏解；猪苓、茯苓、泽泻、木通、椒目、赤小豆、黄柏清热利尿消肿；商陆、槟榔、生大黄通便逐水消肿。腹满不减，大便不通者，可合己椒苈黄丸，以助攻泻之力，使水从大便而泄；若肿势严重，兼见喘促不得平卧者，加葶苈子、桑白皮泻肺利水；若湿热久羁，亦可化燥伤阴，症见口燥咽干，可加白茅根、芦根，不宜过用苦温燥湿、攻逐伤阴之品。

（二）阴水

脾阳虚衰证：身肿日久，腰以下为甚，按之凹陷不易恢复，脘腹胀闷，纳减便溏，面色不华，神疲乏力，四肢倦怠，小便短少，舌质淡，苔白腻或白滑，脉沉缓或沉弱。证机概要：脾阳不振，运化无权，土不制水。治法：健脾温阳利水。代表方：实脾饮加减。本方功效健运脾阳，以利水湿，适用于脾阳不足伴有湿困脾胃的水肿。常用药：干姜、附子、草果、桂枝温阳散寒利水；白术、茯苓、炙甘草、生姜、大枣健脾补气；茯苓、泽泻、车前子、木瓜利水消肿；木香、厚朴、大腹皮理气行水。气虚甚，症见气短声弱者，可加人参、黄芪以健脾益气；若小便短少，可加桂枝、泽泻，以助膀胱气化而行水。又有水肿一证，由于长期饮食失调，脾胃虚弱，精微不化，而见遍体浮肿，面色萎黄，晨起头面较甚，动则下肢肿胀，能食而疲倦乏力，大便如常或溏，小便反多，舌苔薄腻，脉软弱，与上述水肿不同。此由脾气虚弱，气失舒展，不能运化水湿所致。治宜益气健脾，行气化湿，不宜分利伤气，可用参苓白术散加减。浮肿甚，大便溏薄，可加黄芪、桂枝益气通阳，或加补骨脂、附子温肾助阳。并适当注意营养，可用黄豆、花生佐餐，作为辅助治疗，多可调治而愈。

肾阳衰微证：水肿反复消长不已，面浮身肿，腰以下甚，按之凹陷不起，尿量减少或反多，腰酸冷痛，四肢厥冷，怯寒神疲，面色㿠白，甚者心悸胸闷，喘促难卧，腹大胀满，舌质淡胖，苔白，脉沉细或沉迟无力。证机概要：脾肾阳虚，水寒内聚。治法：温肾助阳，化气行水。代表方：济生肾气丸合真武汤加减。济生肾气丸温补肾阳，真武汤温阳利水，二方合用适用于肾阳虚损，水气不化而致的水肿。常用药：附子、肉桂、巴戟肉、淫羊藿温补肾阳；白术、茯苓、泽泻、车前子通利小便；牛膝引药下行。小便清长量多，去泽泻、车前子，加菟丝子、补骨脂以温固下元。若症见面部浮肿为主，表情淡漠，动作迟缓，形寒肢冷，治以温补肾阳为主，方用右归丸加减。病至后期，因肾阳久衰，阳损及阴，可导致肾阴亏虚，出现肾阴虚为主的病证，如水肿反复发作，精神疲惫，腰酸遗精，口渴干燥，五心烦热，舌红，脉细弱等。治当滋补肾阴为主，兼利水湿，但养阴不宜过于滋腻，以防伤害阳气，反助水邪。方用左归丸加泽泻、茯苓、冬葵子等。肾虚肝旺，头昏头痛，心慌腿软者，加鳖甲、牡蛎、杜仲、桑寄生、野菊花、夏枯草。如病程缠绵，反复不愈，正气日衰，复感外邪，证见发热恶寒，肿势增剧，小便短少，此为虚实夹杂，本虚标实之证，治当急则治标，先从风水论治，但应顾及正气虚衰一面，不可过用解表药，以越婢汤为主，酌加党参、菟丝子等补气温肾之药，扶正与祛邪并用。

瘀水互结证：水肿延久不退，肿势轻重不一，四肢或全身浮肿，以下肢为主，皮肤瘀斑，腰部刺痛，或伴血尿，舌紫暗，苔白，脉沉细涩。证机概要：水停湿阻，气滞血瘀，三焦气化不利。治法：活血祛瘀，化气行水。代表方：桃红四物汤合五苓散。前方活血化瘀，后方通阳行水，适用于水肿兼夹瘀血者或水肿久病之患者。常用药：当归、赤芍、川芎、丹参养血活血；益母草、红花、凌霄花、路路通、桃仁活血通络；桂枝、附子通阳化气；茯苓、泽泻、车前子利水消肿。全身肿甚，气喘烦闷，小便不利，此为血瘀水盛，肺气上逆，可加葶苈子、川椒目、泽兰以逐瘀泻肺；如见腰膝酸软，神疲乏力，乃为脾肾亏虚之象，可合用济生肾气丸以温补脾肾，利水肿；对气阳虚者，可配黄芪、附子益气温阳以助化瘀行水之功。对于久病水肿者，虽无明显瘀阻之象，临床上亦常合用益母草、泽兰、桃仁、红花等药，以加强利尿消肿的效果。

中成药疗法

湿毒浸淫证可选胃苓丸、五苓丸；脾阳虚衰证可选附子理中丸合五苓丸；肾阳衰微证可选金匮肾气丸；肾阴亏损证可选杞菊地黄丸、左归丸；瘀血内阻证可选血府逐瘀丸合五苓丸。

四、预防与调护

（1）避免风邪外袭，患者应注意保暖；感冒流行季节，外出戴口罩，避免去公共场所；居室宜通风；平时应避免冒雨涉水，或湿衣久穿不脱，以免湿邪外侵。

（2）注意调摄饮食。肿势重者应予无盐饮食，轻者予低盐饮食（每日食盐量3～4克），若因营养障碍而致水肿者，不必过于忌盐，饮食应富含蛋白质，清淡易消化。

（3）劳逸结合，调畅情志。树立战胜疾病的信心。

（4）水肿患者长服肾上腺糖皮质激素者，皮肤容易生痤疮，应避免抓搔肌肤，以免皮肤感染。

（5）对长期卧床者，皮肤外涂滑石粉，经常保持干燥，并定时翻身，以免褥疮发生，加重水肿的病情。

（6）每日记录水液的出入量。若每日尿量少于 500ml 时，要警惕癃闭的发生。此外，患者应坚持治疗，定期随访。

五、中西医结合最新研究进展

阴虚证、水肿证、阴虚水肿证中医动物模型的造模方法及评价

徐文峰等[1]总结近年来中医阴虚、水肿证动物模型的造模方法及检测方法，为中医阴虚水肿证动物模型的建立提供思路与借鉴。方法为从中医病因病机、西医病因病理角度探讨及评价阴虚、水肿证的动物模型。结果显示：中医病因病机为指导的动物模型接近中医证候实际，但稳定性、可重复性差，西医病因病理为指导的动物模型稳定性高、可重复性强，但与中医证候实际吻合度欠佳。因此，得出结论：中医病因病机指导下结合西医病因病机的病证结合动物模型是相对理想的中医阴虚水肿证动物模型。

参考文献：

[1]徐文峰,范元硕,何泽云，等.阴虚证、水肿证、阴虚水肿证中医动物模型的造模方法及评价[J].中国中医药现代远程教育,2018,16（19）:51-53.

第十章　血浊

血浊是血液成分的浑浊或者血液循行的混乱。浑浊是血的物质构成发生了变化，混乱是血的循行发生了紊乱。总的来说，血浊是指血液受各种因素影响，失却其清纯状态，或丧失其循行规律，影响其生理功能，因而扰乱脏腑气机的病理现象。换言之，血液变稠、变脏、变质以及循行障碍皆可称之为血浊。也就是说，血液流变学异常、血液中滞留过剩的代谢产物或出现异常物质，以及循行障碍等皆可称之为血浊，诸如高血脂、高血糖、高尿酸血症、高蛋白血症、血液中其他代谢产物异常等均属血浊范畴。从其定义可以看出，血浊是一个全新的中医病理学概念，其病位在血；主要包括两层含义：一是血的构成物质发生了质或量的改变；二是血的正常循行状态发生了改变。

一、病因病机[1]

东汉学者王充在《虚道篇》中说："夫血脉之藏于身者，犹江河之流也，江河之流浊而不清，血脉之动，易扰而不安。"金元医家朱丹溪认为："或因忧郁，或因厚味，或因无汗，或因补剂，气腾血沸，清化为浊，老痰宿饮，胶固杂糅，脉道阻塞，不能自行。"均从一定层面论述了血浊产生的原因。随着科技的发展，生活水平的提高，生活方式的变化，血浊作为一种病理产物，其产生与现代致病因素有密切关系，在现代疾病谱系下，血浊的形成病因及其导致疾病的病机有以下几个方面。

（一）病因

（1）环境污染

环境污染已经成为新的致病因素。大气中存在着大量二氧化硫、一氧化碳、碳化氢、硫化氢和氨等多种有害物质；水源中含有铅、铬、锌、汞、砷、氢化物等多种有毒化学品；土壤中也含有大量有毒物质；另外，噪声、光电、磁场等也在污染着环境。

《灵枢·营卫生会》曰："中焦亦并胃中，出上焦之后，此所受气者，泌糟粕，蒸津液，化其精微，上注于肺脉乃化而为血。"可见，血的生成与肺有密切关系。

《灵枢·邪客》曰："宗气积于胸中，出于喉咙，以贯心脉，而行呼吸焉。"宗气者，由水谷精微所化生之谷气、自然界之清气相合而成。《灵枢·阴阳清浊》曰："受气者清。"古之天气清净，少有污浊邪气，故曰受气者清；当今之世，污浊邪气横溢，受气者亦可浊。污浊之邪气，弥漫空中，随天之清气同入于肺中，或吸食烟草、毒品等，致宗气浊而不清，"贯心脉"后，浊邪亦随而入血，沉积血中，是为血浊。

人体处在环境污染之中，污染物质由呼吸、饮食、皮肤进入体内，随血液流行，如果这些侵害超出了机体的自清能力或者累积过多，必然会导致血浊的产生。有学者对 8 名健康育龄妇女的全血进行了检测，结果共检出 34 种有害有机物质，其中 DBP（邻苯二甲酸二丁酯）、DIBP（邻苯二甲酸二异丁酯）等邻苯二甲酸酯类物质最多，而这些污染物质与她们所在城市的饮用水质量以及香水、指甲油等化妆品的使用有关，由此可见，环境污染也可直接导致血浊的产生。

（2）情志因素

七情内伤乃人类身心病变的一种反映，导致七情内伤的原始病因则为精神因素，即生活压力、精神紧张、境遇人事等。精神因素致病的关键在于导致气机失调。七情内伤直接伤及脏腑，导致气机紊乱，气滞、气逆、气陷、气闭、气脱等各种气的升降出入运动失常均可导致血浊。

《格致余论·大病不守禁忌论》云："夫胃气者，清纯冲和之气，人之所以赖以为生者也。若谋虑神劳，动作形苦，嗜欲无节，思想不遂。饮食失宜，药饵违法，皆能致伤。"《格致余论·涩脉论》曰："或因忧郁，或因厚味，或因无汗，或因补剂，气腾血沸，清化为浊。"《素问·调经论》也说："血气不和，百病乃变化而生。"人之情志调畅，则百病不生；若忧思过度，嗜欲无穷，则气机不畅，郁而不行，浊气亦随之涩而不行，蓄积血中，（血）清化为浊，是为血浊。

有研究表明，长期激怒可引起大鼠全血黏度呈高黏状态；对猫恐吓小鼠的"恐伤肾"模型研究发现，其红细胞膜 Cb 受体花环率降低，红细胞免疫复合物花环率升高，血浆中分子物质升高，巯基降低。类似的研究还有许多，足以说明不良精神因素可直接导致血浊的产生。

（3）不良生活习惯

不良生活习惯包括劳逸失度和饮食失宜两个方面。

《素问·举痛论》云："劳则气耗。"《素问·宣明五气》曰："久视伤血，久卧伤气，久坐伤肉，久立伤骨，久行伤筋，是为五劳所伤。”劳逸得当，生活规律，则气血周行有度，脏腑功能正常，浊邪排出通畅；若生活习惯不良，过劳过逸，则伤气、滞气，或昼夜颠倒，则气机升降出入失常，或恣情纵欲，则耗伤肾精、神志，皆可致脏腑、阴阳、气血津液功能失调，酿生痰浊瘀血，并使浊邪排出不畅，沉积血中，是为血浊。

饮食失宜与血浊之间的关系更为密切，《灵枢·本脏》曰：“中焦受气取汁，变化而赤，是谓血。”可见，血由水谷精微所化生。《素问·痹论》曰：“营者，水谷之精气也。”《灵枢·邪客》曰：“营气者，泌其津液，注之于脉，化以为血。”血是由水谷之精微所化生之营气与津液，渗入脉道，相合而成。若饮食不节，过饥则化源不足，血行缓慢；过饱则化痰生热，污浊血液；不洁则可直接导致血液污浊；偏嗜也可导致血液成分变化。或不慎进食败蔬馁肉，或食用被化肥、农药、催熟剂、防腐剂、激素、抗生素等污染之食物，或饮用被污染之水体，致使脾胃受伤，其清纯冲和之气被污，污浊之邪随营气入脉，于血液中沉积，富集日久，则为血浊。研究表明，过食咸肉制品，血液中 Fe（OH），过多；当人体长期处在过强体力劳动的状况下，静脉血中的 HCl 浓度增大。可见，不良生活习惯与血浊的形成有密切关系。

（4）其他因素

先天因素和血浊有一定关系。《灵枢·天年》云：“黄帝问于岐伯曰：愿闻人之始生，何气筑为基，何立而为楯……岐伯曰：以母为基，以父为楯。”《格致余论·慈幼论》云：“儿之在胎，与母同体，得热则俱爆，得寒则俱寒，病则俱病，安则俱安”，浊则俱浊。《医林改错·论痘非磨毒）言“儿在母腹，始因一点真精凝结成胎，以后生长脏腑肢体，全赖母血而成，胞胎内血中浊气，降生后仍藏荣血之中”，是为血浊。人之生也，以父精母血相合而成，若父精或（和）母血浊而不清，则阴阳交媾之后，浊邪伏藏于胞胎，及胎儿降生，仍藏于小儿荣血之中，此先天所禀之血浊。

医药因素与血浊也有关。《素问·五常政大论》曰：“病有久新，方有大小，有毒无毒，固宜常制矣。大毒治病，十去其六；常毒治病，十去其七；小毒治病，十去其八；无毒治病，十去其九。谷肉果菜，食养尽之，无使过之，伤其正也。”药物使用得当可以用来治疗疾病，若使用不当反而会导致疾病的发生，正所谓“水能载舟，亦能覆舟”。倘若药物过期失效，或用量过大，或用期过久，或不当用而用之等，皆可伤及人体正气，致使药浊沉积血中，是为血浊。

另外，外感六淫邪气、乖戾之气、秽浊之气，或大病久病等，皆可损伤人体正气，致阴阳失调，脏腑失和。清气生浊，或浊邪排出不畅，沉积血中，是为血浊。

（二）病机

（1）浊阻气机，阳不化气

血为气之母，血能载气，血浊病位在血，其性黏滞，一旦形成，必然影响气机运行，正如《灵枢·阴阳清浊》所云："清者其气滑，浊者其气涩。"气机郁滞又进一步影响血液循行和浊邪的排泄，从而形成血浊与气滞相互促进的恶性循环。

《素问·阴阳应象大论》曰："阳化气，阴成形。"说的是物质和能量的转化问题，阳的作用是将物质转化为能量，转化为"功能"。"阴盛则阳病"，浊为阴邪，易损伤阳气，阳气受损，则被运化、吸收进入体内的水谷精微得不到阳气正常的"推动、温煦及兴奋"作用，不能正常的"化气"，则"清化为浊"，进一步导致体内更多的血浊蓄积，又形成了血浊与"阳化气"功能受损相互促进的恶性循环。"浊阻气机"以及阳"化气"功能受损是血浊导致脏腑功能受损的重要机制之一。

（2）浊碍血行，血不化神

"气为血之帅"，血液的运行离不开气的推动作用，气行则血行，气畅则血畅，浊为有形之邪，易阻滞气机，气机受阻则血运迟缓，且浊性黏滞，又为有形之邪，易贴附于脉管，则脉管管腔狭窄，"壅遏营气"功能亢强，从而使血运失畅。另外，《素问·离合真邪论》曰："夫邪之入于脉也，寒则血凝泣，暑则气淖泽。"血中之浊不论其为寒性还是热性都会改变血液的正常运行。"浊碍血行"使脏腑组织得不到血液充分的濡养，导致脏腑组织功能受损。

人体的精神活动必须得到血液充足的营养，才能产生充沛而舒畅的精神情志活动，正如《灵枢·平人绝谷》所说："血脉和利，精神乃居。"这是血的"化神"功能。浊邪污血，则人的精神活动得不到血液充分的营养，就会出现精神疲惫、健忘、失眠、多梦、烦躁、惊悸，甚至精神恍惚、意识障碍、癫狂痴呆等症状。血不化神是血浊证异常精神神志表现的产生机制。

（3）浊损脉管，脏不藏精

《灵枢·决气》曰："壅遏营气，令无所避，是谓脉。"血液在脉管中循行，血中之浊邪可直接损伤脉管，加之浊邪污血，血之濡养功能受损，脉管失于血之营养滋润而变脆、变硬。变脆、变硬的血管失去正常的弹性，"壅遏营气"功能亢强，不能随机体需要调节对脏腑的血液供应，五脏六腑失于血液的濡养，导致各种疾病发生。正如《素问·调经论》所说："五脏之道，皆出于经隧，以行血气，血气不和，百病乃变化而生。"

五脏之精，简称"脏精"，是指五脏所藏的液态精华物质，具有濡养、滋润和支持本脏及其所属的六腑、形体、官窍功能的作用。五脏及其所属的六腑、形体、官窍主要依靠其所藏之精的濡养才能发挥其生理功能。脏精由五脏化生并贮藏，连属于五脏的脉管变硬、变脆，不能随机体需要调节对五脏的血液供应，且所含之血液被浊邪所污，失却其清纯状态，使五脏不能很好地化生、贮藏精气。"浊损脉管"及"脏不藏精"是血浊证出现机体以五脏为中心的各系统功能减退的重要病理机制。

综上所述，产生血浊的因素既有外因，又有内因。外为大气污染及有毒秽浊之气侵袭；内则由惊、怒、忧、思之扰，饮食劳倦，酒色无节，损伤正气；内外因相合引起机体脏腑经络功能紊乱，气血失调，阴阳平衡破坏而产生血浊。血浊一旦形成，浊邪内阻，又扰乱脏腑气机，百病丛生。

二、诊断[2]

（1）病史特征。包括发病特点（病因、病势等）、病程、既往史、个人史（包括生活饮食习惯、体质、性格等）等方面的特征。血浊证的病因常与不良生活习惯、社会心理因素、环境污染等三大致病因素有关，其发病比较缓慢，病程缠绵，往往有饮食不节或偏嗜等不良饮食习惯，以及性情急躁易怒等情志特征。

（2）症状学特征。包括主症和兼症两方面的特征，以主症特征的辨析为主。血浊证的主症主要包括形体肥胖，头脑昏沉，肢体怠惰，嗜卧少动，分泌物或排泄物秽浊不清（包括大便黏滞不爽、小便色黄、汗液垢浊等）；胸闷脘胀，恶心纳呆，皮肤油腻，面垢够多。根据病位不同，相应兼症如下：血浊及脑，则善忘呆钝，语謇肢瘫；血浊及心，则心悸怔忡，胸闷胸痛；血浊及肺，则咳嗽气喘，胸闷咯血；血浊及肝，则烦躁易怒，胀痛积瘕；血浊及脾，则腹胀腹痛，纳呆便溏；血浊及肾，则阳痿遗泄，耳鸣头空；浊血久滞，则致癥瘕癌肿。

（3）舌脉特征。血浊证的舌脉一般表现为舌质暗，舌体胖，苔滑腻；脉滑或涩。

（4）疾病特征。血浊证往往伴随糖尿病、高脂血症、动脉粥样硬化、高尿酸血症、肥胖症、代谢综合征等代谢异常类疾病或其他血液检测异常疾病。

（5）实验室检查特征。① 血脂、血糖、血尿酸异常。② 肝功能、肾功能异常。③ 血液流变学异常。④ 其他血液学检测异常。

三、治疗

（1）**气滞血浊：**除血浊基本证候的表现外，可兼见胸胁脘腹胀闷疼痛，或走窜疼痛，症状随情绪变化而增减，脉弦等症。治法：行气化浊。处方：行气化浊汤。组成：该方由荷叶、焦山楂、决明子、赤芍、制水蛭、酒大黄、路路通、虎杖、郁金、香附组成。在化浊行血的基础上加入既入血分又入气分的郁金和香附，可助行气散滞之功。加减：临床应用时还可根据不同部位、病因和病情，选择相应的药物适当加味以加强疗效。如气滞血浊所致头痛、风湿痹痛，可加用川芎；胸痹胁痛、脘腹胀痛，可加用延胡索或甘松；癫痫痰闭、黄疸胆石，可加大郁金用量；胁痛腹痛、乳房胀痛，可加大香附用量或加用荔枝核；风湿痹痛，可加用姜黄；疮疡痈肿，可加用乳香、没药；胸痹、痛经，可加用五灵脂；中风肢瘫、风湿痹痛，可加用天仙藤。

（2）**热毒血浊：**除血浊基本证候的表现外，尚可见口渴欲饮，烦躁不宁，面红目赤，尿黄便结，舌红苔黄，脉数等症。治法：清热化浊。处方：清热化浊汤。组成：该方由荷叶、焦山楂、决明子、赤芍、制水蛭、酒大黄、路路通、虎杖、玄参、紫草组成。在化浊的基础上加入药性偏寒，而又偏入血分的玄参、紫草以行清热之效。加减：临床应用时还可根据不同部位、病因和病情，选择相应的药物加味以加强疗效。如热毒血浊所致的肠燥便秘、内热消渴、骨蒸潮热，可加用生地黄；津伤咽痛、瘰疬痈肿，可加大玄参用量；血滞经闭、痈肿疮毒，可加用牡丹皮；肝郁胁痛、痛经闭经，可加大赤芍用量；疮疡湿疹，可加大紫草用量；月经不调、血瘀心痛、心悸失眠，可加用丹参；痈疮肿瘤、热淋涩痛，可加用白花蛇舌草；癥瘕积聚、风疹皮癣、瘙痒痤疮，可加用凌霄花；湿疹疥癣、黄疸便血、小便不利，可加用苦参；淋浊带下、杨梅毒疮，可加用土茯苓。

（3）**寒客血浊：**除血浊基本证候的表现外，尚可见口淡不渴，肢冷蜷卧，面色淡白，尿清便溏，舌淡苔白，脉迟等症。治法：散寒化浊。处方：散寒化浊汤。组成：该方由荷叶、焦山楂、决明子、制水蛭、路路通、鸡血藤、泽兰、吴茱萸、炮姜组成。在化浊行血的基础上加入味辛而性温热，善走脏腑或入血分而温里祛寒的鸡血藤、泽兰、吴茱萸、炮姜以行温里散寒之效。加减：临床应用时还可根据不同部位、病因和病情，选择相应的药物加味以加强疗效。如寒客血浊所致的血瘀经闭、水肿腹水、痈肿疮毒可加大泽兰用量；风湿痹痛、肢体瘫痪、手足麻木，可加大鸡血藤用量；痛经出血、脘腹冷痛，可加大艾叶用量；腹痛腹泻，可加大炮姜用量；

胃寒呕吐，脾虚久泻，可加用灶心土；腰膝冷痛、神疲阳痿、五更泄泻，可加用附子；少腹冷痛、寒疝痛经、脱疽溃烂，可加用肉桂；胃痛吐酸、脾肾虚泻，可加大吴茱萸用量；口舌㖞斜、风痰头痛，可加用白附子；疝气疼痛、小腹癥瘕，可加用胡芦巴。

（4）**痰湿血浊**：除血浊基本证候的表现外，尚可见肢体困重，胸脘痞闷，呕恶纳呆，头晕目眩，咳嗽痰多，舌苔腻，脉滑等症。治法：祛痰化浊。处方：祛痰化浊汤。组成：该方由荷叶、焦山楂、决明子、赤芍、制水蛭、酒大黄、路路通、虎杖、厚朴、草果组成。在化浊行血的基础上加入化痰祛湿之厚朴、草果。加减：临床应用时还可根据不同部位、病因和病情，选择相应的药物。如痰湿血浊所致的瘿瘤痰核、呕吐结胸，可加用半夏；肢体麻木、关节肿痛，可加用白芥子；瘰疬痰核、肿瘤毒疮，可加用猫爪草；瘿瘤痰饮、乳房肿块，可加用海藻；咽喉肿痛、疮疡肿毒，可加用黄药子；胸痹眩晕、肺虚咳喘，可加用银杏叶；咽痛咳喘、肠燥便秘，可加用罗汉果；咯血吐血、痈疽痔疮，可加用海浮石；脘腹胀满、痰饮喘咳、气滞便秘，可加大厚朴用量；脘腹冷痛、呕吐泄泻，可加大草果用量。

（5）**正虚血浊**：除血浊基本证候的表现外，可兼见各种正气亏虚的表现。若血虚则可兼见面色苍白或萎黄无华，唇色淡白，头晕眼花，心悸失眠，手足麻木，月经量少或延期闭经，舌质淡，脉细无力；若气虚则可兼见少气懒言，语声低微，疲倦乏力，自汗，舌淡脉弱；若阴虚则可兼见潮热颧红，咽干唇燥，手足心热，尿赤便结，舌红少苔，脉细数无力；若阳虚则可兼见形寒肢冷，面色皖白，口淡不渴，小便清长，大便稀溏，舌淡苔白，脉弱等症。治法：补虚化浊。处方：补虚化浊汤。组成：该方由荷叶、焦山楂、赤芍、制水蛭、路路通、虎杖、绞股蓝、红景天组成。在化浊行血的基础上加入绞股蓝和红景天，具有扶助正气、补益精微的作用。加减：临床应用时还可根据不同脏腑病变部位、病因和病情，选择相应的药物加味以加强疗效。如正虚血浊所导致的肺虚咳嗽、脾虚纳呆、热毒肿瘤，可加大绞股蓝用量；脾虚带下、血虚血瘀、阴虚咳嗽，可加大红景天用量；阳痿遗尿、肾虚喘嗽、癥瘕积聚，可加用海马；阳痿遗精、腰膝酸痛、久咳虚喘、五更泄泻、夜尿频多可加用补骨脂或益智仁；神衰盗汗、劳嗽咯血，可加用冬虫夏草；胸痹心痛、心悸怔忡、虚烦失眠，可加用紫丹参或炒枣仁；血虚诸症，可加用熟地黄；肝肾阴虚及早衰诸症，可加用枸杞子；崩漏带下、虚性阴疽，可加用鹿角胶；阴虚肺燥、脾胃虚弱、肾精亏虚、内热消渴，可加用黄精。

另外，在血浊证的临床治疗之时，还应该充分注意病证结合的原则，根据不同的疾病，配合适当的治疗方法，必要时可选择恰当的援药，以提高临床疗效。

四、中西医结合最新研究进展

（1）基于 CiteSpace 知识图谱对中医血浊理论研究热点与趋势的可视化分析

王牧仁等[2]探讨基于 CiteSpace 知识图谱对中医血浊理论研究热点与趋势的可视化分析。方法检索建库至 2022 年 7 月中国知网已发表关于中医血浊理论的文献，运用计量学工具 CiteSpace 绘制相关知识图谱，对文献关键词、作者、发文机构等进行可视化分析。结果共纳入相关文献 158 篇，年度发文量整体呈上升趋势，发文量最多的年份分别为 2015 年与 2021 年，发文量各 18 篇，其中个人发文量最多的分别为王新陆和王栋先，并形成以王新陆教授为中心的高产学术队伍。血浊领域发文量最多的机构为山东中医药大学。热点关键词形成 11 个聚类群。结论可视化图谱显示了中医血浊理论的历史及发展，该理论正处于稳步发展阶段，理论探讨、中医治疗方法、现代临床研究为近年来的主要研究热点和趋势。

（2）基于血浊理论探究清化血浊法干预颈动脉粥样硬化不稳定斑块的临床研究

孙莹心[3]基于“血浊”理论，探究清化血浊法对颈动脉粥样硬化不稳定斑块的临床疗效。共纳入 60 例患者，采用随机数表法随机分为对照组和治疗组，每组各 30 例，对照组予口服阿托伐他汀钙片，治疗组在此基础上予化浊行血颗粒，疗程为 90d。对两组患者治疗前、后分别进行颈动脉多普勒彩色超声、血脂分析、特异性血清学指标以及安全性指标的检测，同时观察两组患者治疗前后中医证候积分的变化，并完成数据记录及分析统计。结果：（1）在中医证候疗效方面，治疗后两组患者中医证候皆有改善，对照组总有效率为 69%，治疗组总有效率为 86%，明显高于对照组。（2）在颈动脉多普勒彩色超声方面，治疗前后治疗组和对照组颈动脉 IMT 值、Crouse 积分均有下降，两组间比较差异无统计学意义（$P>0.05$）。（3）在血脂分析方面，两组治疗后 HDL-C 较治疗前升高，治疗组高于对照组，两组间比较差异无统计学意义（$P>0.05$），TG、CHO、LDL-C 较前降低，两组间比较差异具有统计学意义（$P<0.05$）。（4）在特异性血清学指标方面，治疗后两组患者血清中 Hs-CRP、Lp-PLA2、MMP-9 均有下降，治疗组优于对照组，两组间比较差异具有统计学意义（$P<0.05$）。（5）两组治疗前后安全性指标检测均未见明显异常。结论：化浊行血颗粒可明显改善颈动脉粥样硬化不稳定斑块患者的临床症状，增强阿托伐他汀钙片调节血脂的作用，对于降低患者血清中特异性血清学指标亦有积极作用，从而起到稳定斑块、延缓斑

块发展进程的作用。清化血浊法联合西医基础治疗对不稳定斑块的干预安全有效，可作为缺血性脑卒中的一级预防措施进一步应用。

参考文献：

[1]王新陆.血浊论[M].北京：中国医药科技出版社，2016.

[2]王牧仁,孙旭,刘娇,等.基于 CiteSpace 知识图谱对中医血浊理论研究热点与趋势的可视化分析[J].中国医药导报,2023,20（12）:156-160.

[3]孙莹心.基于血浊理论探究清化血浊法干预颈动脉粥样硬化不稳定斑块的临床研究[D].济南：山东中医药大学,2022.

第十一章　不寐

不寐是以经常不能获得正常睡眠为特征的常见内科病症，其主要临床表现为睡眠时间、深度的不足，不能消除疲劳、恢复体力与精力。轻者入睡困难，多梦，或时寐时醒，或醒后不能再寐；重者彻夜不眠，常伴有神疲乏力，头晕头痛，心悸健忘等，影响人们的正常工作、生活和健康。不寐首见于《黄帝内经》，称为“目不瞑”“不得眠”“不得卧”。《灵枢·营卫生会》：“卫行于阴二十五度，行于阳二十五度，分为昼夜，故气至阳而起，至阴而止”“其营气衰少而卫气内伐，故昼不精，夜不寐。”《灵枢·大惑论》：“卫气不得入于阴，常留于阳，留于阳则阳气满，阳气满则阳跷盛，不得入于阴则阴气虚，故目不得瞑矣。”指出不寐与营卫气血阴阳失和有关。《素问·逆调论》云：“阳明者，胃脉也。胃者六腑之海，其亦下行。阳明逆，不得从其道，故不得卧也……胃不和则卧不安，此之谓也。”指出胃主受纳，其气宜降，若饮食不节，宿食停滞，胃失和降，浊气上扰，则心神不安，故而不寐。《伤寒论》将不寐的病因分为外感和内伤两类，并提出了治疗不寐的 10 首方剂，为指导后世治疗做出很大的贡献。《景岳全书·不寐》将不寐分为无邪、有邪两类：不寐证虽病有不一，然惟知邪正二字则尽之矣。盖寐本乎阴，神其主也，神安则寐，神不安则不寐，其所以不安者，一由邪气之扰，一由营气之不足耳；有邪者多实证，无邪者皆虚证。”提出将正虚邪实作为本病辨证的纲要，在治疗方法上提出：“无邪而不寐者，必营气之不足也……以致终夜不寐，及忽寐忽醒，而为神魂不安等证，皆宜以养营养气为主治”。“有邪而不寐者，去其邪而神自安也”，即对营气不足之虚证者当以调补营气为主，对外邪所致之不寐以驱邪为主。西医学中神经官能症、更年期综合征等以失眠为主要临床表现者可参照本节内容辨证论治。

一、病因病机

（一）病因

（1）情志失常

情志失常，影响五脏，可导致不寐，尤以过喜、过怒、过思、暴受惊恐为常见。过喜伤心，使心气涣散，不能收敛；或喜笑无度，心神激动，神魂不安，则夜难入静而不寐。过怒伤肝，久谋不决，则气郁化火，使魂不能藏，扰动心神，发生不寐。思虑过多则气结，气机不畅，脾运不及，气血化源不足，心神失养，亦致不寐。暴受惊恐，导致心虚胆怯，神魂不安，也可导致夜不能寐。

（2）劳逸过度

劳体过度则伤气，劳心过度则伤血，气血不足，心神失养，导致不寐。如《类证治裁·不寐》云："劳倦、思虑太过者，必致血液耗亡，神魂无主，所以不眠。"另一方面，过度安逸，多卧少动，亦致脾虚气弱，运化不健，气血生化乏源，心神失养而失眠。房劳过度则伤精，可致肾阴亏损，肾水不足，不能上济于心阴；或因房劳过度，精耗阳伤，心阳衰弱，心火不能下温肾水，也能导致不寐。

（3）病后体虚

久病血虚，年迈血少，引起心血不足，心失所养，心神不安而不寐。若素体阴虚，兼房劳过度，肾阴耗伤，阴衰于下，不能上奉于心；水火不济，心火独亢，火盛神动，则心肾失交而神志不宁。病后误治，如大吐、大泻，伤及脾胃，使胃气不和，脾阳不运，食少纳呆，气血化生不足，无以上奉于心，亦能影响心神而致不寐。如清代郑钦安《医法圆通·卷二·不卧》所说："因吐泻而致者，因其吐泻伤及中宫之阳，中宫阳衰，不能运津液而交通上下。"

（4）饮食不节

暴饮暴食，宿食停滞；脾胃受损，酿生痰热；壅遏于中，痰热上扰，胃气失和，而不得安寐。如《素问·逆调论》所说："胃不和则卧不安。"《张氏医通·不得卧》进一步阐明其原因："脉滑数有力不得卧者，中有宿滞痰火，此为胃不和则卧不安也。"此外，过饥过饱、睡前饮浓茶、咖啡、酒等也是造成不寐的因素。

（二）病机

不寐的病位在心，与肝、脾、肾关系密切。其病理变化，总属阳盛阴衰，阴阳失交。其病位主要在心，因心主神明，神安则寐，神不安则不寐生。而阴阳气血之来源，由水谷之精微所化，上奉于心，则心神得养；受藏于肝，则肝体柔和；统摄于脾，则生化不息；调节有度，化而为精，内藏于肾，肾精上承于心，心气下交于肾，则神志安宁。若饮食、情志所伤，劳倦、思虑、体衰等因素所致，或为肝郁化火，或为痰热内扰，则动摇心神，神不安宅；或由心脾两虚，气血不足；或由心胆气虚，触事易惊；或由心肾不交，水火不济，则心神失养，神不安宁。

不寐的病性有虚有实。虚者为心失所养，实者为邪扰心神。心脾两虚、阴虚火旺、心肾不交、心胆气虚，多属虚；肝郁化火、痰热内扰、胃气不和、瘀血停滞，则以实为主。久病可表现为虚实夹杂。

二、诊断和鉴别诊断

（一）诊断

（1）轻者入睡困难或睡后易醒，醒后不寐，连续 3 周以上，重者彻夜不眠。

（2）常伴有头痛、头晕、心悸、神疲乏力、健忘、心神不宁等。

（3）常有饮食不节，情志失常，劳倦、思虑过度，久病或年老体虚等因素。

（4）经实验室及辅助检查，排除引起睡眠障碍的器质性疾病。

（二）鉴别诊断

（1）中医鉴别诊断

与百合病鉴别：百合病也可表现为“欲卧不能卧”，但它以精神恍惚不定、口苦、尿黄、脉微数为主要表现，多由热病后，余热未尽所致。

与健忘鉴别：健忘者表现为记忆力差，也可伴有不寐，但以健忘为主症。

与一时性失眠鉴别：一时性失眠指因一时性情志影响或生活环境的改变引起的暂时性睡眠障碍，不属于病态。而不寐指持续的、严重的睡眠障碍。

（2）西医鉴别诊断

失眠与神经官能症鉴别：神经官能症是一组有一定人格基础，常受心理、社会因素影响而起病的精神障碍，具体表现为：焦虑、抑郁、恐惧、强迫、疑病或神经衰弱等。病程多迁延，无器质性病变基础。各种神经官能症都可以导致睡眠障碍，是失眠最常见的原因之一。长期的睡眠不足又会加重原有症状，两者相互影响，形成恶性循环。但神经官能症患者除失眠之外，还具有其他突出的症状如焦虑、恐惧、强迫等，且程度比失眠更重。而失眠症则往往以失眠为唯一主诉，或伴有轻微的焦虑抑郁，且往往产生于失眠之后，其严重程度随睡眠状况的波动而变化。

失眠与脑部疾病鉴别：脑部疾病引起的失眠又称脑器质性失眠。常见病因有：脑血管病、脑炎、脑膜炎、脑外伤、脑变性病变、痴呆等，95%以上的中风患者有睡眠障碍。脑部疾病引起失眠的机制既有神经活动机制的改变，也有继发的心理因素引起。这类患者在起病初期，特别是以失眠为主要表现时容易造成误诊，需仔细查体，并结合必要辅助检查加以确诊。

失眠与睡眠呼吸暂停综合征鉴别：睡眠呼吸暂停综合征主要原因是鼻咽喉部结构异常导致的上气道狭窄或阻塞，常见于 40～60 岁的超重男性，表现为打鼾、短暂气喘及持续 10s 以上的呼吸暂停交替组成，呼吸暂停产生窒息感及伴随着身体运动时可突然惊醒，睡眠时频繁翻身或肢体运动，白天感觉疲劳、困倦、头晕、头痛、反应迟钝、记忆力、注意力、判断力和警觉力下降，可伴有抑郁、焦虑、易激惹、性欲减退和高血压等。其中，多导睡眠图是诊断本病的金标准。在每夜 7h 的睡眠中，呼吸暂停反复发作 30 次以上，每次持续超过 10s，或呼吸暂停低通气指数≥5 次/h（低通气指呼吸气流减少 50%以上时间超过 10s）。

失眠与夜游症鉴别：夜游症又称睡行症，为睡眠维持过程中的行为障碍，多见于儿童，发病率约为 1%～15%，患者入睡后突然从床上坐起，目光呆滞，做一些日常习惯动作如穿衣、打扫卫生、进食、大小便或漫无目的的来回走动，也可以与人进行简单对话，但往往口齿不清、答非所问，也能躲避危险如汽车等，受到限制时还可表现冲动、攻击和逃跑行为。

失眠与夜惊鉴别：夜惊为睡眠结束期的觉醒障碍，主要见于儿童，表现突然从床上坐起、喊叫、哭闹、表情恐惧等，持续 1～2min 后自行停止，可伴有交感神经兴奋症状，如心动过速、呼吸急促、皮肤潮红和瞳孔散大等，事后不能回忆当时情景。

失眠与假性失眠鉴别：假性失眠又称为主观性失眠，是指对于睡眠状态感知不良，虽然患者主诉失眠或白天过度思睡，但并无睡眠紊乱的客观证据，约占失眠人群的 5%左右，女性多见，常夸大症状，多导睡眠图检查正常，常需心理治疗。

三、治疗

（1）内治法

心脾两虚：入睡困难，或多梦易醒，或醒后难以入眠，可伴有心悸健忘，头晕目眩，肢倦神疲，不思饮食或腹胀便溏，面色少华，舌质淡，舌苔薄白，脉细弱。治法：益气健脾，养心安神。方药：① 归脾汤加减。人参、龙眼肉、远志、木香、陈皮、甘草、白术、当归、茯神、炙黄芪、酸枣仁，诸药合用，共奏补养心脾、益气养血安神之功。② 养心汤加减。人参、黄芪、茯苓、当归、茯神、柏子仁、酸枣仁、川芎、五味子、甘草、远志、半夏、肉桂，本方用于心脾两虚所致的不寐，经归脾汤治疗效果不显或兼有痰湿，脘闷纳呆，舌苔滑腻等。气虚较甚者加大人参、炙黄芪用量；血虚较甚，面色不华者，加熟地黄、白芍、阿胶以增强补血之力；血虚兼心阴不足者，加旱莲草、女贞子、桑椹以养血育阴；不寐较重，彻夜不眠，加五味子、夜交藤；若脘痞纳呆，舌苔腻者加半夏、茯苓理气健脾化痰；脾虚便溏者，加山药、莲子肉、干姜；心神不宁，多梦易惊者加龙齿、珍珠母；汗多加浮小麦、煅牡蛎；兼见腹泻者，当归减量，加苍术、炒白术。

心胆气虚：不寐多梦，易于惊醒，胆怯恐惧，遇事易惊，心神不安，可伴有心悸气短，神疲，倦怠自汗，小便清长等，舌质淡或淡红，苔薄白，脉细弱或略数。治法：益气镇惊，安神宁心。方药：安神定志丸加减。远志、人参、石菖蒲、茯神、茯苓、龙齿（先煎）、酸枣仁、珍珠母。方中人参益心胆之气，远志入心肾，既能开心气而宁心安神，又能通肾气，为交通心肾、安定神志之佳品，配用茯苓、茯神补气益胆安神，石菖蒲开窍宁神，龙齿、珍珠母镇惊安神，诸药共用共奏养心安神之功效。若兼血虚阳浮，虚烦不寐者，可加酸枣仁汤化裁；若兼阳气不足，加桂心、黄芪。

心肾不交：心烦不寐，甚则彻夜不寐，或多梦易醒，可伴有头晕耳鸣，盗汗，五心烦热，咽干，精神萎靡，健忘，腰膝酸软，男子遗精滑泄，女子月经不调、不孕等，舌红少苔，脉细数。治法：滋阴降火，交通心肾。方药：① 肾阴虚为主者六味地黄丸合交泰丸加减。熟地黄、山药、山萸肉、茯苓、牡丹皮、泽泻、黄连、肉桂。② 心阴虚明显者，可用天王补心丹合交泰丸加减。柏子仁、酸枣仁、麦冬、当归、党参、玄参、茯苓、天冬、桔梗、远志、生地黄、丹参、黄连、肉桂。心烦不寐，彻夜不眠，加灵磁石、龙齿、龙骨，重镇安神。

阴虚火旺：心烦不寐，心悸不安，头晕耳鸣，健忘，腰酸梦遗，五心烦热，口干津少，舌质红，少苔，脉细数。治法：滋阴降火，清心安神。方药：① 心火亢盛、心烦明显者黄连阿胶汤加减。黄连、黄芩、芍药、阿胶、鸡子黄（兑服）。血虚者，加当归、女贞子、旱莲草、熟地黄；虚热上扰，彻夜不眠者，加生龙骨、生牡蛎。② 轻者以天王补心丹加减。柏子仁、酸枣仁、麦冬、当归、党参、玄参、茯苓、地骨皮、牡丹皮、天冬、桔梗、远志、黄连、生地黄、丹参以滋阴养血，清热宁心安神。

肝郁血虚：不寐多梦，或睡后易惊，胸胁胀满，善太息，急躁易怒，舌红，苔白或黄，脉弦数。治法：疏肝理气，养血安神。方药：逍遥散合酸枣仁汤加减。酸枣仁、合欢皮、川芎、茯苓、白芍、当归、知母、柴胡、甘草。

痰热内扰：不寐，头重，痰多，胸闷脘痞，心烦，呕恶嗳气，口苦目眩等，舌红，苔黄腻，脉滑数。治法：化痰清热，和胃降逆，宁心安神。方药：黄连温胆汤加减。黄连、半夏、陈皮、甘草、枳实、胆南星、茯苓、石菖蒲、竹茹。临证处方时当辨明“痰”与“热”孰轻孰重，热重者尚嫌其清热之力不足，须增竹茹分量，酌加栀子、黄芩、连翘等清热之品，或合栀子豉汤，以增其清热除烦之功。痰多重用半夏。饮食停滞，胃中不和，嗳腐吞酸，脘腹胀闷者加焦神曲、焦麦芽、莱菔子以消导和中。心悸动甚，惊惕不安，加珍珠母、生龙骨镇惊安神。老痰不化，经久不愈，彻夜不寐，大便秘结者，可加礞石滚痰丸，生大黄、黄芩、青礞石。

肝郁化火：不寐，急躁易怒，严重者彻夜失眠，胸闷胁痛，口渴喜饮，不思饮食，口苦而干，头痛，目赤耳鸣，小便黄赤，舌红，苔薄白或薄黄，脉弦。

治法：清肝泻火，镇心安神。方药：① 龙胆泻肝汤加减。龙胆草、栀子、黄芩、柴胡、通草、竹茹、甘草、柴胡、生地黄、泽泻、当归、车前子、生龙骨、生牡蛎。胸胁苦满，善太息者加郁金、香附。头晕目眩、头痛、大便秘结者加青黛、大黄。② 丹栀逍遥散加减。牡丹皮、当归、白芍、茯苓、白术、夜交藤、合欢皮、栀子、黄连、柴胡、甘草、珍珠母。

胃气不和：不寐，胸闷嗳气，脘腹不适，或胀痛，嗳气腐臭，饮食不化，大便不爽，或大便泄泻，舌红，苔厚腻，脉滑。治法：消导积滞，和胃宁神。方药：① 保和丸加减。山楂、神曲、莱菔子、陈皮、半夏、茯苓、连翘。若积滞化热，舌苔黄燥，加黄连以清心火，大便不通或臭秽异常者加生大黄、火麻仁以泻胃肠积热。② 半夏秫米汤加减。半夏、秫米，如无秫米可以用薏苡仁代替。方中半夏交通阴阳，通里和表，使阳入于阴而令安眠；秫米和中安神，制半夏之辛烈。二药合参，脾胃和，气机畅，阴阳通，则夜寐自安。大便干者加大黄，小便赤涩加滑石，热象明显，舌尖红绛，脉数者加黄连、栀子；食欲不振，舌苔厚腻加藿香、佩兰。

瘀血阻络：不寐，伴有心烦易怒，胸闷胸痛，形体消瘦，面色晦暗，目眶发黑，精神萎靡，语声低微，舌质紫黯，苔润，脉弦。治法：活血化瘀，宁心安神。

方药：血府逐瘀汤加减。桃仁、红花、当归、川芎活血通脉，祛瘀生新；桔梗、枳壳一升一降，畅达全身气机，使血随气行，交通阴阳；川芎、枳壳、柴胡配伍，增强疏肝解郁，理气行滞之功；配以首乌藤交通心肾，养心安神；甘草调和诸药，全方气血同治，活血而不伤阴，调气而不耗气，共奏活血化瘀、行气解郁、宁心安神之功，可加丹参、郁金以活血化瘀、宁心安神。

（2）针灸治疗

① 体针。主穴选四神聪、神门、三阴交；心脾两虚配心俞、脾俞；心肾不交配心俞、肾俞、太溪；心胆气虚配心俞、胆俞；脾胃不和配足三里。留针 30min，每

日 1 次，10 次为一疗程。

② **耳穴压豆**。在耳部相应穴位上，按压找到敏感点，用 75%酒精棉球消毒后，将王不留行籽放在 0.5cm×0.5cm 的胶布上，贴压在选好的穴位上，按揉 2～3 次/d，1～2min/次，临睡前再按揉 1～2min，至耳部发热、酸、胀、微痛为宜，1 次/5～6d，两耳交替进行，10～12d 为 1 个疗程。主穴：神门、脑点、心、屏间、内分泌、皮质下。配穴：根据中医辨证，肝郁化火配肝、胆、大肠穴；痰热内扰配心、脾、胃；阴虚火旺配肾、膀胱；心脾两虚配心、脾、小肠。

四、预防与调护

不寐的预防，首先应重视病因防治，改善睡眠环境，调整饮食起居，治疗原发疾病等，消除影响睡眠的不利因素。第二，要讲究睡眠卫生，建立有规律的作息习惯。第三，合理食物。实践证明，牛奶、豆浆、银耳、龙眼肉、大枣、莲子、百合、荔枝、山药、鹌鹑、黄花鱼、芹菜等食物，均具有良好的助眠作用。

不寐的护理，首先要理解患者的痛苦，适时开导。其次要做好睡眠前后的护理工作。睡眠之前，督促患者不饮夜茶、咖啡，不从事紧张和兴奋的活动。第三，适当从事体育锻炼。第四，警惕不寐背后可能掩盖着的重要疾病。如果发现患者伴有明显情绪低落、过度悲观、过度敏感、过分焦虑，要及时陪同患者到医院就诊，排除精神疾患，避免自杀等不良事件的发生。

五、中西医结合最新研究进展

（1）基于红外热成像技术对壮医三部四针法治疗不寐患者的临床效果评价

何凤心等[1]应用红外热成像技术对壮医三部四针法治疗不寐患者的临床效果进行评价分析。选择 2020 年 1 月—2021 年 2 月收治的不寐病例 60 例，随机分为研究组、对照组各 30 例，均开展常规治疗与护理，研究组同时开展壮医三部四针法治疗，评价两组患者治疗前后红外热像仪探测结果与治疗效果。治疗后研究组患者额部、眼周温度较治疗前明显降低，与对照组相比差异有统计学意义（$P<0.01$），且总体疗效优于对照组，差异有统计学意义（$P<0.05$）。因此，认为壮医三部四针法应用于不寐患者，能够降低患者额部及眼周表皮温度，改善睡眠质量，而红外热成像技术的应用能够为不寐患者的临床治疗效果评估提供客观评价依据。

（2）调阳祛邪针法联合酒石酸唑吡坦片治疗不寐症的疗效评价研究

曾翡翠等[2]观察调阳祛邪针法联合酒石酸唑吡坦片治疗不寐症的临床疗效。选择 2021 年 5 月—2021 年 12 月在上海市中西医结合医院治疗的不寐症患者 80 例，采用 SPSS25.0 软件生成的随机数字将其随机分为两组，对照组和观察组，每组 40 例。对照组给予口服酒石酸唑吡坦片治疗，观察组在对照组的基础上加用调阳祛邪针法治疗，两组均治疗 4 周为 1 个疗程。观察治疗前后两组患者的匹兹堡睡眠指数量表（PSQI）、汉密尔顿 17 项抑郁量表（HAMD-17）、抑郁自评量表（SDS）、焦虑自评量表（SAS）的评分变化。两组的 PSQI、HAMD-17、SDS、SAS 评分均较治疗前降低，且观察组的降低幅度大于对照组，差异具有统计学意义（$P<0.05$）。因此，认为调阳祛邪针法联合酒石酸唑吡坦片能较好地改善不寐症患者的睡眠状态，缓解焦虑、抑郁等不良情绪，值得临床进一步研究和推广应用。

参考文献：

[1]何凤心,罗试计,陈鹏,等.基于红外热成像技术对壮医三部四针法治疗不寐患者的临床效果评价[J].右江医学,2023,51（3）:257-260.

[2]曾翡翠,王毅,马桂芝,等.调阳祛邪针法联合酒石酸唑吡坦片治疗不寐症的疗效评价研究[J].中医药学报,2023,51（3）:67-71.

第十二章　郁证

郁病是由于情志不舒、气机郁滞所致，以心情抑郁，情绪不宁，胸部满闷，胁肋胀痛，或易怒易哭，或咽中如有异物梗塞为主要临床表现的一类疾病。郁有广义、狭义之分，广义的郁，包括外邪、情志因素所致的郁在内，即郁证；狭义的郁即单指情志不舒所致的郁病。《金匮要略・妇人杂病脉证并治》记载了属于郁病的脏躁和梅核气两种病证，并观察到这种病例以女性多见，提出了甘麦大枣汤和半夏厚朴汤。元代《丹溪心法・六郁》提出了气、血、痰、食、湿、火六郁之说，创立了六郁汤、越鞠丸。明代《医学正传》首先提出郁证这一病症名称。西医的神经衰弱、抑郁症、癔症、焦虑、更年期综合征、反应性精神病等，均可参考本节辨证论治。

一、病因病机

郁证的病因为郁怒、思虑、悲哀、忧愁七情之所伤。

（1）郁怒不畅，肝气郁结：肝主疏泄，性喜条达，忧思郁怒造成气郁，气为血帅，气行则血行，气滞则血瘀，日久造成血郁；若气郁日久化火，则兼见肝火证候而形成火郁；肝郁及脾，使脾失健运，蕴湿生痰，停聚于脏腑经络，则形成痰郁。郁久耗伤阴血，则可导致肝阴不足。

（2）思虑过度，脾失健运：由于忧愁思虑，精神紧张，使脾的运化功能受损，遂致食积不消，而成食郁；不能运化水湿，致水湿内停，则形成湿郁；水湿内聚，凝为痰浊，则形成痰郁；久郁脾虚，气血生化乏源，心失所养，则可导致心脾两虚。

（3）情志过极，心失所养：由于所愿不遂，忧愁悲哀等精神因素，损伤心神，心失所养，致心气不足，则心悸、短气、自汗；若心阴亏虚，则心烦、低热，面色潮红；若心神失守，以致精神惑乱，则见悲伤哭泣，哭笑无常等。

病机主要为肝失疏泄，脾失健运，心失所养及脏腑阴阳气血失调。本病初期因气滞而挟湿痰、食积、热郁者，则多属实证；久病由气及血，由实转虚，如阴虚火旺，心脾俱亏，久郁伤神等均属虚证；郁病日久，则常出现心、脾、肝、肾亏损的虚证症状。郁病的病位在肝、脾、心三脏。

二、诊断和鉴别诊断

（一）诊断

（1）精神抑郁，情绪不宁，胸胁胀满疼痛，或易怒易哭，或咽部如有异物为主症，多见于青年女性。

（2）患者大多数有忧愁、焦虑、悲哀、恐惧、愤懑等情志内伤的病史，并且郁病病情的反复常与情志因素密切相关。

（二）鉴别诊断

（1）郁病中的梅核气与虚火喉痹鉴别：二者的共同点是咽中有异物感。梅核气多见于青中年女性，因情志抑郁而起病，自觉咽中有物梗塞，但无咽痛及吞咽困难，咽中梗塞的感觉与情志波动有关，在心情愉快、工作繁忙时，症状可减轻或消失，而当心情抑郁或注意力集中于咽部时，则梗塞感觉加重。虚火喉痹则以青中年男性发病较多，多因感冒、长期烟酒及嗜食辛辣食物而引发，咽部除有异物感外，尚觉咽干、灼热、咽痒；咽部症状与情绪无关，但过度辛劳或感受外邪则易于加重。

（2）梅核气与噎膈鉴别：噎膈多见于中老年人，男性居多，梗塞的感觉主要在胸骨后部位，病位在食管，其病症的发生与加重与情志关系不甚密切，吞咽困难的程度日益加重，做胃镜检查常有异常发现。梅核气则多见于青中年女性，因情志抑郁而起病，自觉咽中有物梗塞，但无吞咽困难，咽中梗塞的感觉与情志波动有关，做胃镜检查无异常发现。

（3）郁病中的脏躁与癫病鉴别：脏躁多发于青中年妇女，在精神因素刺激下呈间歇性发作，在不发作时如常人。而癫病则多发于青壮年，男女发病率无明显差异，心神失养的症状很少自行缓解。

三、治疗

肝气郁结：精神抑郁，情绪不宁；胁肋胀痛，痛无定处，脘闷嗳气；胸部满闷，不思饮食，大便不调，合黄腻、脉弦。治疗原则：疏肝解郁，理气畅中。代表处方：柴胡疏肝散。加减应用：（1）胁肋胀满，疼痛较甚者，加郁金、青皮。（2）嗳气频作，脘闷不舒，加代赭石，旋覆花（包煎）、苏梗、法半夏。（3）食滞腹胀，加神曲、麦芽、山楂、鸡内金。（4）腹胀、腹痛、腹泻，加茯苓，苍术、乌药、白豆蔻。（5）胸胁作痛、舌质紫暗或有瘀点、瘀斑，加丹参，郁金、莪术，红花。

气郁化火：情绪急躁易怒，胸胁胀痛，口苦而干；头痛、目赤、耳鸣；舌质红，苔黄，脉数。治疗原则：疏肝解郁，清肝泻火。代表处方：丹栀逍遥散。逍遥散加牡丹皮、栀子。加减应用：（1）口苦、大便秘结，加生大黄，龙胆草。（2）胁肋疼痛、口苦、嘈杂吞酸、嗳气、呕吐，加左金丸。（3）头痛、目赤、耳鸣，加菊花、钩藤、刺蒺藜。（4）舌红少苔，脉细数，原方去当归、白术、生姜，加山药，生地黄、麦冬。

血行郁滞：精神抑郁，情绪急躁、头痛、失眠、健忘；胸胁刺痛，身体某部位有发冷发热感；舌质紫暗或舌有瘀点、瘀斑，脉弦或涩。治疗原则：活血理气解郁。代表处方：血府逐瘀汤。加减应用：（1）头痛依据不同部位加引经药。（2）失眠加夜交藤；胸胁疼痛加郁金、延胡索。

痰气郁结：精神抑郁，胸部闷塞，胁肋胀痛；妇人咽中如有异物，吞之不下，咳之不出；苔白腻，脉弦滑。治疗原则：行气开郁，化痰散结。代表处方半夏厚朴汤：茯苓，厚朴、紫苏、法半夏，生姜。加减应用：（1）胸脘痞闷，嗳气，苔腻，加香附、佛手片、苍术。（2）烦躁，舌红，苔黄，加竹茹、黄芩。（3）胸胁刺痛，舌质紫暗，有瘀点、瘀斑，脉涩，加丹参、郁金。（4）痰郁甚者，加海蛤壳，紫菀、浙贝母、陈皮。

心神惑乱：精神恍惚，心神不宁，多疑易惊；时时欠伸，悲忧善哭，手舞足蹈，詈骂喊叫，舌质淡，脉弦。治疗原则：甘润缓急，养心安神。代表处方：甘麦大枣汤。组成：小麦，炙甘草，大枣。加减应用：（1）酌加柏子仁、茯神、龙齿，枣仁，合欢花、白芍。（2）手足蠕动，抽搐，加珍珠母、钩藤，当归、生地黄。（3）躁扰，失眠，加龙牡、夜交藤。（4）喘促气逆，合五磨饮子。

心脾两虚：多思善疑，心悸胆怯；失眠、健忘，纳差，面色不华；头晕神疲；舌质淡，苔薄白，脉细。治疗原则：健脾养心，补益气血。代表处方：归脾汤。加减应用：（1）心胸郁闷，加郁金、佛手；（2）头痛，加川芎、白芷。

心阴亏虚：情绪不宁；心悸，健忘，失眠，多梦，五心烦热，盗汗，口咽干燥；舌质红少津，脉细数。治疗原则：滋阴补血，养心安神。代表处方：天王补心丹。加减应用：（1）心烦失眠，多梦遗精，加黄连，肉桂（后下）。（2）遗精滑精较频，加芡实，金樱子，莲须。（3）盗汗，加浮小麦、龙骨、牡蛎。（4）心阴虚火旺者，合二阴煎。

肝阴亏虚：情绪不宁，急躁易怒；眩晕，耳鸣，头胀且痛，面红目赤，目干畏光，视物不明；舌干红，脉弦细数。治疗原则：滋养阴精，补益肝肾。代表处方：滋水清肝饮。组成：山萸肉、茯苓、酸枣仁、山药，牡丹皮、熟地黄、泽泻、白芍、柴胡、栀子、当归身。加减应用：（1）头痛眩晕，面时潮红，筋惕肉动，加刺蒺藜、决明子、钩藤、石决明。（2）低热、手足心热，加银柴胡、地骨皮、白薇、麦冬。（3）失眠，加柏子仁、茯神。

四、预防与调护

（1）除药物治疗外，精神疏导对郁病具有极为重要的作用，解除致病原因，使患者正确认识和对待自己的疾病，增强治愈疾病的信心，可以促进郁病好转、痊愈。

（2）适当参加体力劳动及体育活动，增强体质。

（3）性情开朗，避免忧思郁怒，医生对患者应诚恳、关怀、同情，增强治病效果。

五、中西医结合最新研究进展

（1）中医药治疗郁证的用药规律及作用机制探讨

胡桂芳等[1]挖掘了中医药治疗郁证的用药规律，并分析其核心药物潜在作用机制。运用 Excel、Python 进行用药规律挖掘，运用 TCMSP 数据库获取核心药物的活性成分及相关靶点信息，通过 OMIM、GeneCards 获得郁证疾病靶点，并对其取交集。运用 David 数据库对核心靶点进行 GO 富集分析和 KEGG 富集分析，最后对主要活性成分和主要核心靶点进行分子对接。共纳入 877 首处方，涉及 218 味中药，累计出现频次 10 705 次，频次排名前 5 味的中药为柴胡、白芍、茯苓、当归和半夏，药物以补虚、理气居多，药性多为寒，药味主要苦、辛、甘，多归脾、肝、心经。以柴胡、白芍、茯苓、当归和半夏为主要核心药物。对其进行网络药理学分析，主要活性成分包括 quercetin、kaempferol、beta-sitosterol 等，主要核心靶点包括 AKT1、TNF、IL-6 等。GO 功能富集分析和 KEGG 通路富集分析涉及多种生物学过程及糖尿病并发症中的 AGE-RAGE 信号通路、流体剪切应力和动脉粥样硬化、癌症通路等多个信号通路。分子对接结果表明，主要活性成分和与核心靶点对接良好，EGRF 与主要活性成分对接效果最好。因此，得到中医药治疗郁证的用药规律及核心药物治疗郁证多成分、多靶点、多通路的作用机制。

（2）郁证诊疗新体系的构建

在现代医学背景下，亟待重新审视郁证概念，厘定郁证形态，识别隐性郁证，构建郁证四诊方法，明确从郁论治的内涵外延。重新认识五脏藏神的藏象学说及有关病证的郁证性本质，以此做好构建郁证性病证诊疗新体系的理论准备。蒋健[2]以“郁证性脾胃病学说”的创建为例，将脾胃病分为郁证性脾胃病与非郁证性脾胃病两类，探讨了郁证性脾胃病的本质及主要的 3 种亚型，刻画了郁证性脾胃病的临床表现特点与诊断，确立了郁证性脾胃病的基本治疗原则。以此为契机展示了创建郁证诊疗新体系的基本构想。创建郁证诊疗新体系不仅可以更好地满足临床需求，而且可以更好地传承、发扬、创新、推动中医学事业与时俱进发展。

参考文献：

[1]胡桂芳,张启军,陈碧心，等.中医药治疗郁证的用药规律及作用机制探讨[J].长春中医药大学学报,2023,39（4）:459-466.

[2]蒋健.郁证诊疗新体系的构建[J].中华中医药杂志,2023,38（1）:18-25.

第十三章　汗证

汗证是指阴阳失调，腠理不固，而致汗液外泄失常的病症，根据临床表现，有自汗、盗汗、脱汗、战汗、黄汗等。时时汗出，动则益甚为自汗；睡中汗出，醒来汗止为盗汗；大汗淋漓或汗出如油，肢冷息微为脱汗；恶寒战栗而汗出为战汗；汗出色黄为黄汗。本节主要讨论自汗与盗汗。《金匮要略·水气病脉证并治》首先记载盗汗的名称，并认为由虚劳所致者多。朱丹溪对自汗、盗汗的病理属性作了概述，认为自汗属气虚、血虚、湿、阳虚、痰；盗汗属血虚、阴虚。《景岳全书·汗证》对汗证作了系统的整理，认为一般情况下自汗属阳虚，盗汗属阴虚，但“自汗、盗汗各有阴阳之证，不得谓自汗必属阳虚，盗汗必属阴虚也。”《临证指南医案》对自汗、盗汗提出了治疗原则：“阳虚自汗，治宜补气以卫外；阴虚盗汗，治当补阴以营内。”《医林改错》认为瘀证也可致自盗汗，治宜活血化瘀，“竟有用补气、固表、滋阴、降火，服之不效，而反加重者，不知血瘀亦可令人自汗、盗汗，用血府逐瘀汤。”

自汗、盗汗作为症状，既可单独出现，也可伴见其他疾病过程中。本节讨论单独出现的自汗、盗汗；至于其他疾病所引起者，在治疗原发性疾病的基础上，可参照本节辨证论治。西医的甲亢、自主神经功能紊乱、风湿热、结核也可参照本节辨证论治。

一、病因病机

（一）病因

（1）久病体虚

素体不强，劳欲太过，以及多种慢性消耗性疾病，造成气、血、阴、阳亏损。气阳亏虚，则腠理不密，以致津液外泄；精气耗损，营阴不足，阴虚生内热，则逼液外泄。《素问·评热病论》云：“阴虚者，阳必凑之，故少气时热而汗出也。”

（2）邪热偏盛

多为湿热肝火素盛；或饮食不当，嗜食酒辣厚味，酿湿生热；或恼怒伤肝，木火升腾，以致邪热郁蒸，津液外泄为汗。湿热熏蒸肌表，则可为自汗。上蒸于头，则头汗出；旁达四末则为手足汗出。湿热久蕴，阴血已伤，则可为盗汗。《素问·举痛论》谓："炅则腠理开，荣卫通，汗大泄。"《七松岩集》曰："内热郁蒸，而津液外泄为汗。"

（二）病机

病机主要为阴阳偏盛偏衰，营卫失和，津液外泄为汗。汗是由津液化生而成。《灵枢·决气》说："腠理发泄，汗出溱溱，是谓津。"如气虚卫外失固，阳虚腠理不密；或阴血不足，虚热内扰，均可导致津液外泄为汗。但肝火、湿热等邪热内郁，亦能熏蒸津液，影响腠理开合，热迫汗泄。故阴阳失调，腠理不固，营卫失和，是汗液外泄失常导致自汗、盗汗的总病机。正如《三因方》说："人之气血，犹阴阳水火，平则宁，偏则病。阴虚阳必凑，故发热自汗，如水热自涌。阳虚阴必乘，故发厥自汗，如水溢自流。"

病理性质有虚实之分，但虚多实少，每可兼见或相互转化。自汗、盗汗火热亢盛夹邪者多属实证，阴阳不足者多属虚证。但以虚证为多，实证较少。由于阴阳互根，邪正消长，故自汗、盗汗可以相互兼见及转化，表现为阴阳虚实错杂。如邪热郁蒸，久则伤阴耗气，转为虚证；虚证亦可兼有火旺或湿热。虚证之间，如自汗日久可伤阴，盗汗久延则伤阳，以致出现气阴两虚或阴阳两虚之候。

二、诊断和鉴别诊断

（一）诊断

（1）不因外界环境的影响，在头面、颈胸或四肢、全身出汗者，昼间汗出浸浸，动则益甚为白汗；睡眠中汗出浸浸，醒后汗止为盗汗。

（2）除外其他疾病。查血沉、三碘甲腺原氨酸（T_3 ）、甲状腺素（T_4 ）、基础代谢，胸部X线摄片，痰涂片，做抗链球菌溶血素0试验抗"0"等检查，除外甲亢、肺结核、风湿热等。

（二）鉴别诊断

（1）脱汗：脱汗多在疾病危重时，为疾病危急的征象，主要表现大汗淋漓，汗出如珠，声低息微，精神疲惫，四肢厥冷，脉微欲绝或散大无力，又称绝汗。

（2）战汗：主要出现于急性热病过程中，是机体正气与病邪斗争，驱邪外出的一种防御措施，其特点是全身战栗，随之汗出。

（3）黄汗：黄汗是汗色发黄，染衣着色，因此和其他汗证较易鉴别。

（4）生理性汗出与病理性汗出：出汗为人体的生理现象。因外界气候、运动、饮食等生活环境等因素影响，稍有出汗，其人并无不适，此属正常现象，应与病理性汗出鉴别。

三、治疗

（一）内治法

肺卫不固：汗出恶风，稍劳汗出尤甚；体倦乏力，面色少华；易于感冒；苔薄白，脉细弱。治疗原则：益气固表。代表处方：玉屏风散。加减应用：（1）汗多者，加浮小麦，糯稻根、牡蛎，以固表敛汗。（2）气虚者，加党参、怀山药，大枣，以加强健脾益气。（3）舌红，脉细数者，加麦冬，五味子，以益阴敛汗。（4）气血不足，体质虚弱，症见汗出恶风，倦怠乏力，面色不华；舌质淡，脉弱者，可改用大补黄芪汤补益气血，以固表敛汗。（5）肢冷汗出者，加炮附片 10 克（先煎），以温阳益气。

营卫不和：汗出恶风；周身酸楚，时寒时热；半身或某局部出汗，苔薄白，脉缓。治疗原则：调和营卫。代表处方：桂枝汤。组成：白芍，桂枝、生甘草，生姜，大枣。加减应用：

（1）汗出多者，加龙骨、牡蛎，以固涩敛汗。（2）气虚者，加黄芪，五味子，以益气固表。（3）惊后汗出，心悸少寐者，加酸枣仁，远志，以安神。（4）骨节疼痛者，加威灵仙，羌活、独活，以通络止痛。（5）瘀血阻滞，症见心胸不适，舌质紫暗或有瘀点、瘀斑，脉弦或涩等症者，改用血府逐瘀汤，以理气活血，疏通营卫。

心血不足：自汗或盗汗；心悸少寐，神疲气短，面色不华；舌质淡，脉细。治疗原则：补血养心。代表处方：归脾汤。加减应用：（1）汗多者，加牡蛎，五味子，浮小麦，以收涩敛汗。（2）血虚甚者，加制首乌、枸杞子，熟地黄，以补益精血。（3）心悸少寐者，加灵芝、夜交藤、龙骨，以养血安神。

阴虚火旺：夜寐盗汗或有自汗；五心烦热，或兼午后潮热，两颧色红，口渴；舌红少苔，脉细数。治疗原则：滋阴降火。代表处方：当归六黄汤。组成：黄芪，当归、生地黄、熟地黄、黄连、黄芩、黄柏。加减应用：（1）血虚者，加制何首乌、黄精、枸杞子，以养血。（2）汗出多者，加浮小麦，牡蛎、糯稻根，以固涩敛汗。（3）潮热甚者，加秦艽、银柴胡、白薇，以清退虚热。（4）以阴虚为主，火热不甚者，改用麦味地黄丸补益肺肾，以滋阴清热。

邪热郁蒸：蒸蒸汗出，汗液多使衣服黄染；面赤烘热，烦躁；口苦，小便色黄；

舌苔薄黄，脉弦数。治疗原则：清肝泄热，化湿和营。代表处方：龙胆泻肝汤。加减应用：（1）若大便干结者，加生大黄（后下）、玄明粉（冲服），以泻热。（2）里热较甚，小便短赤者，加茵陈，以清解郁热。（3）湿热内蕴而热势不盛、面赤烘热、口苦等症不显著者，可改用四妙丸清热除湿。

（二）常用中成药

（1）大补阴丸：功能与主治：滋阴降火。用于阴虚火旺，潮热盗汗，咳嗽咯血，耳鸣遗精者。用法与用量：口服，大蜜丸每次 1 丸，每日 2 次；水蜜丸每次 6g，每日 2～3 次，空腹时姜盐汤或淡盐水送服。忌食辛辣食物。脾胃虚弱者不宜服用。

（2）六味地黄丸：功能与主治：滋阴补肾，兼益肝阴。用于肾阴亏损，头晕耳鸣，腰膝酸软，骨蒸潮热者。用法与用量：口服，大蜜丸每次 1 丸，小蜜丸每次 9g，水蜜丸每次 6g，每日 2 次，温开水送下。忌辛辣食物。急黄疫毒较盛，发热明显者及感冒者忌服。

（3）玉屏风口服液：功能与主治：益气，固表，止汗。用于表虚不固，自汗恶风，面色㿠白，或体虚易感风邪者。用法与用量：口服，每次 10ml，每日 3 次。

（4）知柏地黄丸：功能与主治：滋阴降火。主治阴虚火旺，潮热盗汗，口干咽痛，耳鸣遗精，小便短赤。用法与用量：口服，水蜜丸每次 6g，小蜜丸每次 9g，大蜜丸每次 1 丸，每日 2 次。

四、预防与调护

（1）汗出之时，腠理空虚，易于感受外邪，故当避风寒，以防感冒。

（2）汗出之后，应及时用毛巾将汗擦干。

（3）出汗多者，需经常更换内衣，并注意保持衣服、卧具干燥清洁。

（4）邪热或阴虚内热所致汗者，少饮酒，忌辛辣温热之品。

（5）加强体育锻炼，注意劳逸结合，避免思虑太过，提高身体素质。

（6）汗多而致脱证者，属急重之候，应及时采取抢救措施，并密切注意病情变化。

五、中西医结合最新研究进展

（1）从“五脏”论治冠心病患者汗证

汗证是冠心病患者常见的临床病症之一，明显影响患者的日常生活质量，且体液大量丢失会继发其他症状并加重病情。冠心病患者的汗证与心、肝、脾、肺、肾五脏密切相关。五脏功能失常皆可导致汗证，在疾病过程中，随个人体质、病程进展之不同，常有兼夹之证或证候转化。冠心病之汗证系于五脏，总责之于心，多为痰浊、血瘀痹阻心脉所致。谷依檬等[1]临证以五脏论治为纲领，提出“以通止汗”的创新性观点，以“化痰散瘀，补气摄津，散中有收”为主要治疗原则，方选半夏厚朴汤合血府逐瘀汤加减，同时善用理气、补气药，注意散中有收，固护正气，以达化痰散瘀、摄津止汗之效，取得较好的临床疗效。

（2）基于“汗为心之液”探讨调心法辨治汗证思路

汗为心之液，津血汗同源，汗液之排泄受心之调控，故调心亦可疗汗病也。刘梦君等[2]认为心气虚损而汗出者，当补心益气；心阳不振自汗者，当温固心阳；心血失养而汗不止寐不安者，当养血安神敛汗；病久致瘀而汗泄者，当活血化瘀通心脉；热迫汗出者，实者清之，虚者补之；若大汗暴脱者，当摄心急固为先。因五脏相关，法当整体内外同治。

参考文献：

[1]谷依檬,汤紫薇,王如梦，等.从“五脏”论治冠心病患者汗证举隅[J].中国中医基础医学杂志,2023,29（5）:829-832.

[2]刘梦君,吴宣瑱,范群丽，等.基于“汗为心之液”探讨调心法辨治汗证思路[J].江苏中医药,2022,54（10）:16-19.

下篇　常见病各论

第十四章　休克

第一节　心源性休克

心源性休克（cardiogenic shock）是指各种原因所致的以心脏泵血功能障碍为特征的急性组织灌注量不足而引起的临床综合征。心源性休克最常见的病因为急性心肌梗死。狭义上的心源性休克指的是发生于急性心肌梗死泵衰竭的严重阶段。广义上的心源性休克还包括其他原因，如充血性心力衰竭、急性心肌炎（包括细菌、病毒或其他微生物等感染）、围生期心肌病，大块肺梗死，乳头肌或腱索断裂、瓣叶穿孔，严重主动脉瓣或肺动脉瓣狭窄伴有轻度或中度心动过速，急性心脏压塞、张力性气胸、心房黏液瘤、严重二尖瓣或三尖瓣狭窄伴有轻度或中度心动过速和严重快速性心律失常等所致的休克。药物毒性作用（如多柔比星等）或不适当的药物应用（如钙通道阻滞剂和β受体阻滞剂等）等在一定的条件下也可导致休克的发生。

一、病因和发病机制

（一）现代医学对心源性休克病因和发病机制的认识

心源性休克多由急性心肌梗死、暴发性心肌炎及心脏手术等因素所致，其中以急性大面积心肌梗死、外科体外循环心内直视手术后最为常见，另外，严重心律失常，大面积肺梗死、急性瓣膜病；急性心脏压塞也是引起心源性休克的原因。因此，及时识别心源性休克，及时、有效的综合抢救可望增加患者生存的机会。

左心功能衰竭是引起心源性休克的最主要因素。此外，右心室、神经激素因素、炎症等均参与心源性休克的病理过程。由于心源性休克时大多数病理变化是可逆的。所以心源性休克患者经迅速、有效治疗后临床情况很快好转者，多数预后较好。

在各种原因，特别是急性心肌梗死造成的心源性休克时，均出现了严重的左心功能不全。这时心脏进入了一个恶性循环：低血压或组织低灌注使冠状动脉的灌注急剧减少。而冠状动脉灌注减少又使左心功能更趋恶化，使心排血量和冠状动脉的灌注更趋减少。在心源性休克时，左室射血分数（EF）可能重度或中度降低。当心源性休克纠正，临床情况好转，但左室 EF 并无明显改善，而且心源性休克时左室 EF 越低，患者的预后越差。左室舒张功能减退也可加重心源性休克。

右心功能不全可诱发或加重心源性休克。右心功能不全可使左室舒张期充盈减少，使心排血量减少。右心功能不全患者常出现右室舒张末期压力增高，常>2.67 kPa（20mmHg），增高的右室内压力可使室间隔向左室偏移，使左室舒张受限，左室舒张期充盈减少。左室几何形状的改变也可影响左室收缩功能。右心功能不全引起的心源性休克与左心功能不全引起的心源性休克具有相同的病死率。血管重建术对左心功能不全和右心功能不全引起的心源性休克同样有效。

（二）中医学对心源性休克病因病机的认识

（1）外因。感受六淫之邪、疫病温毒之气或其他一切可致厥脱的因素，导致津液大伤、阴脱阳衰、阴阳不能维系。

（2）内因。五志过极、七情内伤、忧伤恼怒或饮食劳倦等。按《黄帝内经》：“惊则气乱、恐则气下、怒则气上、思则气结，怒伤肝、喜伤心、思伤脾、悲伤肺、恐伤肾、饮食劳倦伤脾伤胃”，使得阴阳之气不相顺接。

（3）非内外因。跌打损伤、交通肇事、虫兽咬伤、意外事故等。

上述 3 种原因，如导致脏腑功能紊乱、气血津液失调，使得维持人体正常生命活动的阴阳之气严重障碍，便可发生厥脱。

二、诊断和鉴别诊断

（一）诊断

（1）既往史。有急性心肌梗死、急性心肌炎、原发或继发性心肌病、严重恶性心律失常、具有心肌毒性的药物中毒、急性心脏压塞以及心脏手术等病史。

（2）临床表现。早期患者烦躁不安、面色苍白，诉口干、出汗，但神志尚清；后逐渐出现表情淡漠、意识模糊、神志不清直至昏迷。

（3）查体。体检心率增快，常>120 次/min。收缩压<10.64kPa（80mmHg），脉压<2.67kPa（20mmHg），以后逐渐降低，严重时血压测不到。脉搏细弱，四肢厥冷，肢端发绀，皮肤出现花斑样改变。心音低钝，严重者呈单音律。尿量<17ml/h，甚至无尿。休克晚期出现广泛性皮肤、黏膜及内脏出血，即弥散性血管内凝血（DIC）的表现，以及多器官功能不全（MODS）。

（4）实验室检查。血流动力学监测提示心排血指数（CI）降低、左室舒张末压（LVEDP）升高等相应的血流动力学异常。

（二）鉴别诊断

（1）中医鉴别诊断

眩晕：眩晕有头晕目眩，视物旋转不定，甚则不能站立，耳鸣，但无神志异常的表现。与厥证突然昏倒，不省人事，迥然有别。

中风：中风以中、老年人为多见，素体常有肝阳亢盛。其中脏腑者，突然昏仆，并伴有口眼㖞斜、偏瘫等症，神昏时间较长，苏醒后有偏瘫、口眼㖞斜及失语等后遗症。厥证可发生于任何年龄，昏倒时间较短，醒后无后遗症。但血厥之实证重者可发展为中风。

痫症：痫病常有先天因素，以青少年为多见。痫病之病情重者，亦为突然昏仆，不省人事，但发作时间短暂，且发作时常伴有号叫、抽搐、口吐涎沫、两目上视、小便失禁等。常反复发作，每次症状均相类似，苏醒缓解后可如常人。此外还可做脑电图检查，以资鉴别。

昏迷：昏迷为多种疾病发展到一定阶段所出现的危重证候。一般来说，发生较为缓慢，有一个昏迷前的临床过程，先轻后重，由烦躁、嗜睡、谵语渐次发展，一旦昏迷后，持续时间一般较长，恢复较难，苏醒后原发病仍然存在。厥证常为突然发生，昏倒时间较短，常因情志刺激、饮食不节、劳倦过度、亡血失津导致发病。

（2）西医鉴别诊断

低血容量性休克：低血容量性休克的基本机制为循环容量的丢失，是由创伤性大出血、内脏破裂出血、感染、烧伤、呕吐、腹泻、利尿、大量抽腹水或胸腔积液等原因，使循环容量转移到体外，所致的水和电解质的丢失。

分布性休克：分布性休克的基本机制为血管收缩舒张调节功能异常，其中以体循环阻力正常或增高为主要表现者，主要是由于容量血管扩张、循环血量相对不足所致。可见于脊髓损伤或麻醉药物过量等；而以体循环阻力降低为主要表现者，主要由感染因素所致，导致血液重新分布，也就是临床上所称的感染性休克。

梗阻性休克：梗阻性休克的基本机制为血流的主要通道受阻，导致心排出量减少，氧输送量下降而引起循环灌注不良，组织缺血缺氧。根据梗阻部位的不同，对回心血量和心排出量分别产生影响。其中腔静脉的梗阻、肺动脉栓塞、张力性气胸、机械通气应用 PEEP 时使上腔静脉和下腔静脉受压、心瓣膜狭窄和心室流出道的梗阻（如主动脉夹层动脉瘤）等原因可以使心排出量下降。

三、治疗

（一）现代医学疗法

（1）一般治疗

纠正低氧血症：急性心肌梗死并发心源性休克时常有严重的低氧血症。低氧血症可使梗死范围扩大，心功能进一步受损。而且低氧血症使心绞痛不易缓解，并易诱发心律失常，因此需常规给氧，可用鼻导管或面罩给氧。如一般供氧措施不能使动脉血氧分压维持在60mmHg以上时，应考虑经鼻气管内插管，作辅助通气和正压供氧。PEEP除可有效地纠正低氧血症外，还可减少体静脉回流而有效降低左心室充盈压。

镇痛：急性心肌梗死心前区剧痛可加重患者的焦虑，刺激儿茶酚胺分泌，引起冠状动脉痉挛和心律失常，诱发或加重休克，宜用吗啡、哌替啶等止痛。下壁心肌梗死并心动过缓者，可改用哌替啶。吗啡5～10mg 皮下注射；或5%葡萄糖注射液9ml+吗啡10mg，取3～10ml，静脉推注。哌替啶50～100mg，肌内注射；或5%葡萄糖注射液10ml+哌替啶25mg，静脉滴注（慢）。

（2）药物治疗

① 补充血容量。心源性休克和血容量不足可以并存，可选用晶体液或胶体液适当补充血容量以获得最佳左心室充盈压，从而提高心排血量。但需要根据PCWP或CVP监测结果来决定输液量。PCWP在18mmHg或CVP在12cmH_2O以上时不应做扩容治疗，以免加重肺充血甚至造成肺水肿。PCWP<18mmHg或CVP<10cmH_2O，可试行扩容治疗，先于10min内试验性静注100ml液体后密切观察PCWP或CVP的变化，根据血压变化及血流动力学指标升高程度决定是否继续补液及补液量。如PCWP升高>18mmHg或CVP>10cmH_2O，而血压和心排血量改善不明显，应停止扩容治疗，以免诱发左心衰竭。下壁心肌梗死合并右心室梗死时，常出现低血压，扩容治疗是关键。若补液1000～2000ml后心排血量仍不增加，应静脉滴注正性肌力药。

下壁心肌梗死合并右心室梗死：生理盐水500ml或5%葡萄糖盐水注射液500ml，静脉滴注或羟乙基淀粉注射液（贺斯或万汶）250ml，静脉滴注{2g [33ml/（kg·d)]，约1500ml}右旋糖酐40注射液250ml，静脉滴注（每日不超过1000～1500ml）

② 血管活性药。① 肾上腺素能受体激动剂：肾上腺素能受体激动剂可激动α受体使周围小动脉收缩以提升血压，使冠状动脉灌注压提高，改善心肌灌流；还可激动β受体使心肌收缩力增强以增加心排血量。去甲肾上腺素的升压作用强于多巴

胺，增快心率的程度则较轻。当患者收缩压<70mmHg 时，首选去甲肾上腺素，剂量为 0.5～30μg/min，以达到迅速提高动脉压、增加冠状动脉灌注的目的。收缩压提高至 90mmHg 后可试改用多巴胺滴注，剂量为 5～15μg/(min·kg)。对收缩压>70mmHg、有休克症状和体征的患者，可首选多巴胺治疗。在应用多巴胺的过程中，假如剂量需>20μg/(min·kg)才能维持血压，则需改用或加用去甲肾上腺素。对收缩压>70mmHg 但无明显休克症状和体征的休克患者，可选用多巴酚丁胺。该药具有强大的β受体激动作用而无α受体激动作用，能显著提高心排血量，但升压作用较弱，剂量为 2～20μg/（min·kg）。多巴酚丁胺可与多巴胺合用。多巴酚丁胺无明显升压作用，在低血压时不能单用。使用以上药物时需密切监测心电图、动脉压和肺动脉舒张末压，并定期测定心排血量。治疗有效时动脉压上升，心排血量增加，肺动脉压可轻度降低，心率则常增加。以后随休克改善，心率反可较用药前减慢。监测过程中如发现收缩压已超过 130mmHg，心率较用药前明显增快，出现室性心律失常，或 ST 段改变程度加重，均需减少剂量。

多巴胺注射液 200mg 加入生理盐水或 5%葡萄糖注射液 50ml 静脉泵入[10μg/（min·kg），根据血压调整滴注速度]。去甲肾上腺素 2mg 加入生理盐水 250ml 或 5%葡萄糖注射液 250ml，静脉滴注[0.5～30μg/min，可根据血压调整滴速]。多巴酚丁胺注射液 100mg 加入生理盐水或 5%葡萄糖注射液 50ml 静脉泵入[2～20μg/（min·kg）]。② 血管扩张药：急性心肌梗死并发心源性休克低血压时不宜单用血管扩张药，以免加重血压下降，损害冠脉循环。当应用肾上腺素能受体激动剂将血压提高至 100mmHg 以上时，可加用血管扩张药，起到以下作用：a.减少静脉回流使肺充血或肺水肿减轻，左心室充盈压下降。b.周围血管阻力降低使心排血量增加，心脏做功减轻。c.上述作用使心肌耗氧量降低，使心肌缺血改善。最常用的血管扩张药依然是硝酸甘油和硝普钠。两药比较，硝酸甘油有扩张心外膜冠状动脉、改善心肌缺血的优点，而硝普钠舒张外周血管的作用更为强大。两药的剂量接近。硝酸甘油注射液 10mg 加入生理盐水或 5%葡萄糖注射液 50ml 静脉泵入（5～10μg/min，每 5min 左右增加 5～10μg/min，直到出现良好的效应）硝普钠注射液 25mg 加入生理盐水或 5%葡萄糖注射液 50ml 静脉泵入（5～10μg/min，每 5min 左右增加 5～10μg/min，直到出现良好的效应）

（3）介入治疗

血运重建。对 STEMI 合并心源性休克患者不论发病时间也不论是否曾溶栓治疗，均应紧急行冠状动脉造影，若病变适宜，立即直接 PCI，建议处理所有主要血管的严重病变，达到完全血管重建；药物治疗后血流动力学不能迅速稳定者应用主动脉内球囊反搏支持。

主动脉内球囊反搏（intra-aortic balloon counter-pulsation,IABP）可提高舒张期主动脉弓（冠状动脉灌注）压，增加心肌血供，降低收缩期主动脉内压，进而降低心室后负荷并提高射血分数，稳定血流动力学状态，为患者有机会接受进一步治疗（血运重建或外科手术）创造条件，是心源性休克有效的支持性治疗措施之一。但 IABP 本身并不能逆转心源性休克，只是一种暂时性的支持装置，目前仅用于极有可能从心脏损害中恢复的患者，并推荐在休克发生后尽早应用。IABP 禁用于主动脉夹层及主动脉瓣关闭不全者。

（4）外科手术

紧急手术治疗对有机械并发症的患者大多数有效。对严重瓣膜关闭不全或狭窄伴有心源性休克的患者进行急性瓣膜替换术，可使患者的心脏功能得到迅速恢复。冠状动脉旁路移植术可使因严重冠状动脉病变致急性心肌梗死并发心源性休克者取得较好的临床疗效。

（5）溶栓治疗

在冠状动脉内血栓的形成是急性心肌梗死患者的主要成因，因此，发生梗死后早期应用溶栓药物溶解冠状动脉内的血栓，使梗死部位再通，实现再灌注，从而使梗死面积缩小，部分心肌功能恢复，心脏泵血功能改善。国内外已广泛采用了在急性心肌梗死的早期进行有效的溶栓治疗。在理论上溶栓有利于心源性休克的治疗，但最近的研究表明，单纯的链激酶（SK）治疗心功能Ⅳ级的急性心肌梗死的患者并不能提高生存率，病死率高达 70%，认为溶栓治疗对急性心肌梗死伴有心源性休克效果尚不肯定。可能的原因是虽然恢复了冠状动脉的血流，但由于心排血量低，仍然不能使受损的心肌得到足够的血液供给，还可能造成后期介入治疗的出血危险，并可加速急性心肌梗死后的机械损伤。

（二）中医疗法

（1）内治法

① 热厥

主症：初起身热，继则壮热烦渴，烦躁不宁，畏热喜凉，唇干舌燥，四肢逆冷，甚则神昏抽搐，谵语。次症：头痛，大便干结，小便短赤，舌质红绛，苔黄腻粗糙。

治法：泄热解毒，生津救厥。处方：白虎汤加减，阳明腑实者宜用大承气汤。急性危急时，可先鼻饲紫雪丹、至宝丹或安宫牛黄丸。石膏、知母、粳米、炙甘草。水煎服，日一剂。另：5%葡萄糖注射液或生理盐水 100～250ml+生脉注射液 50ml，静脉滴注。

② 寒厥

主症：四肢厥冷，面色苍白，畏寒喜热。次症：汗多，不渴，下利清谷，舌淡，脉沉微不数。治法：回阳救逆。处方：四逆汤加减。炮附片（先煎）、干姜、炙甘草，水煎服，日一剂。另：5%葡萄糖注射液或生理盐水 100～250ml+参附注射液 30～50ml，静脉滴注。

③ 血脱

主症：眩晕，甚则昏聩，面色苍白，四肢厥冷。次症：汗出，心悸，烦躁，舌质淡，脉细数。治法：摄血固脱。处方：先用独参汤灌服，当脱回神苏后，根据病因、病机、症候，随症续用补益气血的方药调治，如独参汤合当归补血汤或人参养营汤等。人参水煎成浓汁服下。另：5%葡萄糖注射液或生理盐水 100～250ml+生脉注射液 50ml，静脉滴注。5%葡萄糖注射液或生理盐水 100～250ml+参附注射液 30～50ml，静脉滴注。

④ 气脱

主症：猝然昏仆，神志不清，面色白，口唇发绀。次症：胸闷，气憋，呼吸微弱，汗出肢冷，舌质淡，脉微细欲绝。治法：补气固脱。处方：独参汤或参附汤，如气津两伤可用生脉散。人参水煎成浓汁服下。或人参 15g，炮附片 9g（先煎）。水煎服。另：5%葡萄糖注射液或生理盐水 100～250ml+生脉注射液 50ml，静脉滴注。

（2）针灸治疗

针灸治疗对于厥脱的抢救有着十分重要的意义。

实证：针刺人中、涌泉，十宣放血，手法要强。一般十宣放血三指即可收效。最好先刺中指，男左女右，效果更佳。

脱证：用灸法，如百会、神阙、关元、足三里等。

四、预防与调护

厥脱缓解后，固本摄生是非常重要的，可以从扶正补虚，精神疗法，运动锻炼，饮食调养，生活起居五个方面进行：① 扶正补虚。虚，既是导致疾病的内因，又是引起厥脱证的主因，防治厥脱证，不但要着眼于早期的防治，更重要的是要立足于原发病早期的治疗。因为厥脱是由“阴阳之气不相顺接”所造成的阴阳失调，明阳失调的根本是心气虚衰、肺气虚弱、肾气亏损、阳明脉损、肝阴不足等五脏虚衰所造成。所以，调理脾胃和心肾最为重要。② 精神疗法。厥脱后七情主要表现在有过之与不及，厥脱后七情的调理主要是练形、练神。就是说人能保持神志安宁，性情舒畅，即能少生疾病。③ 运动锻炼。现代医学认为生命在于运动。运动可以提高身体新陈代谢，使各器官充满活力，特别是对心血管系统可以促进血液循环，对呼吸系统可以改善肺活量，提高肺功能，对消化系统能使胃肠道分泌和运动增强，从而促进食欲，提高消化和吸收的能力。④ 饮食调养。厥脱病后真气耗损五脏衰弱，全靠饮食以生气血。凡病后体虚宜先以食治，食治和药治同时进行，可收良效。从中医的四气、五味理论来分析，食物与体质也有寒热温凉的不同，如热病、热体，宜多食凉性食物，反之寒体、寒病宜多食热性食物。厥脱缓解后。因热病伤阴，精津亏损，肝肾阴虚宜多食清淡微凉，味甘性平之品，应用食补法要取效。⑤ 生活起居。主要指作息，也包括指平时对生活细节的安排在内，厥脱缓解后的生活起在主要指妥善处理好休养期的生活各个方面，避免意外的再伤害、再复发。

五、中西医结合最新研究进展

（1）参附注射液对心肌梗死急性期并发心源性休克（阳脱证）的疗效观察

宋苏沛等[1]对参附注射液对心肌梗死急性期并发心源性休克（阳脱证）的临床疗效进行了研究。将 60 例心肌梗死急性期并发心源性休克（阳脱证）患者随机分为对照组与观察组各 30 例。对照组予气管插管、呼吸机支持通气、抗凝、抗血小板、稳定斑块、扩张冠脉、维持循环、稳定内环境、肠内营养支持等治疗。观察组在对照组治疗的基础上，采用参附注射液 100mL 加入 5%葡萄糖注射液 250 mL 或 0.9%氯化钠注射液 250 mL 静脉滴注，每日 1 次。两组连续治疗 7d。比较两组患者治疗前后 APACHEⅡ评分、中医证候积分变化心率（HR）、平均动脉压（MAP）、中心静脉压（CVP）及乳酸（Lac）的变化、心指数（CI）、每搏输出量指数（SVI）、全身血管阻力指数（SVRI）、血管外肺水指数（ELWI）指标变化。两组患者治疗后，APACHEⅡ评分较前下降（$P<0.01$），观察组患者在治疗 3、5、7d 后的 APACHEⅡ评分低于对照组（$P<0.05$）；两组患者在治疗后 3d 和治疗后 7d 的中医证候积分较治疗前均下降（$P<0.01$），观察组患者在治疗后 3d 和治疗后 7d 的中医证候积分低于对照组（$P<0.05$ 或 $P<0.01$）；在治疗 12h 后，两组患者的 MAP 较前升高，Lac 较前下降（$P<0.05$ 或 $P<0.01$），在治疗 3d 后，两组患者的 HR 和 CVP 较前下降（$P<0.01$），与对照组

相比，观察组患者在治疗 3d 后的 CVP 和 Lac 低于对照组（$P<0.05$）；两组患者用药后的 CI 和 SVI 较用药前有所升高（$P<0.01$），SVRI 和 ELWI 较治疗前下降（$P<0.01$），观察组治疗 3d 时的 SVI 高于对照组，SVRI 低于对照组（$P<0.05$），治疗后 5d 的 CI 和 SVI 高于对照组，ELWI 低于对照组（$P<0.05$ 或 $P<0.01$）。总之，参附注射液用于治疗急性心肌梗死所致心源性休克（阳脱证）可以降低中医证候积分，增强心功能，降低外周血管阻力，减轻血管外肺水，改善组织灌注。

(2)破格救心汤加减治疗急性心肌梗死 PCI 术后伴心源性休克疗效及对血清指标的影响

卓道勤等[2]观察参附注射液对急性心肌梗死心源性休克血流动力学的影响，探讨参附注射液治疗急性心肌梗死并心源性休克的作用机制。选择急性心肌梗死心源性休克患者 47 例，随机分为观察组和对照组，所有入选病例予以补液扩容、机械通气等常规治疗及多巴胺注射液经静脉泵入，将平均动脉压（MAP）维持于 65 mmHg 以上后，经颈内静脉或锁骨下静脉放置右心 Swan-Ganz 导管，监测观察组和对照组 24h 后的血流动力学指标以及多巴胺剂量，记录抢救成功率。观察组在治疗 24h 后的抢救成功率以及血流动力学参数明显优于对照组，均具有统计学意义（$P<0.05$）。因此，认为参附注射液在治疗急性心肌梗死心源性休克与多巴胺同时使用，能够显著提高急性心肌梗死心源性休克的抢救成功率，参附注射液联合多巴胺治疗急性心肌梗死心源性休克有良好的中西医结合优势。

参考文献：

[1]宋苏沛,薛明,周文博.参附注射液对心肌梗死急性期并发心源性休克（阳脱证）的疗效观察[J].中国中医急症,2022,31（7）:1248-1250.

[2]卓道勤,闵磊,张丹阳等.参附注射液对急性心肌梗死并心源性休克患者血流动力学干预作用的观察[J].中国中医药科技,2018,25（3）:381-382.

第二节　低血容量性休克

低血容量性休克（shock）是指各种原因引起的循环容量丢失而导致的有效循环血量与心排血量减少、组织灌注不足、细胞代谢紊乱和功能受损的病理生理过程。

病因包括出血性（消化道出血；脾破裂出血；肝破裂出血；大血管破裂出血；支气管、肺大出血；泌尿生殖系统出血；各种严重外伤或手术损伤大血管等）和非出血性（严重呕吐、腹泻等经胃肠道丢失；烧伤等经皮肤丢失；肾脏丢失如过度利尿、糖尿病等引起的渗透性利尿、尿崩症和失盐性肾病等引起的多尿；容量转移至第三间隙如肝硬化等引起的大量腹水、大量胸腔积液、腹膜炎、出血坏死性胰腺炎、过敏和肾病综合征等引起的严重水肿）两大类。低血容量性休克的主要死因是组织低灌注以及大出血、感染和再灌注损伤等原因导致的多器官功能障碍综合征（MODS）。低血容量性休克的主要病理生理改变是有效循环血容量急剧减少，导致组织低灌注、无氧代谢增加、乳酸性酸中毒、再灌注损伤以及内毒素移位，最终导致 MODS。低血容量性休克的最终结局自始至终与组织灌注相关，因此，提高其救治成功率的关键在于尽早去除休克病因的同时，尽快恢复有效的组织灌注，以改善组织细胞的氧供，重建氧的供需平衡和恢复正常的细胞功能。

一、病因和发病机制

低血容量休克的循环容量丢失包括显性丢失和非显性丢失。显性丢失是指循环容量丢失至体外，失血是典型的显性丢失，如创伤、外科大手术的失血、消化道溃疡、食管静脉曲张破裂及产后大出血等疾病引起的急性大失血等。显性丢失也可以由呕吐、腹泻、脱水、利尿等原因所致。非显性容量丢失是指循环容量丢失到循环系统之外，主要为循环容量的血管外渗出或循环容量进入体腔内以及其他方式的不显性体外丢失。

二、诊断

（一）诊断

临床表现：低血容量性休克的主要表现为中心静脉压（CVP）降低、回心血量减少、心排血量下降所造成的低血压，经神经内分泌机制引起的外周血管收缩、血管阻力增加和心率加快，以及由微循环障碍造成的各种组织器官功能不全和病变。(1）头晕，面色苍白，出冷汗，肢端湿冷。（2）烦躁不安或表情淡漠，严重者昏厥，甚至昏迷。（3）脉搏细速，血压下降，呼吸急促，发绀。（4）尿少，甚至无尿。

诊断依据：（1）继发于体内外急性大量失血或体液丢失，或有液体（水）严重摄入不足史。（2）有口渴、兴奋、烦躁不安，进而出现神情淡漠，神志模糊甚至昏迷等。（3）表浅静脉萎陷，肤色苍白至发绀，呼吸浅快。（4）脉搏细速，皮肤湿冷，体温下降。（5）收缩压低于 90～80 mmHg，或高血压者血压下降 20%以上，毛细血管充盈时间延长，尿量减少（尿量<30 ml/h）。（6）CVP<5mmHg 和（或）肺动脉楔压（PAWP）<8 mmHg。（7）近年来发现，氧代谢与组织灌注指标对低血容量性休克早期诊断有重要参考价值。

三、治疗

（一）现代医学疗法

（1）基本治疗

① 维持生命体征平稳。严重休克患者应安置在 ICU 内监护救治，患者采取休克体位（头和躯干抬高 20～30°、下肢抬高 15～20°），以增加回心血量。及早建立两条静脉通路，维持血压，早期给予吸氧，保持气道通畅。气道通畅是通气和给氧的基本条件，应予以切实保证。对有严重休克和循环衰竭的患者，还应该进行气管插管，并给予机械通气。

② 密切监测病情。观察生命体征、神志、尿量等变化，监测重要生命器官的功能。注意有无出血倾向，快速补液时有无肺水肿及心力衰竭的表现。

（2）药物治疗

液体复苏：① 晶体液：液体复苏治疗常用的晶体液为生理盐水和乳酸林格液。在一般情况下，输注晶体液后会进行血管内外再分布，约有 25%存留在血管内，而其余 75%则分布于血管外间隙。因此，低血容量休克时若以大量晶体液进行复苏，可以引起血浆蛋白的稀释及胶体渗透压的下降，同时出现组织水肿。② 胶体液：临床上低血容量休克复苏治疗中应用的胶体液主要有羟乙基淀粉和白蛋白。羟乙基淀粉（HES）：是人工合成的胶体溶液，不同类型制剂的主要成分是不同分子质量的直链淀粉，最常用的为 6%的 HES 氯化钠溶液，其渗透压约为 773.4kPa。输注 1L 羟乙基淀粉能够使循环血容量增加 700～1000ml。白蛋白：是一种天然的血浆蛋白质，在正常人体构成了血浆胶体渗透压的 75%～80%，作为天然胶体，白蛋白构成正常血浆中维持血容量与胶体渗透压的主要成分，因此，在容量复苏过程中常被选择用于液体复苏。但白蛋白价格昂贵，并有传播血源性疾病的潜在风险。③ 复苏治疗时液体的选择：胶体溶液和晶体溶液的主要区别在于胶体溶液具有一定的胶体渗透压，胶体溶液和晶体溶液的体内分布也明显不同。但到目前，尚无足够的证据表明晶体液与胶体液用于低血容量休克液体复苏的疗效与安全性方面有明显差异。

输血治疗：输血及输注血制品在低血容量休克中应用广泛。失血性休克时，丧失的主要是血液，但在补充血液、容量的同时，并非需要全部补充血细胞成分，也应考虑到凝血因子的补充。同时，应该认识到，输血也可能带来的一些不良反应，甚至严重并发症。① 浓缩红细胞：为保证组织的氧供，血红蛋白降至 70g/L 时应考虑输血。对于有活动性出血的患者、老年人及有心肌梗死风险者，血红蛋白保持在较高水平更为合理。无活动性出血的患者每输注 1U（200 ml 全血）的红细胞其血红蛋白升高约 10 g/L，血细胞比容升高约 3%。② 血小板：血小板输注主要适用于血小板数量减少或功能异常伴有出血倾向的患者。血小板计数<50×109/L，或确定血小板功能低下，可考虑输注血小板。对大量输血后并发凝血异常的患者联合输注血小板和冷沉淀可显著改善止血效果。③ 新鲜冰冻血浆：输注新鲜冰冻血浆的目的是补充凝血因子的不足，新鲜冰冻血浆含有纤维蛋白原与其他凝血因子。有研究表明，多数失血性休克患者在抢救过程中纠正了酸中毒和低体温后，凝血功能仍难以得到纠正。因此，应在早期积极改善凝血功能。大量失血时，在输注红细胞的同时应注意使用新鲜冰冻血浆。④ 冷沉淀：内含凝血因子Ⅴ、Ⅷ、Ⅻ、纤维蛋白原等，适用于特定凝血因子缺乏所引起的疾病、肝移植围手术期，以及肝硬化、食管静脉曲张等出血。对大量输血后并发凝血异常的患者，及时输注冷沉淀可提高血循环中凝血因子及纤维蛋白原等凝血物质的含量，缩短凝血时间、纠正凝血异常。

血管活性药与正性肌力药：

多巴胺：1～3μg/（kg·min）时主要作用于脑、肾和肠系膜血管，使血管扩张，增加尿量；2～10μg/（kg·min）时主要作用于β受体，通过增强心肌收缩力而增加心排血量，同时也增加心肌氧耗；高于 10μg/（kg·min）时以兴奋α受体为主，收缩血管。

多巴酚丁胺：作为$β_1$、$β_2$受体激动剂可使心肌收缩力增强，同时使血管扩张和减少后负荷。如果低血容量休克患者进行充分液体复苏后仍然存在低心排血量，应使用多巴酚丁胺增加心排血量。若同时存在低血压可以考虑联合使用血管活性药。

去甲肾上腺素、肾上腺素和去氧肾上腺素（去氧肾上腺素）：仅用于难治性休克，其主要效应是增加外周阻力来提高血压，同时也不同程度地收缩冠状动脉，可能加重心肌缺血。

酸中毒：低血容量休克时有效循环量减少可导致组织灌注不足，产生代谢性酸中毒，其严重程度与创伤的严重性及休克持续时间相关。纠正代谢性酸中毒，强调积极病因处理，不主张常规使用碳酸氢钠，碳酸氢钠只用于紧急情况或 pH<7.20。

肠黏膜屏障功能的保护：肠道是应激的中心器官，肠黏膜的缺血再灌注损伤是休克与创伤病理生理发展的不利因素。保护肠黏膜屏障功能，减少细菌与毒素易位，是低血容量休克治疗和研究工作的重要内容。

体温控制：严重低血容量休克常伴有顽固性低体温、严重酸中毒、凝血障碍。失血性休克合并低体温是疾病严重的一种临床征象，应及时复温，维持体温正常。

（二）中医疗法

中医疗法同“心源性休克”。

四、预防与调护

（1）加强锻炼，增强体质。

（2）陶冶情志，避免剧烈精神刺激。

（3）暑热天应避暑、降温。神志不清或烦躁者，床边应有专人看护，防止意外伤害。

（4）注意饮食调理，少吃辛辣肥甘，不暴饮暴食。

（5）休克发生时患者应平卧，注意保温和安静，密切观察血压、脉搏、呼吸。

第三节　脓毒症休克

脓毒症休克亦称感染性休克，为各种病原微生物严重感染及其毒素（尤其是革兰阴性杆菌内毒素）所致，以全身炎性反应综合征（systemic inflammation response syndrome，SIRS）、低血压及组织器官灌注不良为特征。常见病原体：① 革兰阴性杆菌如大肠杆菌、铜绿假单胞菌、痢疾杆菌、变形杆菌等；② 革兰阳性球菌如金黄色葡萄球菌、肺炎球菌等；③ 病毒或其他微生物如乙型脑炎病毒、出血热病毒、衣原体、立克次体等。

临床上常根据血流动力学特点将脓毒症休克分为低排高阻型（冷休克）和高排低阻型（暖休克）。

一、病因和发病机制

有效循环血量的减少和组织灌流量的严重不足是各种原因休克发生的共同基础。由感染引起的休克，其导致有效循环血量减少的原因可以有 3 种：① 由全血量的绝对减少引起的休克，即低血容量休克，例如霍乱、肠炎患者的大量失液，以及高热状态下液体入量不足等。② 由于心脏泵血功能衰竭，心排血量急剧下降，使有效循环血量和微循环灌流量下降而引起休克，即心源性休克。感染状态下极少发生纯粹的心源性休克，但感染性休克抢救过程中绝对不能忽略心源性因素的存在，感染并发心肌炎、心功能障碍是常见现象。近年来还注意到过度机械通气可以引起胸膜腔内压过高，继而导致心排血量减少。③ 以外周血管扩张和血容量扩大，以及大量血液淤滞在微、小血管内为起始环节的有效循环血量急剧下降，称血管源性休克（也称 maldistributive shock）。各种病原体感染所致休克一般以全身性急性微循环障碍为特征的分布异常性休克为主。

（一）病原体和诱因

感染性休克是微生物因子和宿主防御功能相互作用的结果，微生物的数量和毒力、机体的内环境、免疫应答的调控等都是决定感染性休克发生、发展的关键因素。常见致病菌为革兰阴性细菌，如肠杆菌科细菌（大肠埃希菌、克雷伯菌、肠杆菌等）、不发酵杆菌（假单胞菌、不动杆菌属等）、类杆菌、脑膜炎奈瑟菌等，革兰阳性菌如葡萄球菌、链球菌、肺炎链球菌、梭状芽孢杆菌，真菌、寄生虫、立克次体和某些病毒性疾病，如流行性出血热，其病程中也易发生休克。

原有慢性基础疾病，如肝硬化、糖尿病、恶性肿瘤、免疫功能不全、烧伤、器官移植，以及长期接受糖皮质激素治疗，应用抗代谢药物、细胞毒类药物和放疗，某些医疗操作如留置动、静脉导管，导尿管者可诱发感染性休克。因此，本综合征常见于医院内感染患者，新生儿、分娩妇女、老年人及手术后患者尤易发生。随着临床治疗的进步，如大量应用广谱强效抗生素、血管介入性治疗、肿瘤性疾病化疗，以及器官移植等，反而使感染性休克发生率逐年增加，其病死率仍高达 50%。

（二）发病机制

感染先引起 SIRS，如病原体及其毒素进入血流则在败血症基础上发展到脓毒症（sepsis），此时常伴有明显的低血压，称为脓毒症休克（septic shock），即败血性休克。这种休克是由多种细胞因子、炎症因子等体液因子参与的，因微循环障碍和血流动力学异常而导致组织灌流量不足。

（1）微循环障碍和血流动力学改变

从微循环障碍的观点看，典型的感染性休克在其发生、发展过程中，微血管容积的变化可经历微血管痉挛、扩张和麻痹 3 个阶段。① 缺血缺氧期（休克早期）：此期微循环改变的特点为：除心、脑血管扩张外，皮肤及内脏（尤其是腹腔脏器）

微血管收缩，微循环灌注减少，毛细血管网缺血缺氧，其中流体静水压降低，组织间液通过毛细血管进入微循环，使毛细血管网得到部分充盈（所谓自身输液）。② 淤血缺血期（休克进展期）：此期的特点是无氧代谢产物（乳酸）增多，肥大细胞的组胺释放和缓激肽形成增多，使微动脉及毛细血管前括约肌对儿茶酚胺的敏感性降低而舒张，毛细血管开放，而微静脉端仍然持续收缩，加上白细胞附壁黏着、嵌塞，致使血流出道阻力增大，微循环内血灌而不流，血液淤滞，毛细血管内流体静压增高，通透性增加，血浆外渗，血液浓缩，有效循环血量更进一步减少，回心血量更加降低，血压明显下降。缺氧和酸中毒更明显，氧自由基生成增多，引起广泛的细胞损伤。③ 微循环衰竭期（休克晚期）：血液不断浓缩，血细胞聚集，血液黏滞性增高，而且因血管内皮损伤等原因可致凝血系统激活而引起DIC，微血管床堵塞，灌流更加减少、出血等，心排血量和血压进行性降低，血管平滑肌摄钙能力减弱，平滑肌张力降低，且对各种血管活性药不起反应，导致多器官功能衰竭，休克难逆转。

根据血流动力学的改变，感染性休克可分为高动力型休克（高排低阻型，亦称暖休克）和低动力型休克（低排高阻型，亦称冷休克），前者如不及时纠正，最终发展为低动力型休克。高动力型休克的发生可能与组胺、缓激肽的释放相关；动静脉短路开放（β_2受体过度兴奋），构成微循环的非营养性血流通道，血液经短路回心，使回心血量及心排血量可正常甚或增加，而内脏微循环（营养性血流）则减少。低动力型休克的发生已公认与α受体兴奋有关。

（2）细胞因子、炎症因子等体液因子的参与

感染因素（细菌及其毒素等）刺激单核巨噬细胞和内皮细胞产生和释放TNFα、IL-1等炎症因子。休克是由多种体液因子参与下发生的一种病理生理过程。在休克发生发展的不同时期可能有一些不同的体液因子起主要作用，至今未能明确可贯穿休克全过程的体液因子。在脓毒症休克早期，TNFα、IL-1和肾上腺髓质素（adrenomedullin, ADM）等起主要作用。TNFα、IL-1不仅对组织细胞具有损伤作用，且能诱导其他细胞产生IL-6、IL-8、NO等炎症介质，后者又可诱导组织细胞产生下一级炎症介质，同时又反过来刺激单核巨噬细胞进一步增加TNFα、IL-1的产生，形成恶性循环，导致细胞因子的数量不断增加，使炎症反应不断扩大而出现过度的炎症反应，产生SIRS。ADM有强力的血管扩张作用，因此部分病例早期呈高动力型休克；在休克后期或晚期，ADM产生甚少而高迁移族蛋白1（high mobility group box 1 protein,HMGB1）生成增多，它促进炎症因子的再度释放，引起广泛内皮细胞功能障碍，导致低排高阻型休克。

在休克中起很大作用的或研究得比较成熟的炎症因子中，早被重视的有组胺、补体、激肽等，以后有 TNFα、IL-1、心肌抑制因子（MDF）、血小板活化因子（PAF）、氧自由基和一氧化氮（NO）等。这些因子各有多种效应，参与了休克发展的多个环节，组成复杂的相互影响的致病性和调控性网络。其中肿瘤坏死因子（TNF）的各种效应研究较充分，它可直接作用于血管内皮细胞，又使其释放一氧化氮，以及通过炎症细胞释放致炎因子，从而使血管扩张，血浆外渗，血量下降，造成持续低血压和组织血液灌流量不足。给内毒素休克动物预先输注 TNF 单克隆抗体（TNFMAb），能够减轻组织病理改变，降低病死率。由此曾设计试用 TNFα 的单抗来干预临床患者的休克过程，但未获临床效果。

（3）肠屏障功能损伤

肠腔内有很多细菌及其内毒素，健康状况下肠黏膜上皮细胞是重要的局部屏障，可有效阻止细菌及其内毒素进入血液循环。在感染、手术、创伤、营养障碍、休克等情况下有很多因素促使肠屏障功能损伤。感染初期伴发的低血容量性休克，如不及时纠正，可引起肠系膜小血管收缩和肠壁缺血缺氧，使肠上皮细胞功能受损和细胞凋亡。肠屏障功能损伤则肠内细菌可侵入肠外组织，称为细菌易位（bacterial translocation），由此继发肠源性感染，益发使感染等病情复杂化。如内毒素进入门静脉可促使肝脏巨噬细胞（库普弗细胞）因子和炎症介质多生，加重 SIRS 而演变成脓毒症，并发脓毒症休克。

（4）代谢改变和细胞损伤

在休克应激情况下，糖原、脂肪和蛋白分解代谢亢进，合成减少。表现为一过性高血糖和糖尿，血中游离脂肪酸和三酰甘油增加；血浆氨基酸含量增高，尿氮排泄增多，呈现负氮平衡。随着休克进展，糖源耗竭，血糖降低，胰岛素分泌减少，胰高血糖素则分泌增加。由于微循环灌流减少，能量和营养物质供应不足，细胞代谢紊乱，导致细胞损伤和脏器功能障碍。

二、诊断和鉴别诊断

（一）诊断要点

（1）临床表现

全身性炎症反应：① 体温>38℃或<36℃（见于老年、体弱或免疫功能低下者）；

② 心动过速（心率>90 次/min）;③ 呼吸频率>20 次/min; ④ 外周血白细胞计数>12×10^9/L 或<4×10^9/L，或未成熟细胞>10%。符合其中 2 条以上者即可确认。

与原发感染有关的症状和体征：如肺炎患者常有咳嗽、咳痰、呼吸困难，肺部有实变体征和湿性啰音；尿路感染者可有腰痛及膀胱刺激征；腹腔感染者有腹膜刺激征等。有些患者，特别是老年、体弱或免疫功能低下者可无局部症状和体征。

（2）临床分型

① 低排高阻型。见于革兰阴性菌引起的休克，血流动力学特点为心排血量降低，外周血管阻力增高，血压下降。

其发生与内毒素兴奋交感神经系统，促进血小板、白细胞释放生物活性物质，损伤血管内皮，激活凝血因子，增加激肽释放等因素有关。

② 高排低阻型。见于少数脓毒症休克初期或由革兰阳性菌所致的脓毒症休克，血流动力学特点为心排血量正常或增高，外周血管阻力降低，血压下降。其发生与儿茶酚胺作用于β受体使微循环中动-静脉分流增加、炎症区扩血管物质释放以及毒素影响组织细胞线粒体有氧代谢功能有关。本型休克持续时间较短，若不及时纠正，将发展为冷休克。

（3）诊断标准

① 临床上有明确或高度可疑的感染灶。

② 伴有下列某些征象，至少满足以下 3～5 项异常的指标。

一般指标：a. 发热（体温>38℃）。b. 低体温（体温<36℃）。c. 心率>90 次/min。d. 气促，呼吸>30 次/min。e. 意识改变。f. 明显水肿或液体正平衡（>20ml/kg 超过 24h）。g. 高糖血症（血糖>6.7mmol/L）而无糖尿病史。

炎症反应参数：a. 白细胞增多（白细胞计数>12×10^9/L）。b. 白细胞减少（白细胞计数<4×10^9/L）。c. 白细胞计数正常，但杆状核细胞>10%。d. 血浆 C 反应蛋白>正常值+2 个标准差。e. 前降钙素>正常值+2 个标准差。

血流动力学参数：a. 低血压（收缩压<90mmHg，平均动脉压<70mmHg，或成人收缩压下降>40mmHg）。b. 混合静脉血氧饱和度>0.70。c. 心排指数>3.5L/（min·m^2）。

器官功能障碍指标：a. 低氧血症（PaO_2 /FiO_2 <300）。b. 急性少尿（尿量<0.5ml/（kg·h）或 45mmol/L 的渗透浓度至少 2h）。c. 肌酐增加>5mg/L。d. 凝血异常（国际标准化比率>1.5 或活化部分凝血活酶时间>60s）。e. 腹胀（肠鸣音消失）。f. 血小板减少症（血小板计数<100×10^9/L）。g. 高胆红素血症（总胆红素>40mg/L 或

70mmol/L）。

组织灌流参数：a.高乳酸血症（>4mmol/L）。b.毛细血管再充盈时间延长或皮肤出现花斑。

③ 血培养常发现有致病菌生长。

（4）辅助检查及实验室检查

① 血象。外周血白细胞明显增多（革兰阴性杆菌感染可正常或减少），白细胞计数为（10～30）$\times 10^9$/L，伴中性粒细胞增多且核左移，中毒颗粒出现。血细胞比容和血红蛋白增高为血液浓缩的标志。并发 DIC 时血小板进行性减少。

② 生化检查。二氧化碳结合力（CO_2 CP）为临床常规检测参数，但存在呼吸衰竭和混合性酸中毒时，必须同时做血气分析。血清电解质测定中血钠多偏低，血钾高低不一，取决于肾功能状况。血清谷丙转氨酶（ALT）、肌酸磷酸激酶、乳酸脱氢酶同工酶的测定可反映组织、脏器的损害情况。外周血乳酸浓度升高>4mmol/L，血乳酸水平的动态监测对患者组织缺氧程度及预后评估有着重要的临床价值。

③ 尿常规和肾功能检查。发生肾衰竭时，尿相对密度（比重）由初期的偏高转为低而固定（1.010 左右）；尿/血肌酐比值<15；尿/血毫渗量之比<1.5；尿 Na^+排泄量>40mmol/L 等；可与肾前性功能不全鉴别。

④ 病原学检查。血、痰、尿、粪、脑脊液、病灶等可检出病原菌。

（二）鉴别诊断

脓毒症休克应与低血容量性休克、心源性休克、过敏性休克等鉴别。低血容量性休克多因大量出血（内出血或外出血）、失水（如呕吐、腹泻、肠梗阻等）、失血浆（如大面积烧伤等）等使血容量突然减少所致。心源性休克系心脏搏血功能低下所致，常继发于急性心肌梗死、急性心脏压塞、严重心律失常、各种心肌炎和心肌病、急性肺源性心脏病等。过敏性休克常因机体对某些药物（如青霉素等）或生物制品发生过敏反应所致。

三、治疗

（一）现代医学疗法

液体复苏的根本目标是纠正低血容量，增加有效循环血量，以保证有效的心排血量和器官血流灌注。2003 年，参与“拯救脓毒症战役”（Surviving sepsis compaign, SSC）行动的专家，共同制定了《2004 国际严重脓毒症和脓毒性休克治疗指南》。2008 年进行了修改，但该治疗指南不能完全代替临床决策，当医生面对患者时还应根据个体情况制定相应的方案。

（1）**液体复苏**

液体复苏可使用天然/人工合成胶体液或晶体液，目前无证据表明哪种液体更具有优越性。在进行液体冲击治疗时，如怀疑存在血容量过低，在开始 30min 内至少输入 1000ml 晶体液或 300～500ml 胶体液。对于脓毒症导致组织灌流不良的患者，应以更快的速度输入更多液体。在进行液体冲击治疗时，应持续输入直至血流动力学状况（动脉压、心率、尿量等）得到明显改善。如果心脏灌注压力（CVP 或肺动脉楔嵌压）增加而血流动力学未同时改善，应减少液体输入量。为纠正此时的低血压，首选去甲肾上腺素或多巴胺。当去甲肾上腺素或多巴胺效果不明显时，可将肾上腺素作为治疗脓毒症休克升压替代药物的首选，可考虑同时使用静脉氢化可的松。如果患者有心肌功能障碍，推荐使用多巴酚丁胺来提高心室充盈压并增加心排血量。如果停用血管升压药，便可同时停用激素治疗。严重脓毒症或脓毒症休克的治疗，推荐糖皮质激素的用量不超过相当于氢化可的松 300mg/d 的剂量。

（2）**抗生素治疗**

推荐在不延误抗生素治疗的前提下，尽量获得可靠的病原微生物培养结果。在抗生素治疗前至少需获得两份血培养标本，一份直接来自经皮穿刺，另一份可由任一血管通路获得。其他部位包括尿液、脑脊液、创口、呼吸道分泌物。推荐尽快完成影像学检查以确定感染源。一些床边检查，如超声也很有诊断价值。

抗生素治疗：推荐在脓毒症休克确诊后 1h 内进行静脉滴注抗生素治疗。早期抗感染的方案包括一种或多种覆盖潜在微生物的广谱抗生素，并具有良好的组织穿透力。推荐每日对抗生素的疗效进行评估。对已知或怀疑假单胞菌感染者进行抗生素联合治疗。对中性粒细胞减少症患者同样建议联合经验疗法。对脓毒症患者的经验治疗，用药时间不应超过 3～5d，然后根据药敏结果行降阶梯治疗，并尽快选择单一抗生素治疗。推荐常规治疗时间为 7～10d，对于治疗反应差、未确定感染源或存在包括中性粒细胞减少症在内的免疫缺陷患者，可适当延长治疗时间。对于突然出现的危急症状，如坏死性筋膜炎、弥漫性腹膜炎、胆管炎、肠梗阻等，推荐对感染源进行准确的解剖学诊断和排除诊断。这些步骤应在出现症状后 6h 内完成。对脓肿或局部感染灶进行引流，清除坏死感染的组织。

（3）**血液制品**

对于伴有脓毒症所致器官衰竭的成人患者，且存在临床死亡高危风险（APACHE

Ⅱ评分≥25 分或多器官衰竭）时，如无禁忌建议用 rhAPC（重组人活化蛋白 C）。对临床死亡危险较低、APACHE Ⅱ评分<20 分或单器官衰竭的成年脓毒症患者不推荐接受 rhAPC 治疗。

一旦组织灌注得到改善，推荐只有在 Hb<70g/L 时给予红细胞悬液，使血红蛋白达到 70～90g/L。当存在下述情况时，建议输注血小板：① PLT<5×10^9/L;② PLT（5～30）$\times10^9$/L 且存在明显的出血风险；③ 需进行外科手术或侵袭性操作，但 PLT 计数<50×10^9/L。

（二）中医疗法

中医治疗同“心源性休克”相同。

四、中西医结合最新研究进展

（1）参附注射液在重症肺炎并发感染性休克早期液体复苏中的应用研究

沈锦明[1]对参附注射液在重症肺炎并发感染性休克早期液体复苏中的应用效果进行了研究。选取 2020 年 6 月-2022 年 6 月新余市人民医院收治的 80 例重症肺炎并发感染性休克患者，采用随机数字表法分为研究组和对照组，各 40 例。两组均按早期复苏目标导向治疗（EGDT）方案复苏，对照组采用 0.9%氯化钠注射液复苏，在此基础上研究组加用参附注射液复苏。比较两组血流动力学参数[心率（HR）、平均动脉压（MAP）、中心静脉压（CVP）]、微循环指标[乳酸清除率、混合静脉氧饱和度（SvO_2）、中心静脉氧饱和度（$ScvO_2$）]、慢性健康状况评分系统Ⅱ（APACHEⅡ）评分及脑钠肽（BNP）水平。两组复苏 6、24h 的 HR 均较复苏前下降（$P<0.05$）。研究组复苏 6、24h 的 MAP 和 CVP 均较复苏前上升（$P<0.05$）。研究组复苏 6、24h 的 HR 均低于对照组，MAP 和 CVP 均高于对照组（$P<0.05$）。对照组复苏 24h 的 MAP、CVP 均高于复苏前（$P<0.05$）。两组复苏 6、24h 的乳酸清除率均较复苏前上升（$P<0.05$）。研究组复苏 6、24h 的 $ScvO_2$ 及 SvO_2 均高于复苏前（$P<0.05$）。研究组 6、24h 的乳酸清除率、$ScvO_2$、SvO_2 均高于对照组（$P<0.05$）。对照组复苏 24h 的 $ScvO_2$、SvO_2 均高于复苏前（$P<0.05$）。研究组复苏 6、24h 的 APACHEⅡ评分均较复苏前下降，对照组复苏 24h 的 APACHEⅡ评分低于复苏前（$P<0.05$）。研究组复苏 6、24h 的 APACHE Ⅱ评分均低于对照组（$P<0.05$）。两组复苏 6h 的血清 BNP 水平均高于复苏前，两组复苏 24h 的血清 BNP 水平均低于复苏前，且研究组复苏 6、24h 的血清 BNP 水平均低于对照组（$P<0.05$）。因此，认为参附注射液能改善重症肺炎合并感染性休克患者的血流动力学状态及微循环，抑制 BNP 分泌，改善病情预后。

（2）注射用益气复脉对感染性休克疗效及免疫功能影响的临床观察

雷思思等[2]对注射用益气复脉（冻干）治疗感染性休克的临床疗效及对患者免疫功能影响进行了研究。将 100 例感染性休克患者随机分为两组，对照组及治疗组各 50 例。对照组给予常规治疗；治疗组在常规治疗基础上加用注射用益气复脉（冻干）注射液治疗，5.2g 加入 5%葡萄糖注射液或 0.9%氯化钠注射液 250mL 中静脉滴注，1 次/d，连续治疗 3d。比较治疗 3d 后两组临床疗效、外周血 T 淋巴细胞亚群、血乳酸（Lac）、C-反应蛋白（CPP）、白细胞介素-6（IL-6）、降钙素原（PCT）等，28d 死亡率，并记录两组患者的不良反应。结果：治疗 3d 后治疗组临床总有效率明显高于对照组（$P<0.05$）, APACHEⅡ评分较对照组明显降低（$P<0.05$），治疗组外周血中 $CD_3^+CD_4^+$淋巴细胞及 CD_4^+/CD_8^+比例均明显高于对照组（$P<0.05$），且两组均无药物的毒副反应发生。结论：注射用益气复脉（冻干）能有效改善感染性休克患者免疫功能，提高临床有效率，辅助治疗感染性休克安全有效。

参考文献：

[1]沈锦明.参附注射液在重症肺炎并发感染性休克早期液体复苏中的应用研究[J].中国医学创新,2023,20（10）:88-92.

[2]雷思思,陈立,赵帅，等.注射用益气复脉对感染性休克疗效及免疫功能影响的临床观察[J].时珍国医国药,2023,34（3）:646-648.

第四节　过敏性休克

过敏性休克（anaphylaxis,anaphylactic shock）是由致敏物质引起的、突发的全身性严重过敏反应，常累及呼吸道、心血管、皮肤、胃肠道等组织器官，危重时患者可出现气道的完全闭塞、心血管系统的严重功能障碍甚至死亡。过敏性休克的致敏物质多种多样，有药物性、动物性和植物性三类。临床上绝大多数是由药物、食物、蛇虫叮咬、化学物质（如橡胶）接触等引起，也有部分患者（5%）致敏原不清，可能为特发性。绝大多数过敏性休克属Ⅰ型变态反应。各种变应原进入机体，刺激淋巴细胞产生特异性 IgE 抗体，吸附于肥大细胞和嗜碱粒细胞上，使机体对变应原处于致敏状态。当患者再次接触该变应原时，变应原的抗原决定簇迅速与相应抗体结合，使肥大细胞和嗜碱粒细胞脱颗粒，释放大量过敏性物质如组胺、5-羟色胺、慢反应物质（SRS-A）、缓激肽、血小板活化因子（PAF）、嗜酸粒细胞趋化因子（ECFA）、乙酰胆碱等，使血管舒缩功能发生紊乱，毛细血管扩张，通透性增强，血浆外渗，循环血量减少，致多器官灌注不足而引起休克。

一、病因和发病机制

（一）病因

过敏性休克是1902年波特医生（Dr.porter）首创之名词，沿用至今。当时是叙述一种原来完全无害的物质，经注射人体内数次后，突然变得具有强烈反应，甚

至休克死亡之物。当时无法解释此现象，如今比较公认的解释是特异性变应原作用

于致敏个体而产生的IgE介导的严重的以急性周围循环灌注不足及呼吸功能障碍为主的全身性速发变态反应，比如“青霉素”等药物所致的过敏性休克。但也有些药物如“碘显影剂”、阿片类药物（NSAJD）等并不产生IgE抗体，亦会引起如过敏性休克同样的反应，称之为类过敏性休克反应（Anaphylactoidreaction）。值得注意的是，随着现代影像技术的发展，显影剂的广泛使用，过敏性休克的发患者数将逐年增多。我国的许多医院都能开展放射显影技术，但许多专业技术人员还缺乏对过敏性休克的基本救治知识，并且影像操作室也没有配备急救药品及器械，一旦发生过敏性休克，难以进行快速有效的救治。过敏性休克主要引起的原因以药物注射为最多，口服药物亦可引起，但机会很小。昆虫叮咬也是其中之一原因。昆虫以膜翅目之昆虫最为主要，如蜜蜂、黄蜂、虎头蜂等。另外在输全血、血浆或免疫球蛋白的过程中，偶尔也可见到速发型的过敏性休克。

过敏性休克累及机体多个系统器官，其中心血管及呼吸系统的损伤常可累及生命。多数由药物引起的过敏性休克属于IgE介导的抗原抗体反应，属I型变态反应，过敏原初次进入机体诱发机体产生抗体（IgE），结合到肥大细胞（结缔组织）和嗜碱性粒细胞（血液）表面后机体处于致敏状态，相应的过敏原再次进入机体，与被IgE致敏的肥大细胞和嗜碱性粒细胞结合，同时与靶细胞表面的IgE结合，激活的靶细胞、肥大细胞和嗜碱性粒细胞迅速脱颗粒释放大量的组胺，导致体循环血管的扩张，血管的通透性增加，低血压，血管性水肿，气管痉挛，皮肤瘙痒及黏液分泌增多。青霉素过敏性休克就属于典型的I型变态反应，阿片类药物及碘显影剂经血管进入体内，直接刺激肥大细胞形成脱颗粒变化而释放组胺。阿司匹林类的NSAIDs

通过抑制环氧化酶途径，有利于花生四烯酸逆转进入脂质氧化途径而生成磷脂化炎性介质，造成机体致敏。组胺还进一步的引起细胞膜磷脂的分解代谢，导致多种重要的炎性介质的释放，如白细胞素（IJeukotrienes），前列腺素（Prostaglandins），血栓素（Thromboxanes）及缓激肽（Bradykinins），共同参与致炎作用。白细胞素C4,D4及E4又称为慢反应物质，具有增加血管通透性及气管痉挛，白细胞素B4增强嗜酸性粒细胞及白细胞的趋化作用。前列腺素DZ造成气管痉挛，而血栓素及缓激肽具有激活补体，凝血及纤溶系统的作用。

输注血制品所致的过敏性休克原因有三：① 供血者的特异性IgE与受者正在接受治疗的药物（如青霉素G）起反应。② 选择性IgA缺乏者多次输注含IgA血制品后，可产生抗IgA的IgG类抗体。当再次注射有IgA的制品时，有可能发生IgA-抗IgA抗体免疫复合物，发生变态反应引起的过敏性休克。③ 用于静脉滴注的丙种球蛋白（丙球）制剂中含有高分子量的丙球聚合物，可激活补体，产生C3、C4a、CS等过敏毒素，继而活化肥大的细胞，产生过敏性休克。

（二）发病机制

过敏性休克是一种严重的、威胁生命的全身多系统速发过敏反应，一般通过I型变态反应机制诱发，部分通过其他免疫机制诱发。在暴露于过敏原的环境下，可迅速出现全身皮肤瘙痒、潮红、荨麻疹、血管性水肿、哮喘、呼吸困难、喉头水肿、窒息、血压下降、心律失常、意识丧失、休克甚至死亡。过敏性休克可在几分钟之内从最初轻微的皮肤症状迅速发展至死亡。

引起过敏性休克的主要机制是过敏原触发人体组织中的肥大细胞集中释放组胺等炎性介质，这些炎性介质可使血管通透性增加，支气管痉挛。大量的液体渗透到血管外可使全身血容量骤降，引起血压下降。过敏性休克致死的原因主要是急性呼吸道阻塞，其次是循环系统衰竭。过敏性休克在普通人群中的发病率不详，但西方国家大量文献报告其发病正迅速升高。北美、欧洲和澳大利亚的调查证实过敏性休克生存期发病率约为0.05%～2.00%，最近10年其发病的增加已超过任何一种过敏性疾病。美国2002—2003年对普通人群的流行病学调查发现，过敏性休克影响1.21%美国人的生活，有1100万人曾经经历过危及生命的过敏性休克反应。研究显示成人过敏性休克的发生率为每年3～360次事件/10万人，危及生命的过敏性休克发生率为每年5～15次/10万人。英国对比1990年和2004年的住院患者，发现过敏性休克的发生率增加了7倍，其中因食物过敏诱发的过敏性休克增加了5倍，这些还未包括急诊患者。虽然致命的过敏性休克很少发生，但1991年以来，治疗过敏性休克药物的处方量已增加了12倍。

二、诊断和鉴别诊断

（一）诊断

（1）临床表现：本病大都猝然发生，约半数患者在5min内发生症状，仅10%患者症状起于半小时以后。过敏性休克有两大特点：一是有休克表现即血压急剧下降到80/50mmHg以下，患者出现意识障碍，轻则蒙眬，重则昏迷。二是在休克出现之前或同时，常有一些与过敏相关的症状。

皮肤黏膜表现：往往是过敏性休克最早且最常出现的征兆，包括皮肤潮红、瘙痒，继而出现广泛的荨麻疹和（或）血管神经性水肿；还可出现喷嚏、水样鼻涕、声嘶，甚而影响呼吸。

呼吸道阻塞症状：是本病最多见的表现，也是最主要的死因。由于气道水肿、分泌物增加，加上喉和（或）支气管痉挛，患者出现喉头堵塞感、胸闷、气急、喘鸣、憋气、发绀，以致因窒息而死亡。

循环衰竭表现：患者先有心悸、出汗、面色苍白、脉速而弱，然后发展为肢冷、发绀、血压迅速下降，脉搏消失，乃至测不到血压，最终导致心跳停止。少数原有冠状动脉硬化的患者可并发心肌梗死。

意识方面的改变：往往先出现恐惧感、烦躁不安和头晕；随着脑缺氧和脑水肿加剧，可发生意识不清或完全丧失；还可以发生抽搐、肢体强直。

其他症状：比较常见的有刺激性咳嗽，连续打喷嚏、恶心、呕吐、腹痛、腹泻，最后可出现大小便失禁。

（2）诊断标准

① 有过敏史及过敏原接触史的患者出现了休克的临床表现；② 常伴有喉头水肿、气管痉挛、肺水肿等以及神经系统、消化系统症状和体征。

（二）鉴别诊断

（1）神经血管源性晕厥。多见于体弱年轻女性，发作多有明显的诱因，如疼痛、情绪紧张、天气闷热、空腹、疲劳等；晕厥前有短时的前驱症状，如头晕、眩晕、恶心、上腹不适、面色苍白、出冷汗或肢体发软、坐立不安和焦虑等；常于直立位或坐位时发生，很少发生于卧位；血压下降时心率减慢；可较快自然恢复，且无明显后遗症状。

（2）低血糖性晕厥。饥饿或糖尿病患者服用降血糖药过程中可发生，表现为冷汗、虚脱、面色苍白、四肢发凉。口服糖水或静脉注射葡萄糖后可很快缓解。

（3）遗传性血管性水肿。这是具有家族史的血管性水肿，与过敏性的血管性水肿及药物介导的血管性水肿早期不能鉴别，但不伴有荨麻疹，治疗主要是给予C1酯酶抑制因子替代或应用新鲜冰冻血浆处理。

（4）支气管哮喘。严重的威胁生命的支气管哮喘发作可有明显的哮喘及支气管痉挛，甚至有血压下降，但哮喘发作一般不伴有荨麻疹及血管性水肿，在治疗上虽然两者都与免疫的超敏性有关，但治疗措施不同。

三、治疗

一旦出现过敏性休克应立即就地抢救。

（1）立即停用或清除过敏原

如为药物注射引起，即刻停用该药物。若为昆虫叮咬，应检查局部皮肤，发现有毒刺等残留时，应用钝器刮去，避免进行钳夹，以免更多的致敏物质被挤入机体。

（2）吸氧和维持呼吸道通畅

过敏性休克时组织缺氧，应常规给予高流量吸氧。如患者出现声嘶、喘鸣、舌及口咽水肿时，应考虑尽早进行气管插管。若插管延迟，患者病情常可迅速恶化，表现为进行性喘鸣、发声困难、喉头水肿、巨大的舌肿胀、面部及颈部肿胀、低氧血症等。在这种情况下，气管插管及环甲膜穿刺非常困难，试图进行气管插管将有可能进一步加重喉头水肿，并极易造成咽喉部的出血。若插管不成功，面罩的加压给氧作用有限，此时唯一的选择就是紧急的气管切开。

（3）药物治疗

首选肾上腺素，立即静脉或皮下注射0.1%肾上腺素0.5～1.0ml，小儿每次0.025ml/kg。严重病例可用0.5ml稀释于50%葡萄糖液40ml中静注。肾上腺素作用短暂，如注射首次剂量后不见效，可于3～5min后重复注射。也可用1.0～2.0mg加入5%葡萄糖液100～200ml中静滴。由药物引起者最好在原来注射药物的部位注射，以减缓药物扩散。

其他常用药物为：① 糖皮质激素，如地塞米松5～10mg或氢化可的松200～300mg溶于5%～10%葡萄糖液500ml内，静滴。② 钙制剂，可用10%葡萄糖酸钙10～20ml，缓慢静注；30min后可重复一次。链霉素过敏性休克时首选钙剂。③ 升压药，适用于上述处理后血压仍低者，常用间羟胺20～60mg，加入500ml溶液中静滴。④

选用右旋糖酐 40 或右旋糖酐 70 或平衡盐水。⑤ 补充血容量，一般先静滴 500～1000ml，以后酌情再给其他溶液，但应注意避免发生肺水肿。肾上腺素 1mg，静脉注射/皮下注射（3～5min 后可重复）。肾上腺素 1mg+生理盐水或 5%葡萄糖注射液 250ml，静脉滴注［1μg/min 开始，逐渐调节至所希望的血流动力学效果（2～10μg/min）］。

（4）其他紧急处理

如心搏骤停者立即行胸外按压；严重喉头水肿者可行气管切开术；对无法缓解的气管痉挛，可行气管插管和辅助人工呼吸等。

四、预防与调护

过敏性休克的发生难以预料，发作时大多远离医院，由于其发展迅速，可在数分钟之内致人于死亡，因此给有可能发生过敏性休克的危险人群配备随身携带的肾上腺素药物及注射装置，教育患者在发生意外时用其自救已成为目前多数国家在第一时间抢救过敏性休克的主要方式。因此，携带肾上腺素笔、注意阅读食品标签、尽可能避免在医院外环境用药、注射药物以后在医院停留 30min 以上，尽可能食用天然食物等措施是预防致死性过敏性休克的基本方法。

第十五章　心力衰竭

第一节　急性心力衰竭

急性心力衰竭是指在静脉回流正常的情况下，由于心肌收缩或（和）舒张功能障碍，使心排血量绝对或相对低于全身组织代谢需要的综合征。急性心力衰竭临床上以急性左心衰竭最为常见，急性右心衰竭则较少见。急性左心衰竭指急性发作或加重的心功能异常所致的心肌收缩力明显降低、心脏负荷加重，造成急性心排血量骤降、肺循环压力突然升高、周围循环阻力增加，引起肺循环充血而出现急性肺淤血、肺水肿并可伴组织器官灌注不足和心源性休克的临床综合征。急性右心衰竭是指某些原因使右心室心肌收缩力急剧下降或右心室的前后负荷突然加重，从而引起右心排血量急剧减低的临床综合征。本病可归属于中医学“心悸”“喘证”“水肿”“痰饮”等范畴。

一、病因和发病机制

（一）现代医学对急性心力衰竭病因和发病机制的认识

（1）急性弥漫性心肌损害。如急性广泛性心肌梗死、急性重症心肌炎等，由于功能性心肌数量的锐减，使心肌收缩力明显降低，同时心肌组织由于炎症、水肿、出血和坏死，顺应性显著降低，使右心室排血量急剧减少，导致急性心功能不全。

（2）心脏机械性障碍左房黏液瘤。可引起急性二尖瓣口狭窄，严重阻碍血流通过二尖瓣口，致左房压急剧升高。常见的风湿性二尖瓣狭窄患者，在出现某些诱因时，如情绪激动、劳累、感染（尤其是肺部感染）、妊娠、分娩、输液量过多、心律失常等，右心排血量突然增加，而因二尖瓣狭窄使人左室的血量增加受限，致左房压急剧升高，促进肺水肿的形成。限制型心肌病、缩窄性心包炎、大量心包积液或心包液体不多但积聚迅速致心脏压塞时，均可使心室顺应性降低，心脏舒张功能障碍，严重妨碍心脏舒张期血液充盈，心脏排血量降低，心肌氧耗量增加。此外，左室心内膜心肌纤维化，左室舒张终末压升高，二尖瓣反流，这些疾患亦常引起严重的肺动脉高压，出现急性左心功能不全。

（3）急性容量负荷过重。如急性心肌梗死、感染性心内膜炎或外伤所致乳头肌功能不全、腱索断裂、瓣膜穿孔、室间隔穿孔和主动脉瘤破裂等。静脉输血或输入含钠液体过快或过多时也可导致急性心功能不全。

在上述各种病因和诱因的作用下，心肌收缩力突然明显减低或心脏负荷突然明显增加，致使心排血量急骤降低，心室充盈压显著升高，此与慢性心力衰竭不同，各种代偿机制的作用均不明显。

（二）中医学对急性心力衰竭病因病机的认识

中医认为，心力衰竭是因邪毒侵袭、肺病日久、情志失调、饮食不节、年老体衰等共同作用而致，其中反复外感、过度劳累、情志不调是常见诱因，可使患者心气、心阳受到不同程度损伤，脏腑功能紊乱，血脉运行不畅，血液停滞，最终导致心力衰竭。

（1）体质虚弱。先天禀赋不足，精气不充，或发育不全，可致心气虚损；或年老体衰，肾气已虚，心失温养至心气虚；或久患心疾，耗伤心气，致心气亏虚。

（2）外邪入侵。以风寒湿及瘟疫之邪最常见，风寒湿邪反复侵袭而为痹，久痹则邪由脉络内舍于心；温邪上犯，顺传或者逆传于心，均可耗伤心气而发病。

（3）饮食不节。嗜食肥甘厚腻、烟酒之品，导致痰浊内生，痰蕴日久，可阻于脉络，伤筋腐脉，致心脉不畅，日久因实致虚，心失充养而致心气亏虚。

（4）久咳伤肺损心。肺主气，心主血；肺朝百脉，心主血脉。久咳损伤肺气，因“气为血帅”，气虚无力运血，则肺络瘀阻，累及于心，心气亏虚而发病。

此外，情志失调、房事不节、劳倦、中毒等因素均可致心气受损而发为本病。

心衰为本虚标实之证，本虚为气虚、阳虚，标实为血瘀、水饮、痰浊。而急性心力衰竭的病理特点为标本俱病、虚实夹杂，其发病关键环节为“阳虚水泛”。心、肺、肾阳气不足，水湿不化，聚生痰饮；阳气亏虚，血脉流行无力，血行缓慢而瘀滞。水为阴邪，影响脾的运化功能，导致阳气化生和津液输布代谢障碍。水瘀互结，水饮凌心射肺。则引发严重的呼吸困难，如端坐呼吸和咳吐泡沫痰。水饮阻塞经脉，阳气不能布达于四末和肌肤，则汗出肢冷、四肢不温。

二、诊断和鉴别诊断

（一）诊断

病因诊断：急性心力衰竭无论以哪种表现为主，均存在原发或继发原因，足以使心排血量在短时间内急剧下降，甚至丧失排血功能。

临床诊断：（1）胸部 X 线片见左心室阴影增大。（2）无二尖瓣关闭不全的成人，于左心室区听到第三心音或舒张期奔马律。（3）主动脉瓣及二尖瓣无异常而左心室造影见左心室增大，心排血指数低于 2.7L/（min•m^2）。（4）虽无主动脉瓣及二尖瓣膜病变，亦无左心室高度肥大，但仍有如下情况：① 左心室舒张末期压为 1.3kPa（10mmHg）以上，右心房压力或肺微血管压力在 1.6kPa（12mmHg）以上，心排血量低于 2.7L/（min•m^2）；② 机体耗氧量每增加 100ml，心排血量增加不超过 800ml，每搏输出量不增加；③ 左心室容量扩大同时可见肺淤血及肺水肿。（5）有主动脉狭窄或闭锁不全时，胸部 X 线检查左心室阴影迅速增大，使用洋地黄后改善。（6）二尖瓣狭窄或闭锁不全，出现左心室舒张末期压升高，左心房压力或肺微血管压力增高，体循环量减少，有助于诊断由瓣膜疾病导致心力衰竭。

（二）鉴别诊断

（1）急性左心衰竭的鉴别。急性左心衰应与可引起明显呼吸困难的疾病如支气管哮喘发作和哮喘持续状态、急性肺栓塞、肺炎、严重的慢性阻塞性肺病（COPD）尤其伴感染等相鉴别，还应与其他原因所致的非心源性肺水肿（如急性呼吸窘迫综合征）以及非心源性休克等疾病相鉴别。

（2）急性右心衰竭的鉴别。急性右心衰竭的诊断需根据病因。急性右心衰竭临床上应注意与急性心肌梗死、肺不张、急性呼吸窘迫综合征、主动脉夹层、心包压塞、心包缩窄等疾病相鉴别。

三、治疗

（一）现代医学疗法

（1）一般治疗

患者采取坐位或半坐位，双腿下垂（急性心肌梗死、休克患者除外），以减少静脉回流，增加肺活量以利呼吸，使痰较易咳出。

吸氧：积极纠正缺氧是治疗的首要任务及重要环节。立即高流量鼻导管给氧，对病情特别严重者应采用面罩呼吸机持续加压给氧，使肺泡内压增加，一方面可以使气体交换加强，另一方面可以对抗组织液向肺泡内渗透。

① 鼻导管给氧：可用单侧或双侧鼻导管，初始流量 2～3L/min，待患者适应后可增至 5～6L/min，间断吸入。并要求患者闭口呼吸，否则很难提高肺泡氧分压。给氧时可将氧气通过湿化瓶，与氧一起吸入呼吸道。

② 面罩吸氧：普通面罩给氧气时应加大氧流量。

③ 加压给氧：对神志不清的患者经上述方法给氧后 PaO_2 仍低于 50mmHg 时，

应予气管插管或气管切开。必要时兼行间歇正压呼吸（IPPB）或呼吸末正压呼吸（PEEP），以降低吸氧的浓度，防止氧中毒和改善肺泡换气功能。

（2）药物治疗

① 镇静药

吗啡 3～5mg，立即静脉推注。

吗啡不仅可以使患者镇静，减少躁动所带来的额外的心脏负担，亦有扩张周围血管的作用，并使呼吸减慢，改善通气功能和降低耗氧量。必要时每间隔 15min 重复 1 次，共 2～3 次/d。

② 利尿药

呋塞米 20～40mg，立即静脉推注。

快速利尿药呋塞米 20～40mg 静脉推注，于 2min 内推完，10min 内起效，可持续 3～4h，4h 后可重复 1 次。除利尿作用外，本药还有静脉扩张作用，以减少血容量，缓解肺循环的淤血症状。呋塞米静脉注射还有扩张周围静脉作用，降低心脏前负荷。

③ 血管扩张药

硝酸甘油从 10μg/min 开始，然后每 10min 调整 1 次，视血压调整。

硝普钠起始剂量 0.3μg/（kg·min）滴入，根据血压逐步增加剂量，最大量可用至 5μg/（kg·min）。

血管扩张药主要是通过扩张周围血管，减轻心脏前和（或）后负荷，改善心脏功能。常用的药物为硝酸甘油注射液和硝普钠注射液。硝酸甘油扩张小静脉，降低回心血量，使 LVEDP 及肺血管压降低，患者对本药的耐受量个体差异很大；硝普钠为动静脉血管扩张药，静注后 2～5min 起效，硝普钠含有氰化物，用药时间不宜连续超过 24h。

④ 洋地黄类药物

去乙酰毛花苷注射液首剂可给 0.2～0.4mg，静脉推注，2h 后可酌情再给 0.2～0.4mg。

去乙酰毛花苷静脉给药，最适合用于有心房颤动伴有快速心室率并已知右心室扩大伴左心室收缩功能不全者。对急性心肌梗死，在急性期 24h 内不宜用洋地黄类药物；二尖瓣狭窄所致肺水肿用洋地黄类药物也无效。后两种情况如伴有心房颤动快速室率则可应用洋地黄类药物减慢心室率，有利于缓解肺水肿。

（二）中医疗法

（1）内治法

气阴两虚：心悸气短，动则加重，甚则倚息不得卧，疲乏无力，头晕，自汗盗汗，五心烦热，失眠多梦，口燥咽干，舌红，脉细数。治法：益气养阴。处方：生脉散合炙甘草汤。组成：西洋参、麦冬、生地黄、阿胶、（烊化）五味子、黄芪、山药、牡蛎、炙甘草。水煎服，日一剂。

血瘀水阻：心悸气短，活动后加重，下肢水肿，口唇青紫，胁下痞块，舌紫暗，苔薄腻，脉沉涩或结代。治法：化瘀利水。处方：血府逐瘀汤合五苓散。组成：当归、生地黄、桃仁、红花、枳壳、赤芍、柴胡、甘草、桔梗、川芎、牛膝、茯苓、白术、猪苓。水煎服，日一剂。

水饮凌心：心悸气短，咳嗽而喘，咳白痰或泡沫样痰，尿少水肿，舌质暗、苔白滑，脉滑数。治法：利水化饮。处方：苓桂术甘汤加味。组成：茯苓、桂枝、白术、炙甘草。水煎服，日一剂。

阳气虚脱：心悸喘促，不能平卧，甚则张口抬肩，烦躁不安，面色青灰，四肢厥冷，昏厥谵妄，舌质紫暗，脉沉细欲绝。治法：回阳救逆，益气固脱。处方：参附汤加减。组成：人参、附子。水煎服，日一剂。

（2）中成药

参麦口服液 50～100ml，口服，每天 2 次。或参松养心胶囊 3 粒，口服，每天 3 次；或生脉注射液 50ml 加入 5%～10%葡萄糖 250ml，静脉滴注，每天一次。
或血栓通注射液 0.5g 加入 5%葡萄糖注射液 250ml 静脉滴注，每天一次。

（3）针灸治疗

主穴：内关、郄门、神门、厥阴俞、巨阙。

加减：心胆虚怯者，加胆俞；心脾两虚者，加脾俞、足三里；阴虚火旺者，加肾俞、太溪；水气凌心者，加膻中、气海；心脉瘀阻者，加膻中、膈俞；善惊者，加大陵；多汗者，加膏肓；烦热者，加劳宫；耳鸣者，加中渚、太溪；水肿者，加水分、中极。

手法：毫针平补平泻法。

四、预防与调护

（一）预防

慢性心衰和非心源性急性心衰患者避免诱发因素，可以预防急性心衰发作。如存在基础心脏疾病的患者可因各种诱因而诱发急性心力衰竭，而可控诱因包括感染、贫血、电解质紊乱、心律失常、液体管理失衡等。对于急性心肌损害尽早针对病因治疗，可以减少急性心衰的发生、发展。如急性ST段抬高型心肌梗死患者，尽早进行再灌注治疗，可以挽救濒死心肌，保护和维持心脏功能，预防心脏泵衰竭的发生。

（二）调护

（1）生活调护。应卧床休息，制动。

（2）饮食调养。饮食宜易于消化富于营养。限制食盐，对于心衰水肿者，食盐可限制在2～5g。可作饮食治疗的中药材有人参、西洋参、黄芪等。

（3）精神调理。保持室内环境清静，避免精神刺激，解除患者思想顾虑，增强战胜疾病的信心，保持良好的精神状态，有利于疾病的康复。

五、中西医结合最新研究进展

（1）益气活血方对急性ST段抬高型心肌梗死后心力衰竭患者心肌纤维化的影响

张丞波等[1]对益气活血方对急性ST段抬高型心肌梗死后心力衰竭患者心肌纤维化的影响进行了研究。选取2019年2月—2021年1月在南京中医药大学附属中西医结合医院就诊的气虚血瘀型急性ST段抬高型心肌梗死患者41例，按随机数字表法分为对照组20例和观察组21例，对照组予心肌梗死标准治疗，观察组加用益气活血方治疗。疗程12周。观察2组患者治疗前后中医证候积分、临床疗效、人血浆脂蛋白相关磷脂酶A2（Lp-PLA2）、超敏C反应蛋白（hs-CRP）、白介素-6（IL-6）、N末端B型脑钠肽前体（NT-proBNP）、6 min步行试验（6MWT）、超声心动图指标[左室射血分数（LVEF）、左心房前后径（LAD）、左心室舒张末期内径（LVEDD）]、心脏磁共振成像心肌细胞外容积（ECV）和纵向弛豫时间（T1）的变化情况。治疗后，2组中医证候积分均下降（$P<0.05$, $P<0.01$），观察组在改善胸部刺痛、气短乏力、语声低微、面色少华、活动后劳累、自汗、肌肤甲错及总积分方面优于对照组（$P<0.05$, $P<0.01$）；观察组中医临床疗效优于对照组（$P<0.05$）;2组Lp-PLA2、hs-CRP、IL-6、NT-proBNP、ECV和T1值均下降（$P<0.05$），观察组优于对照组（$P<0.05$）;2组6MWT和LVEF均升高（$P<0.05$），观察组优于对照组（$P<0.05$）。2组主要心血管不良事件比较，差异无统计学意义（$P>0.05$）。因此，认为益气活血方可改善急性ST段抬高型心肌梗死经皮冠状动脉介入治疗（PCI）术后患者的临床症状，提高中医临床疗效，抑制心肌纤维化，其机制可能与降低炎症反应相关。

(2)加味稳心汤治疗气虚血瘀型急性心肌梗死后心力衰竭的疗效及对外周血心房钠尿肽、脑钠肽和利钾尿肽的影响

杨涛等[2]对加味稳心汤治疗气虚血瘀型急性心肌梗死后心力衰竭的疗效及对外周血心房钠尿肽（ANP）、脑钠肽（BNP）和利钾尿肽（KP）的影响进行了研究。将94例气虚血瘀型急性心肌梗死后心力衰竭患者按照随机数字表法分为2组，对照组47予西医常规治疗，治疗组47例在对照组治疗基础上应用加味稳心汤治疗，2组均治疗12周。比较2组疗效；比较2组治疗前后中医证候评分变化；比较2组治疗前后心功能指标左室射血分数（LVEF）、左心室收缩末期容积指数（LVESVI）、左心室舒张末期容积指数（LVEDVI）变化；比较2组治疗前后血清ANP、BNP及KP变化；比较2组不良反应发生情况。治疗组总有效率82.98%（39/47），对照组总有效率61.70%（29/47），治疗组疗效优于对照组（$P<0.05$）。2组治疗后中医证候各项评分及总评分均较本组治疗前降低（$P<0.05$），治疗后治疗组各项中医证候评分及总评分均低于对照组（$P<0.05$）。2组治疗后LVEF、LVEDVI均较本组治疗前升高（$P<0.05$），LVESVI均较本组治疗前降低（$P<0.05$）；治疗后治疗组LVEF、LVEDVI均高于对照组（$P<0.05$），LVESVI均低于对照组（$P<0.05$）。2组治疗后血清ANP、BNP及KP均较本组治疗前降低（$P<0.05$），治疗后治疗组血清ANP、BNP及KP均低于对照组（$P<0.05$）。治疗组不良反应总发生率12.77%（6/47），对照组不良反应总发生率8.51%（4/47），2组不良反应总发生率比较差异无统计学意义（$P>0.05$）。因此，认为加味稳心汤治疗气虚血瘀型急性心肌梗死后心力衰竭疗效确切，可改善患者临床症状和心功能，下调患者外周血ANP、BNP及KP水平，且安全可靠。

参考文献：

[1]张丞波,张苏洁,杨月东，等.益气活血方对急性ST段抬高型心肌梗死后心力衰竭患者心肌纤维化的影响[J].南京中医药大学学报,2023,39（2）:111-117.

[2]杨涛,张振鹏,曹琳琳，等.加味稳心汤治疗气虚血瘀型急性心肌梗死后心力衰竭的疗效及对外周血心房钠尿肽、脑钠肽和利钾尿肽的影响[J].河北中医,2022,44（9）:1434-1438.

第二节　慢性心力衰竭

慢性心力衰竭（chronic heart failure,CHF）是指心脏由于收缩和舒张功能严重低下或负荷过重，使泵血明显减少，不能满足全身代谢需要而产生的临床综合征，包括动脉供血不足和静脉系统淤血甚至水肿，伴有神经内分泌系统激活的表现。临床上左心衰竭最为常见，单纯右心衰竭较少见。左心衰竭后继发右心衰竭而致全心衰者，以及由于严重广泛心肌疾病同时波及左心、右心而发生全心衰者临床上更为多见。中医可将其归属为“虚劳”“喘证”“水肿”“痰饮”畴。

一、病因和发病机制

（一）现代医学对慢性心力衰竭病因和发病机制的认识

充血性心力衰竭常见于各种器质性心脏病（如冠心病、高血压性心脏病、瓣膜病、心肌疾病、肺源性心脏病、先天性心脏病、心脏肿瘤等），其他可见于甲状腺功能亢进与减退、肾炎、贫血、脚气病、动静脉瘘、结缔组织病、高原病等疾病。这些病因通过导致心肌收缩力受损、心室压力或容量负荷过重、高动力循环、心室前负荷不足等机理影响心功能，引起心力衰竭。感染、贫血、过度体力活动和情绪激动、钠盐摄入过多、心律失常、妊娠和分娩、输液过多过快等为心力衰竭的常见诱因。

（二）中医学对慢性心力衰竭病因病机的认识

本病病因是心病日久，阳气虚衰，运血无力，致气滞血瘀，心脉不畅，血瘀水停。心衰早期系心气阴虚，日久波及肺、脾、肾虚损，阴阳失调，脾肾阳衰，至后期严重阶段可见阳气虚脱在外，阴寒弥漫于内，阴阳二气不能顺接的危候。在心衰的发展过程中，五脏互相联系，互相影响，互为因果。每因外感六淫、思虑劳倦而诱发。

（1）**心肺气虚。**肺主气，心主血脉，气以帅血，血以载气。肺朝百脉，心肺相通，互相影响。若肺气受损，宗气生成不足，则运血无力；心气不足则血行不畅，肺之输布与宣降失司，则可出现心悸，气短憋闷，口唇青紫，呼吸喘促，咳嗽吐泡沫痰涎，或咯血，少尿，甚则出现元气虚脱，阴阳离决，可见冷汗淋漓，面色灰白，口唇紫暗，神昏脉微等危重证候。

（2）心肾（脾）阳虚。肾为诸阳之本，心之阳气依赖肾阳资助，无论心阳虚，日久及肾，还是肾阳不足，心失温养，最终导致心肾阳虚，命门火衰，无力温煦脏腑，运行血脉，气化津液，形成阴寒内盛，血行瘀滞，水气停蓄等病理变化，表现虚实夹杂，本虚标实的心悸、怔忡、喘促、痰饮、胸痹、虚劳、浮肿等证候。

（3）气阴两虚。气虚日久必损及阴，或长期治疗中过用温燥、渗利等耗液伤阴，导致气阴两虚或阴阴并损的证候，可见神疲乏力，少气懒言，心悸，口干舌燥，五心烦热，舌质红少苔，脉虚数等。

（4）血阻水停。心主血，心气不足，血运无力，则气滞血瘀，日久损及肺、脾、肝、肾功能失常，三焦水液代谢紊乱，停蓄于内，射肺凌心，发为咳、喘、心动悸，泛滥于外而发为水肿。

二、诊断和鉴别诊断

（一）诊断

典型心力衰竭的诊断并不困难，其诊断要点为：① 左心衰竭肺瘀血的表现，主要为劳力性或阵发性呼吸困难等，两肺下部有湿啰音；② 心排血量减少导致组织血液灌注不足的表现，主要为无力、尿少、心率增快等；③ 右心衰竭体循环瘀血的表现，主要为颈静脉怒张、肝大和下垂部位水肿；④ 有舒张期奔马律，并有原发心脏病的体征。心力衰竭早期易于漏诊，应提高警惕。

（二）鉴别诊断

功能性缓慢性心律失常：功能性心律失常与自主神经功能紊乱相关，迷走神经张力亢进时可见窦房结、房室结功能低下，心电图可出现窦性心动过缓、一度及二度Ⅰ型房室传导阻滞，通过静脉注射阿托品后可恢复正常。若患者长期坚持耐力运动，则应考虑与运动相关性的心动过缓，一般仅须定期监测，减少运动量。

冠状动脉粥样硬化性心脏病：冠心病患者若出现间隔支供血不足可引起房室传导阻滞，该类患者常于运动、饮食、受寒等情况下出现胸闷胸痛、左肩臂放射痛等症状，心电图可出现病理性Q波或ST段的动态变化，严重者有心肌损伤标志物水平增高，行冠状动脉CTA或冠状动脉造影可进一步确诊。

病毒性心肌炎：病毒性心肌炎多急性起病，发病前1～3周常有呼吸道或胃肠道感染史，患者随后出现心悸、胸闷、乏力等症状，心电图可见有房室传导阻滞，常有CRP、ESR、心肌损害标志物等水平增高，咽拭子及病毒抗体滴度等病原学检查亦有利于诊断。

风湿性心脏病：该病初发年龄多在5～15岁，复发多在初发后3～5年内。早期常可累及房室结而引起一度房室传导阻滞，偶尔因病变累及窦房结而引起病态窦房结综合征。随着病情的发展，心房扩大，而后可发展为阵发性房颤。

其他常见疾病：临床上常见由于内分泌紊乱、水电解质失衡和缺氧而引起心脏传导系统功能异常，包括甲状腺功能减退，尿毒症所致高血钾，利尿剂所致的低钾，心衰患者服用过量的β受体阻滞剂或洋地黄类药物。各种疾病病情危重，临床终前均可出现缓慢性心律失常，应以治疗原发病为主。

三、治疗

（一）现代医学疗法

（1）一般治疗

① 去除诱发因素。控制感染，治疗心律失常特别是心房颤动伴有快速心室律，纠正贫血、电解质紊乱。

② 改善生活方式，降低新的心脏损害的危险性。戒烟、戒酒，肥胖患者应减轻体质量。控制高血压、高血脂、糖尿病。饮食低脂和低盐，重度心力衰竭患者应限制摄入水量，应每日称体质量以早期发现液体潴留；应鼓励心力衰竭患者做动态运动；重度心力衰竭患者，可在床边小坐，其他病情程度不同的心力衰竭患者，可每日多次步行，每次3～5min；心力衰竭稳定，心功能较好者，可在专业人员监护下进行限制性有氧运动，如步行每周3～5次，每次20～30min，但避免用力地长时间运动；在呼吸道疾病流行或冬春季节，可给予流感、肺炎球菌疫苗等，以预防感染。

（2）药物治疗

① 血管紧张素转换酶抑制剂（ACEI）。是心力衰竭治疗的基石。全心衰竭患者，包括NYHAⅠ级、无症状性心力衰竭，除非有禁忌证或不能耐受，均须应用ACE抑制剂，而且必须终身应用；治疗宜从小剂量开始，逐步递增至最大耐受量或靶剂量：依那普利5～10mg，每日2次，口服；或用培哚普利4mg，每日1次，口服；或用卡托普利25～50mg，每日3次，口服。不良反应有咳嗽、高血钾、尿素氮增高、肌酐增高、蛋白尿、血管神经性水肿、血细胞少等。注意儿童、孕妇、哺乳妇女及对本品过敏者禁止使用；用药前及使用过程中应监测肾功能，肾功能不全、手术麻醉患者慎用。

② 利尿剂。适用于所有有症状的心力衰竭患者。NYHAⅠ 级、无症状心力衰竭

患者不必应用，以免血容量降低致心排血量减少，通常从小剂量开始，如呋塞米20mg，每日 1 次，口服；或用氢氯噻嗪 25mg，每日 1 次，口服，逐渐增加剂量直至尿量增加，体质量每日减轻 0.5～1kg；仅有轻度液体潴留，而肾功能正常的心力衰竭患者，可选用噻嗪类尤其适用于伴有高血压的心力衰竭患者；有明显液体潴留，特别当伴有肾功能损害时宜选用襻利尿剂，如呋塞米，呋塞米的剂量与效应呈线性关系，故剂量不受限制。注意利尿剂可引起低血钾、低血镁而诱发心律失常。

③ β-受体阻滞剂。除非有禁忌证，所有 NYHAⅡ级、Ⅲ级病情稳定者均必须应用β-受体阻滞剂。临床上须从极小剂量开始，如美托洛尔每日 12.5 mg，口服；或用比索洛尔每日 1.25 mg，口服；或用卡维地洛 3.125 mg，每日 2 次，口服。每 2～4 周剂量加倍，达最大耐用量或目标剂量后长期维持。β-受体阻滞剂应用的禁忌证有：支气管痉挛性疾病；心动过缓（心率<60 次/min）；Ⅱ度及以上房室传导阻滞（除非已安装起搏器）；有明显液体潴留，须大量利尿者。

④ 洋地黄。地高辛被推荐应用于发作心力衰竭临床状况的患者，应与利尿剂、ACE 抑制剂和β-受体阻滞剂联合应用；对于已开始 ACE 抑制剂或β-受体阻滞剂治疗，但症状改善欠佳者，应及早使用地高辛。地高辛目前多采用自开始即用固定维持量的给药方法，即以每日 0.125～0.25 mg 为维持量；对于 70 岁以上或肾功能损害者，宜用小剂量地高辛 0.125mg，每日 1 次或隔日 1 次，口服；为了控制心房颤动的心室率，可应用较大剂量地高辛，每日 0.375～0.50mg，口服，但不宜作为窦性心律心力衰竭患者的治疗剂量，而且在同时应用β-受体阻滞剂的情况下一般并不需要；地高辛不能用于窦房结阻滞、Ⅱ度或高度房室传导阻滞无永久起搏器保护的患者。地高辛的不良反应主要包括：① 心律失常（期前收缩、折返性心律失常和传导阻滞）;② 胃肠道症状（厌食、恶心和呕吐）;③ 神经精神症状（视觉异常、定向力障碍、昏睡及意识错乱）。目前，临床上不推荐地高辛用于无症状的左心室收缩功能障碍（NYHAⅠ级）的治疗，因为治疗这类患者的唯一理由是预防心力衰竭发展，然而尚无证据表明地高辛对这类患者有益。

⑤ 醛固酮受体拮抗剂。对近期或目前为 NYHAⅣ级心力衰竭患者，可考虑应用小剂量的螺内酯，每日 20mg，口服。有关醛固酮拮抗剂在轻、中度心力衰竭的有效性和安全性则尚待确定。

⑥ 血管紧张素Ⅱ受体阻滞剂（ARB）。对 ACE 抑制剂耐受良好或未用过 ACE 抑制剂者不必应用 ARB 替代；但对产生低血压、肾功能恶化和高钾血症的副作用则 ARB

和 ACE 抑制剂相似。常用药物：氯沙坦 50mg，每日 1 次，口服；或用缬沙坦 80mg，每日 1 次，口服。

⑦ 环腺苷酸（cAMP）依赖性正性肌力药。包括β-肾上腺素能激动剂（如多巴酚丁胺）、磷酸二酯酶抑制剂（如米力农），由于缺乏 cAMP 依赖性正性肌力药有效的证据，以及考虑到药物本身毒性，不主张对慢性心力衰竭患者长期、间歇地静脉滴注此类正性肌力药，对心脏移植前的终末期心力衰竭、心脏手术后心肌抑制所致的急性心力衰竭以及难治性心力衰竭可考虑短期支持应用 3～5d。推荐剂量：多巴酚丁胺每分钟 2～5μg/kg；或用米力农，50μg/kg 负荷量，继以每分钟 0.375～0.75μg/kg 维持。

（3）心力衰竭伴有心律失常治疗

无症状性、非持续性室性和室上性心律失常不主张用抗心律失常药物治疗。持续性室性心动过速、心室颤动、曾经猝死复苏、室上性心动过速伴快速心室率或血流动力学不稳定者应予以治疗，治疗原则与非心力衰竭者相同。任何心力衰竭并发心律失常患者，均应注意寻找和去除各种可能引起心律失常的原因，如心力衰竭未控制、心肌缺血、低钾血症、低镁血症、各种正性肌力药和血管扩张药物的致心律失常作用，可用胺碘酮，常规剂量为 0.2g，每日 3 次，口服 5～7d；然后 0.2g，每日 2 次，每周 5d 口服直至减量为 0.2g，隔日 1 次口服。

（4）起搏器同步化治疗

主要适用于药物效果不佳，QRS 波群时限>0.12 秒，EF 值≤0.35,QRS 波群呈完全左束支传导阻滞或室内传导阻滞的扩张型心肌病的患者。

（5）心脏移植

对严重的难治性心力衰竭患者，可考虑心脏移植，术后积极控制免疫排斥反应。

（二）中医疗法

（1）内治法

心肺气虚：气短喘促、心悸咳嗽，见胸闷乏力，动则加剧，面色晦青，舌淡，苔薄白，脉沉细。治法：补益心肺。处方：保元汤和补肺汤加减。方药组成：党参、熟地黄、紫菀、桑白皮、肉桂、炙甘草、五味子、茯苓、黄芪、酸枣。水煎服，日一剂。

气阴两虚：心悸气短、五心烦热，见睡眠多梦，目眩乏力，口干咽燥等，舌红，苔少，脉细数。治法：益气养阴。处方：五味子汤加减。方药组成：党参、麦冬、五味子、桂枝、白芍、生地黄、阿胶（烊化）、炙甘草、黄芪。水煎服，日一剂。

气虚血瘀：心悸、胸胁作痛、水肿尿少为主症，见腹胀痞满、口唇发绀等，舌质紫暗，或有瘀点瘀斑，脉涩或结代。治法：益气活血利水。处方：补阳还五汤和五苓散加减。黄芪、当归、赤芍、地龙、川芎、红花、桃仁、泽泻、白术、茯苓、猪苓、桂枝。水煎服，日一剂。

阳虚水停：喘促尿少水肿，恶寒肢冷，夜尿频，面色苍白等，舌淡，苔白滑，脉沉细。治法：温阳利水。处方：真武汤加减。附子（先煎）、干姜、牛膝、川芎、赤芍、泽泻、白术、猪苓、茯苓。水煎服，日一剂。

寒痰阻肺：心悸咳喘、尿少水肿、痰多质稀或泡沫痰，舌淡暗，脉弦滑。治法：温肺化痰。处方：小青龙汤合葶苈大枣泻肺汤。麻黄、法半夏、赤芍、干姜、桂枝、五味子、细辛、葶苈子（包煎）。水煎服，日一剂。

阴竭阳脱：呼吸喘促、呼多吸少、烦躁不安、张口抬肩、汗出如油，见四肢厥冷或昏厥，舌质紫暗，苔少或无苔，脉微细欲绝。治法：回阳救逆。处方：参附龙骨牡蛎汤。人参（单煎）、附子（先煎）、干姜、麦冬、五味子、龙骨（先煎）、牡蛎（先煎）。水煎服，日一剂。

（2）针灸治疗

主穴：大椎，风门，肺俞。阴虚者加灸关元、神阙、气海；血瘀水阻者加太溪、石门、三阴交等。手法：点刺，不留针。

四、预防与调护

（一）预防

适当运动，改善营养，预防感染。对于有家族史的患者，注意进行筛选，高危风险者应预防心源性猝死。植入心脏起搏器的患者，应在出院后 12 周返院随访，此后 6 至 12 个月随访一次，在邻近电池耗竭时每月随访一次，评估自主心律情况，决定是否更换电池，防止因起搏器电池耗竭而出现心搏骤停。

（二）调护

确诊本病后，应积极配合医生诊疗，采用药物保守治疗应注意定期评估病情，特别是有反复晕厥史的患者，应该注意避免剧烈运动，以及从事高危职业。注意植入起搏器一侧的手臂避免做剧烈活动及负重；尽量避免手机靠近起搏器，尽量使手机与起搏器的距离保持在 15cm 以上。当起搏器受到低频（100Hz 左右）震动时，可能导致感知功能异常，应避免打开引擎盖修理汽车发动机、驾驶摩托车或乘坐剧烈

颠簸的汽车。尽量远离电台发射站、电视发射台、转播

五、中西医结合最新研究进展

（1）生脉散合血府逐瘀汤加减方对气阴两虚、心血瘀阻型慢性心力衰竭患者相关疗效性指标及NT-proBNP、ACR的影响

李光智等[1]对生脉散合血府逐瘀汤加减方对气阴两虚、心血瘀阻型慢性心力衰竭（CHF）患者的相关疗效性指标及N末端B型脑钠肽（NT - proBNP）、尿白蛋白/肌酐比值（ACR）水平的影响进行了研究。将80例气阴两虚、心血瘀阻型CHF患者随机分为对照组和观察组，每组各40例。对照组给予常规西药抗心衰治疗，观察组在对照组的基础上加用生脉散合血府逐瘀汤加减方治疗，疗程为6周。观察2组患者治疗前后心功能指标、血流动力学指标、6min步行距离、血清NT - proBNP及ACR水平的变化情况。结果：（1）心功能方面，治疗后，2组患者的左心室舒张末期内径（LVEDD）、左心室射血分数（LVEF）、左心室收缩末期内径（LVESD）等心功能指标均较治疗前改善（$P<0.05$），且观察组对各项心功能指标的改善作用均明显优于对照组（$P<0.01$）。（2）血流动力学方面：治疗后，2组患者的平均二尖瓣跨瓣压差（MVPG）、左心房平均压（MLAP）、肺动脉平均压（MPAP）等血流动力学指标均较治疗前改善（$P<0.05$），且观察组对各项血流动力学指标的改善作用均明显优于对照组（$P<0.05$或$P<0.01$）。（3）6min步行距离方面，治疗后，2组患者的6min步行距离均较治疗前明显提高（$P<0.01$），且观察组对6 min步行距离的提高幅度明显优于对照组（$P<0.05$）。（4）生化指标方面，治疗后，2组患者的血清NT-proBNP、ACR水平均较治疗前明显降低（$P<0.05$），且观察组对血清NT-proBNP、ACR水平的降低作用均明显优于对照组（$P<0.01$）。因此，认为生脉散合血府逐瘀汤加减方能有效改善气阴两虚、心血瘀阻型CHF患者的各项疗效性指标，降低血清NT - proBNP水平，并可防治CHF患者的早期肾功能损害。

（2）基于“虚气留滞”理论探讨心肌细胞自噬在慢性心力衰竭中的调控机制

心肌细胞自噬在慢性心力衰竭中起关键作用，自噬是吞噬并降解自身细胞质蛋白或细胞器的过程，借此实现细胞本身的代谢需要和某些细胞器的更新。施敏[2]通过梳理慢性心力衰竭的病因病机，心肌细胞自噬在慢性心力衰竭发生发展过程中的重要作用，发现慢性心力衰竭病变乃本虚标实之证，“虚气留滞”是关键病机：虚气不荣、以虚为本，留滞难通、以滞为标。自噬乃气的微观表现，具有祛病邪、维稳态之功。维持心肌细胞的适度自噬，是保证心肌处于稳定状态的重要方法，调控

心肌细胞自噬可防治慢性心力衰竭。中医药具有多靶点、多途径整合调控的优势，基于“虚气留滞”理论，以补虚化滞为法，选方遣药调控心肌细胞自噬，对防治慢性心力衰竭具有重要意义。

参考文献：

[1]李光智，林称心，王转转.生脉散合血府逐瘀汤加减方对气阴两虚、心血瘀阻型慢性心力衰竭患者相关疗效性指标及NT-proBNP、ACR的影响[J].广州中医药大学学报,2023,40（6）:1349-1354.

[2]施敏,魏佳明,袁惠等.基于“虚气留滞”理论探讨心肌细胞自噬在慢性心力衰竭中的调控机制[J].中国中医药信息杂志，2023，30 （12）：6-10.

附：

慢性心力衰竭中西医结合诊疗专家共识：亮点与解读

李金根[1] 徐 浩[2]

1. 北京中医药大学研究生院 2. 中国中医科学院西苑医院心血管病中心

慢性心力衰竭（简称慢性心衰）是各种心脏结构或功能性疾病导致心室射血及（或）充盈功能低下的一种复杂的临床综合征，是各种心脏病发展的终末阶段，其发病率高，病死率高，已发展为21世纪最重要的慢性心血管病症。近年来，国内外很多心衰指南相继颁布，如2012年欧洲心脏病学会（ESC）的《急性和慢性心力衰竭诊断和治疗指南》、2013年美国心脏病学会基金会（ACCF）/美国心脏协会（AHA）的《心力衰竭治疗指南》及2014年中华医学会心血管病学分会和中华心血管病杂志编辑委员会的《中国心力衰竭诊断及治疗指南》，为慢性心衰的规范治疗奠定了基础。

中医中药是心血管病防治的“中国特色”，在改善慢性心衰患者临床症状、生活质量、维持心功能及减少再住院率方面显示有一定优势，但在西医指南中却鲜有提及。在2014年《中国心力衰竭诊断和治疗指南》中，中药被列在有争议、正在研究或疗效不能肯定的药物中。在这种背景下，2014年《慢性心力衰竭中医诊疗专家共识》出台，系统总结归纳了心衰的中医证候特征、辨证分型及治疗，对进一步规范慢性心衰的中医治疗起到了重要作用。然而，中医、西医是两种不同的医学体系，在慢性心衰防治中各有特点，中西医联合治疗心衰在临床实践中并不是两者的简单相加，如何以患者为中心，中西医优势互补、有机结合，是建立有中国特色慢性心衰诊疗方案的关键。基于此，由陈可冀院士、吴宗贵教授牵头，中国中西医结合学会心血管病专业委员会及中国医师协会中西医结合医师分会心血管病学专家委员会在系统评价慢性心衰临床研究证据的基础上，于2015年底完成了《慢性心力衰竭中西医结合诊疗专家共识》（以下简称《共识》）。

《共识》主要包括要点说明、前言、慢性心衰的临床评估、慢性心衰的中医辨证、慢性心衰的治疗5方面内容。其中慢性心衰的临床评估及西医治疗部分是对2014年《中国心力衰竭诊断和治疗指南》内容的精炼，本文不再赘述。现结合《共识》制定的主要思路和亮点作一解读，以期为中医、西医和中西医结合同道们理解、学习和规范应用本《共识》提供参考和借鉴。

（1）病证结合：归纳慢性心衰的核心证候和不同阶段的证候特点

辨证论治是中医的特色优势，但如果单纯强调辨证，由于医者学派不同，患者情况千差万别，临床证型繁杂，很难达成统一，更不便于学习掌握和临床规范化治疗。病证结合、以病统证，将中医整体辨证与西医病生理改变的辨识相结合，在了解西医病的前提下，结合西医病的特征进行中医的整体辨证论治，能更好地把握疾病的发展、演变规律及机体的功能、结构变化特征，有助于提高临床诊疗水平。《共识》充分采纳了2014年《慢性心力衰竭中医诊疗专家共识》中的证候分布规律认识，指出慢性心衰为本虚标实之证，本虚主要指气虚，常兼有阳虚、阴虚；标实则主要指血瘀，其次为水饮、痰浊，反映了慢性心衰“虚”“瘀”“水”的核心病机。

慢性心衰可分为左心衰、右心衰、全心衰，也可分为射血分数降低的心衰（收缩性心衰）和射血分数保留的心衰（舒张性心衰），原发病可分为冠心病、高血压、风心病、肺心病、扩心病等，发展阶段也可分为A、B、C、D4期。不同类型或阶段的慢性心衰，其证候有无不同特点，这些都是在“病证结合”理念指导下值得探索的问题。通过文献检索，尽管发现一些相关报道，但不同类型及不同原发病的慢性心衰目前尚难以形成公认的证候规律认识，有待进一步深入研究。本《共识》仅对慢性心衰A、B、C、D4个不同阶段证候特点进行了梳理和归纳：A、B阶段时患者尚无心衰的临床表现，故其证候以原发病的证候，但B期已发展成结构性心脏病，强调了心气虚证；进展至临床心衰即阶段C时，其核心证候则为气虚血瘀证，常兼见水饮、痰浊证；病情进一步发展至难治性终末期心衰阶段时，其核心证候虽仍以气虚血瘀证为主，但程度加重，更常兼见阳虚、水饮，为临床分阶段论治慢性心衰提供了依据。

（2）证候诊断：证素诊断与复合证型相结合，宏观微观辨证相结合

证候诊断是辨证论治的前提，也是病证结合提高临床疗效的关键环节。目前临床上常用的中医证候诊断模式主要包括传统的复合证型诊断模式和证候要素诊断模式2种。其中复合证型诊断模式优点是可以突出主要证型，便于记忆掌握，例如将眩晕分为气血亏虚、肝阳上亢、肾精不足、痰浊中阻4型，包含了临床实践中眩晕常见的几个证型；但该方法较为机械，难以完全满足临床需求，如肝阳化风、挟痰上扰应归属于哪一型？且复合证型诊断标准往往存在争议，统一标准的制定有一定难度。证候要素诊断模式认为证素是辨证的基本要素，是通过对症状、体征等的辨识而确定的病性和病位，是辨证论治的核心和关键。与复合证型相比，单一证候要素诊断标准易于制定，临床实际操作时可通过不同组合形式衍生出多种复合证型，如气虚血瘀、气虚血瘀痰阻、气阴两虚痰瘀互阻等，从而执简驭繁，适应复杂的临床状况，缺点是组合形式较多，不能突出主要证型。本共识将两种诊断模式优势互补、有机结合，以本虚标实为纲，列出了慢性心衰气虚证、阳虚证、阴虚证、血瘀证、痰浊证、水饮证6个证候要素的诊断标准，同时在主要证型中介绍了临床最常见的复合证型——气虚血瘀证、阳气亏虚血瘀证、气阴两虚血瘀证，既便于临床操作，又能适合复杂的临床状况及个体化治疗的需求。

传统中医辨证相关指标主要包括一些宏观表征，如症状、体征、舌象、脉象等。现代医学理化检查进一步延伸和拓宽了中医四诊的视野，将其结果纳入中医辨证体系中，宏观微观辨证相结合，是中西医有机结合的重要体现。如1986年由中国中西医结合学会活血化瘀专业委员会制定的血瘀证诊断标准中，即将理化检查如微循环障碍、血液黏稠度增加、血流动力学障碍等列入了血瘀证的诊断标准中[8]，开宏观微观辨证相结合制定证候诊断标准的先河。本《共识》证候诊断标准也采用了宏观微观辨证相结合的原则，如将胸片显示肺淤血，凝血检测异常等检查结果列入慢性心衰“血瘀证”的诊断标准之中，胸/腹水列入慢性心衰“水饮证”的诊断标准之中，都为临床医生提供了更为直观的辨证依据，使诊断标准更加客观化。随着研究的深入和专家认识趋同，左室射血分数降低、缓慢性心律失常等现代医学检查结果还可能成为慢性心衰“气虚证”“阳虚证”的辨证依据，从而大大丰富中医证候诊断指标。

（3）药物治疗：注重临床实用性，参考现代药理研究结果及中西药相互作用

慢性心衰患者可以表现为急性加重期、缓解期、稳定期等不同阶段，临床常需根据病情的轻重缓急及患者的偏好给予不同剂型的药物。本《共识》充分考虑到上述实际情况，对慢性心衰常见证候都给出了代表方（汤剂）、中成药及静脉注射制剂等3种药物剂型的推荐，如气虚血瘀证推荐的代表方为桂枝甘草汤、保元汤加减，中成药为芪参益气滴丸（推荐用于冠心病），心衰急性加重推荐用黄芪注射液；阳气亏虚血瘀证推荐的代表方为参附汤、四逆汤加减，中成药为芪苈强心胶囊、参附强心丸、心宝丸，心衰急性加重推荐用参附注射液、心脉隆注射液；气阴两虚血瘀证推荐的代表方为生脉散加味，中成药为生脉胶囊、生脉饮口服液、补益强心片，心衰急性加重推荐用生脉注射液、注射用益气复脉，非常切合临床实际。

近年来，中药药理学研究成果丰硕，尤其是单味中药的药理学研究，如桂枝的现代药理研究显示其有抗凝、抗血小板、利尿等多种作用。将这些现代药理研究成果纳入临床实践中，是对传统中药功效的延伸，是中西医有机结合的另一种形式。本《共识》在文献分析基础上，总结归纳了慢性心衰临床常用的单味中药，并参考现代药理学研究结果将这些药物分为强心、利尿、扩血管和抑制心室重塑几类，使临床医生在中药选择上更有针对性，尤其便于西医的理解和使用。《共识》中还建议在心衰的B阶段时可加用一些具有潜在逆转心室重塑作用的中药如丹参、黄芪、西洋参、三七等，以发挥防治心衰发生发展的作用。当然，需要强调的是，临床实践中应用现代药理研究结果不能按图索骥，而应在辨证指导下进行，才能取得更好的临床疗效。

慢性心衰是多种心血管疾病发生发展的终末阶段，又常合并糖尿病、肾脏疾病等疾病，治疗时多联合应用数种西药。同时，临床试验结果表明，在常规应用西药的基础上加用中药能够明显改善慢性心衰患者的临床症状和生活质量，并减少再住院率。因此临床实践中常在规范应用西药的基础上联合应用中药，以进一步提高临床疗效。此时中西药相互作用就成为无法回避的话题，是增效？减毒？还是减效？增加不良反应？这些都是临床需要关注的问题。《共识》在总结现有研究结果基础上，列出了心衰治疗中有潜在相互作用的中西药物，以期更好地指导临床，在提高疗效的基础上减少可能的不良反应。如《共识》中指出心衰常用药物地高辛与麻黄联用时，后者可能增加地高辛的心脏毒性，而与当归合用时则可对抗地高辛所致的心律失常。另外共识还指出葶苈子、苦参、知母、升麻、麻黄等药物中被测出含有地高辛成分，尽管这些药物与洋地黄类合用时是否产生药物不良反应尚不清楚，但对临床联用时还是有一定参考价值。当然，对于共识中列出的具有潜在相互作用的中西药物，并不代表在临床联合应用时就是绝对禁忌的，而是起到一个提示作用，如地高辛与麻黄联用时，后者可能增加地高辛的心脏毒性，因此在联用时应加强临床观察和必要的血药浓度监测，以及时发现和处理潜在的不良反应。

（4）推荐用药：按照循证医学原则对证据水平较高者给予优先推荐

近年来，中医药防治慢性心衰的临床研究逐渐增多，但多中心、大样本、设计严谨、以临床硬终点为评价指标的临床试验还不多，因此制定慢性心衰临床实践指南为时尚早。尽管如此，《共识》在推荐中成药时仍是按照循证医学的原则、建立在证据等级水平较高较多的基础之上的。如临床研究表明，在常规治疗基础上加用芪苈强心胶囊可显著降低心衰患者的替代终点指标 N 端脑钠肽前体（N-terminal pro-brain natri-uretic peptide, NT-proBNP）水平，提高 6 分钟步行距离（6-min walking distance, 6MWD）和左室射血分数（left ventricular ejection fraction, LVEF)，显著改善心功能和生活质量。尽管该研究应用的是替代终点指标，但采用了多中心、随机、双盲、安慰剂对照试验设计，证据水平较高。又如芪参益气滴丸治疗慢性心衰患者随机对照试验的系统评价结果显示，在西药常规治疗的基础上加用芪参益气滴丸可以降低心衰患者的再住院率和病死率，改善患者心功能，增加 LVEF 和 6MWD；多中心、随机、双盲、安慰剂对照试验及包括 8 个随机对照试验的 Meta 分析皆表明在常规治疗基础上加用心脉隆注射液，可进一步降低 BNP 水平，增加 LVEF 和 6MWD。其他如生脉注射液或生脉饮口服液、参附注射液、参麦注射液等证据水平都相对较高，因此在《共识》中给予了优先推荐。

总之，本《共识》以病证结合为切入点，在系统评价慢性心衰临床研究基础之上，参照目前已有的共识或指南，经专家论证制订而成，是一部有中国特色的慢性心衰诊疗共识，旨在为临床医师提供适合于大多数慢性心衰患者的中西医结合诊疗策略，进一步提高慢性心衰的临床疗效。《共识》的制定充分体现了中西医结合优势互补的理念，反映了慢性心衰治疗中西医结合领域的最新进展，实用性强，具有很高的指导价值。相信随着临床实践发展以及新的证据不断出现，本《共识》将会进一步更新和完善，在我国慢性心衰的规范化治疗中发挥越来越重要的作用。

参考文献（略）

慢性心力衰竭中医诊疗指南（2022 年）

中华中医药学会慢性心力衰竭中医诊疗指南项目组

心力衰竭（简称“心衰”）是各种心脏疾病的严重或终末阶段，尽管现代医学诊疗策略不断更新，但患者死亡和再住院率仍居高不下，且患者的生活质量低下。心衰临床可分为慢性心衰和急性心衰，目前中医药在慢性心衰的治疗中应用尤为广泛，且临床实践提示具有显著的临床特色和疗效优势。2014 年发布的《慢性心力衰竭中医诊疗专家共识》规范了慢性心衰的中医辨证治疗，2018 年发布的《中国心力衰竭诊断和治疗指南 2018》将中医药列为慢性心衰治疗的推荐意见，提示中西医结合已成为我国慢性心衰治疗的基本模式。近年来中医药治疗慢性心衰的有效性和安全性证据不断积累，为进一步规范中医药在慢性心衰诊疗中的合理应用，本项目组依据相关指导性技术文件完成《慢性心力衰竭中医诊疗指南（2022 年）》的制定。

《慢性心力衰竭中医诊疗指南（2022 年）》经中华中医药学会立项，于 2022 年 11 月 14 日发布，团体标准编号：T/CACM 1418-2022。本指南以慢性心衰的中医诊断和治疗为主要内容，检索相关的随机对照试验（randomized controlled trial,RCT）和 Meta 分析等质量较高的临床研究文献，严格甄选并形成现阶段最佳证据体，采用 GRADE 工作组推出的证据质量分级体系和推荐强度标准将证据质量分为高（A）、中（B）、低（C）、极低（D）四个级别，将推荐强度分为强推荐与弱推荐⑥，从而制定出能体现中医药学特点的慢性心衰诊断、治疗、预防与调摄建议，用于指导临床医师规范地进行慢性心衰的中医诊疗活动。本指南制定方法详见附件（请扫描本文二维码获取）。

1. 范围

本指南提出了慢性心衰的辨证分型、中医药疗法、预防与调摄建议，适用于 18 周岁以上慢性心衰患者，适合各级医院及社区卫生服务中心的中医医师、中西医结合医师、西医医师使用。

2. 术语和定义

心力衰竭是多种原因导致心脏结构和/或功能的异常改变，使心室收缩和/或舒张功能发生障碍，从而引起的一组复杂临床综合征。根据发生时间和速度，心衰可分为慢性心衰和急性心衰。多数急性心衰患者经住院治疗后症状部分缓解，可转为慢性心衰；慢性心衰患者常因各种诱因急性加重，而需住院治疗。

3. 病因病机

慢性心衰归属于中医学“心衰”的范畴，年老久病、禀赋异常、外邪侵袭、饮食不节、情志失调、劳逸失度等是其主要致病因素。心衰的病理性质总属本虚标实，多见虚实夹杂。本虚为气、血、阴、阳亏虚，常以气虚为主，兼有阴虚、阳虚，可气损及阴而致气阴两虚，或气损及阳而致阳气亏虚、阴损及阳致阴阳两虚，甚至阴竭阳脱，标实以血瘀为主，常兼痰、饮等，与气血阴阳虚损相互影响，促进了心衰病情急慢转化。总之，本虚是心衰的基本要素，决定了心衰的发展趋势；标实是心衰的变动因素，影响着心衰的病情变化，本虚和标实的消长决定了心衰发展演变。

4.临床诊断

4.1 西医诊断

西医诊断标准参照《中国心力衰竭诊断和治疗指南 2018》，根据左室射血分数（left ventricularejection fraction,LVEF），分为射血分数降低的心衰（heart failure with reduced ejection fraction,HFrEF）（LVEF<40%）、射血分数中间值的心衰（heartfailure with mid-range ejection fraction, HFmrEF）（40%≤LVEF<50%）、射血分数保留的心衰（heartfailure with preserved ejection fraction, HFpEF）（LVEF≥50%）。

4.2 中医辨证

中医基本证候特征可用气虚血瘀概括，在此基础上本虚可有阴虚、阳虚，甚至发生阴阳两虚、阴竭阳脱，标实兼有痰饮。参考《慢性心力衰竭中医诊疗专家共识》，分为气虚血瘀证、气阴两虚血瘀证、阳气亏虚血瘀证 3 种基本证型，各基本证型均可兼痰饮。

4.2.1 气虚血瘀证

主症：气短/喘息，乏力，心悸。次症：1）倦怠懒言，活动易劳累；2）白天无明显原因而不自主地出汗，活动后加重；3）语声低微；4）面色或口唇紫暗。舌脉：舌质紫暗（或有瘀斑、瘀点或舌下脉络迂曲青紫），舌体不胖不瘦，苔白，脉沉、细或虚无力。

4.2.2 气阴两虚血瘀证

主症：气短/喘息，乏力，心悸。次症：1）口渴或咽干；2）白天无明显原因而不自主地出汗且活动后加重，或睡眠中汗出异常而醒来后汗出停止；3）手足心发热；4）面色或口唇紫暗。舌脉：舌质暗红或紫暗（或有瘀斑、瘀点或舌下脉络迂曲青紫），舌体瘦，少苔，或无苔，或剥苔，或有裂纹，脉细数无力或结代。

4.2.3 阳气亏虚血瘀证

主症：气短/喘息，乏力，心悸。次症：1）害怕寒冷和（或）喜欢温暖；2）胃脘/腹/腰/肢体部位具有寒冷的感觉；3）身体感觉寒冷，同时伴有出汗的症状；4）

面色或口唇紫暗。舌脉：舌质紫暗（或有瘀斑、瘀点或舌下脉络迂曲青紫），舌体胖大，或有齿痕，脉细、沉、迟无力。

以上 3 种证型分别具备主症 2 项、次症 2 项，结合舌脉，即可辨证。若伴有咳嗽/咯痰、胸满/腹胀、面浮/肢肿、小便不利中任意 1 项，同时具有舌苔润滑或腻、脉滑的表现，可辨证为兼痰饮。

5.临床治疗与推荐意见

基于现有研究文献，中医药治疗 HFmrEF 尚缺乏充分的研究证据，故本指南仅针对 HFrEF 和 HFpEF 提出推荐意见，HFmrEF 的中医辨治可参考 HFrEF。

5.1HFrEF

5.1.1 气虚血瘀证

治疗原则：益气活血。

1）中药汤剂：补阳还五汤加减（证据级别：C 级，推荐强度：弱推荐）。药物组成：黄芪、当归、赤芍、地龙、川芎、红花、桃仁；治疗期间可随症加减。影响结局：可提高患者 LVEF。

2）口服中成药：芪参益气滴丸（证据级别：A 级，推荐强度：强推荐）。用法用量：口服，餐后 30min 服用，每次 1 袋（每袋 0.5g），每日 3 次，或遵医嘱。影响结局：可改善患者中医证候、心功能分级[（纽约心脏协会（New York Heart Association, NYHA）心功能分级]，提高运动耐量[6 分钟步行距离（6-minute walk distance, 6MWD）]、LVEF，降低 B 型利钠肽（brain natriuretic peptide, BNP）或 N 末端 B 型利钠肽原（N-terminal pro-brain natri-uretic peptide, NT-proBNP）水平、心衰再住院率。

3）中药静脉制剂：黄芪注射液（证据级别：B 级，推荐强度：弱推荐）。用法用量：静脉滴注，每次 10～20ml（用 5%葡萄糖注射液 250ml 稀释后使用），每日 1 次，或遵医嘱。影响结局：可改善患者生活质量、NYHA 心功能分级，提高 LVEF。

5.1.2 气阴两虚血瘀证

治疗原则：益气养阴活血。

1）中药汤剂：生脉散合血府逐瘀汤加减（证据级别：C 级，推荐强度：弱推荐）。药物组成：人参、麦冬、五味子、生地黄、当归、赤芍、川芎、红花、桃仁、牛膝、枳壳、桔梗、柴胡、甘草；治疗期间可随症加减。影响结局：可改善患者 NYHA 心功能分级，提高运动耐量（6MWD）、LVEF。

2）口服中成药：补益强心片（证据级别：C 级，推荐强度：弱推荐）。用法用量：口服，每次 4 片（每片 0.3g），每日 3 次。影响结局：可改善患者生活质量，提高运动耐量（6MWD），降低心衰再住院率。

3）中药静脉制剂：生脉注射液（证据级别：B 级，推荐强度：强推荐）/参麦注射液（证据级别：B 级，推荐强度：弱推荐）/注射用益气复脉（冻干）（证据级别：C 级，推荐强度：弱推荐）。① 生脉注射液。用法用量：静脉滴注，每次 20～60ml（用 5%葡萄糖注射液 250ml 稀释后使用），或遵医嘱。影响结局：可改善患者中医证候、NYHA 心功能分级，提高运动耐量（6MWD）、LVEF，降低 BNP 水平。② 参麦注射液。用法用量：静脉滴注，每次 20～100ml（用 5%葡萄糖注射液 250ml 稀释后使用），或遵医嘱。影响结局：可改善患者 NYHA 心功能分级，提高运动耐量（6MWD）、LVEF，降低 BNP/NT-proBNP 水平。③ 注射用益气复脉（冻干）。用法用量：静脉滴注，每次 8 瓶（每瓶 0.65g，用 5ml 注射用水溶解），每日 1 次，用 5%葡萄糖注射液 250ml 稀释后使用，每分钟约 40 滴，或遵医嘱。影响结局：可改善患者生活质量、NYHA 心功能分级，提高运动耐量（6MWD）、LVEF，降低 BNP 水平。

5.1.3 阳气亏虚血瘀证

治疗原则：益气温阳活血。

1）中药汤剂：真武汤加减（证据级别：C 级，推荐强度：强推荐）/苓桂术甘汤加减（证据级别：D 级，推荐强度：弱推荐）/真武汤合血府逐瘀汤加减（证据级别：C 级，推荐强度：弱推荐）/五苓散加减（证据级别：C 级，推荐强度：弱推荐）/真武汤合桃红四物汤加减（证据级别：D 级，推荐强度：弱推荐）。① 真武汤。药物组成：炮附片（先煎）、茯苓、白药、白术、生姜；治疗期间可随症加减。影响结局：可改善患者生活质量、中医证候，提高 LVEF，降低 NT-proBNP 水平。② 苓桂术甘汤。药物组成：茯苓、桂枝、白术、甘草；治疗期间可随症加减。影响结局：可改善患者生活质量、NYHA 心功能分级，提高运动耐量（6MWD）、LVEF，降低 BNP/NT-proBNP 水平。③ 真武汤合血府逐瘀汤。药物组成：炮附片（先煎）、茯苓、白芍、生姜、白术、生地黄、当归、赤芍、川芎、红花、桃仁、牛膝、枳壳、桔梗、柴胡、甘草；治疗期间可随症加减。影响结局：可提高患者 LVEF，降低 NT-proBNP 水平。④ 五苓散。药物组成：桂枝、茯苓、泽泻、白术、猪苓；治疗期间可随症加减。影响结局：可提高患者运动耐量（6MWD）、LVEF，降低 BNP/NT-proBNP 水平。⑤ 真武汤合桃红四物汤。药物组成：炮附片（先煎）、茯苓、白芍、生姜、白术、熟地黄、白芍、当归、川芎、红花、桃仁；治疗期间可随症加减。影响结局：可改善患者 NYHA 心功能分级。

2）口服中成药：芪苈强心胶囊（证据级别：A 级，推荐强度：强推荐）/心宝丸（证据级别：B 级，推荐强度：弱推荐）/参附强心丸（证据级别：C 级，推荐强度：弱推荐）。① 芪苈强心胶囊。用法用量：口服，每次 4 粒（每粒 0.3g），每日 3 次。影响结局：可改善患者生活质量、NYHA 心功能分级，提高运动耐量（6MWD）、LVEF，降低 BNP/NT-proBNP 水平、心衰再住院率。② 心宝丸。用法用量：口服，NYHA 心功能 I 级、II 级、III级每次分别服用 2 丸（每丸 60mg）、4 丸、6 丸，每日 3 次；在心功能正常后改为日维持量 60～120mg。影响结局：可提高患者运动耐量（6MWD）、LVEF，降低 BNP 水平。③ 参附强心丸。用法用量：口服，每次 2 丸（每丸 3g），每日 2 或 3 次。影响结局：可改善患者生活质量、中医证候，提高运动耐量（6MWD）、LVEF，降低 NT-proBNP 水平。

3）中药静脉制剂：参附注射液（证据级别：C 级，推荐强度：强推荐）/心脉隆注射液（证据级别：C 级，推荐强度：强推荐）。① 参附注射液。用法用量：静脉滴注，每次 20～100ml（用 5%～10%葡萄糖注射液 250ml 稀释后使用），或遵医嘱。影响结局：可改善患者生活质量、中医证候、NYHA 心功能分级，提高运动耐量（6MWD）、LVEF，降低 BNP/NT-proBNP 水平、全因死亡率。② 心脉隆注射液。用法用量：静脉滴注，每次 5mg/kg（加 5%葡萄糖注射液或 0.9%氯化钠注射液 200ml，滴速 20～40 滴/min），每日 2 次，2 次之间间隔 6h 以上，或遵医嘱。影响结局：可改善患者生活质量、NYHA 心功能分级，提高运动耐量（6MWD）、LVEF，降低 BNP/NT-proBNP 水平。

辨证为气虚血瘀证、气阴两虚血瘀证、阳气亏虚血瘀证中任一证型的 HFrEF 患者，若兼痰浊，可在推荐的中药汤剂基础上加瓜蒌皮、薤白、清半夏、陈皮、苦杏仁等；若兼水饮，可加葶苈子、茯苓皮、猪苓、泽泻、车前子（草）、大腹皮、冬瓜皮、南五加皮等；若痰饮化热，可加黄芩、黄连、竹茹、桑白皮等。

5.2 HFpEF

5.2.1 气虚血瘀证

治疗原则：益气活血。

口服中成药：芪参益气滴丸（证据级别：C 级，推荐强度：强推荐）。用法用量：口服，餐后 30min 服用，每次 1 袋（每袋 0.5g），每日 3 次，或遵医嘱。影响结局：可改善患者中医证候、NYHA 心功能分级，提高运动耐量（6MWD）、舒张早期二尖瓣峰值速度/舒张晚期二尖瓣峰值速度（E/A）值，降低 BNP/NT-proBNP 水平、舒张早期二尖瓣瓣口血流峰值速度/二尖瓣环舒张早期运动速度（E/e'）值。

5.2.2 气阴两虚血瘀证

治疗原则：益气养阴活血。

1）中药汤剂：养阴舒心方（自拟方）加减（证据级别：C 级，推荐强度：弱推荐）。药物组成：黄精、山萸肉、麦冬、丹参、鳖甲、地龙、清半夏、瓜蒌皮、黄连、枳壳；治疗期间可随症加减。影响结局：可改善患者生活质量、中医证候。

2）中药静脉制剂：参麦注射液（证据级别：B 级，推荐强度：强推荐）。用法用量：静脉滴注，每次 20～100ml（用 5%葡萄糖注射液 250ml 稀释后使用），或遵医嘱。影响结局：可改善患者 NYHA 心功能分级，提高运动耐量（6MWD）、E/A 值，降低 BNP 水平。

5.2.3 阳气亏虚血瘀证

治疗原则：益气温阳活血。

1）中药汤剂：真武汤加减（证据级别：C 级，推荐强度：弱推荐）/苓桂术甘汤加减（证据级别：D 级，推荐强度：弱推荐）/苓桂术甘汤合血府逐瘀汤加减（证据级别：C 级，推荐强度：弱推荐）。① 真武汤。药物组成：炮附片（先煎）、茯苓、白芍、白术、生姜；治疗期间可随症加减。影响结局：可改善患者生活质量、中医证候、NYHA 心功能分级，提高 E/A 值，降低 BNP 水平。② 苓桂术甘汤。药物组成：茯苓、桂枝、白术、甘草；治疗期间可随症加减。影响结局：可改善患者生活质量，提高运动耐量（6MWD），降低 BNP 水平。③ 苓桂术甘汤合血府逐瘀汤。药物组成：桂枝、茯苓、白术、生地黄、当归、赤芍、川芎、红花、桃仁、牛膝、枳壳、桔梗、柴胡、甘草；治疗期间可随症加减。影响结局：可改善患者中医证候，提高运动耐量（6MWD），降低 NT-proBNP 水平。

2）口服中成药：芪苈强心胶囊（证据级别：B 级，推荐强度：强推荐）。用法用量：口服，每次 4 粒（每粒 0.3g），每日 3 次。影响结局：可改善患者生活质量、NYHA 心功能分级，提高运动耐量（6MWD）、E/A 值，降低 BNP/NT-proBNP 水平、E/e' 值。

3）中药静脉制剂：参附注射液（证据级别：C 级，推荐强度：强推荐）/心脉隆注射液（证据级别：B 级，推荐强度：弱推荐）。① 参附注射液。用法用量：静脉滴注，每次 20～100ml（用 5%～10%葡萄糖注射液 250ml 稀释后使用），或遵医嘱。影响结局：可改善患者中医证候，降低 BNP/NT-proBNP 水平、E/e'值。② 心脉隆注射液。用法用量：静脉滴注，每次 5mg/kg（加 5%葡萄糖注射液或 0.9%氯化钠注射液 200ml，滴速 20～40 滴/min），每日 2 次，2 次之间间隔 6h 以上，或遵医嘱。影响结局：可提高患者运动耐量（6MWD）、LVEF，降低 BNP 水平。

辨证为气虚血瘀证、气阴两虚血瘀证、阳气亏虚血瘀证中任一证型的 HFpEF 患者，若兼痰浊，可在推荐的中药汤剂基础上加瓜蒌皮、薤白、清半夏、陈皮、苦杏仁等；若兼水饮，可加葶苈子、茯苓皮、猪苓、泽泻、车前子（草）、大腹皮、冬瓜皮、南五加皮等；若痰饮化热，可加黄芩、黄连、竹茹、桑白皮等。

6. 预防与调摄

6.1 预防调护

慢性心衰重在预防，预防的根本措施是积极治疗原发疾病，如高血压病、冠心病心绞痛、心肌梗死、心律失常等，消除导致慢性心衰的各种诱发因素。应合理休息，适当活动；避免七情过极，注意精神调摄；避免受凉感冒；避免不良刺激；饮食要清淡，忌膏粱厚味、暴饮暴食。

6.2 康复调摄

重度心衰患者应严格限制下床活动，卧床体位以半卧位为宜；轻中度心衰患者可进行适当的康复运动训练，鼓励并指导进行不加重心衰的日常体力活动。

对于所有证型的患者，推荐在西医常规治疗基础上进行太极拳或八段锦锻炼（证据级别：C 级，推荐强度：弱推荐）。太极拳可改善 HFrEF 患者的生活质量，提高运动耐量（6MWD）、LVEF，降低 BNP 水平；改善 HFpEF 患者的生活质量、NYHA 心功能分级，提高运动耐量（6MWD）、LVEF，降低 BNP 水平。八段锦可改善 HFrEF 患者生活质量，提高运动耐量（6MWD）、LVEF；降低 HFpEF 患者 BNP 水平。运动量为每日 1 次，每次 30～60min，疗程至少 12 周；可根据个人耐受程度从低运动量开始，随疗程逐渐增加至常规运动量。

对于阳气亏虚血瘀证患者，推荐在西医常规治疗基础上联合使用三伏贴（证据级别：C 级，推荐强度：弱推荐）。三伏贴可改善心衰患者生活质量、NYHA 心功能分级，提高运动耐量（6MWD），降低 NT-proBNP 水平。药物组成：党参 30g、黄芪 30g、丹参 30g、红花 30g、炮附片 30g、商陆 30g、葶苈子 30g、三七 15g。使用方法：上药研磨成粉，用新鲜的生姜汁调匀成膏状，取适量置于治疗贴上，敷贴于膻中、神阙及双侧内关、心俞、厥阴俞、肾俞等穴位；使用时间：从三伏天第一天开始进行敷贴，隔日敷贴 1 次，每次敷贴 4～6h，直至出伏，敷贴时间根据个体差异可以进行适当调整。

7 指南推荐意见简表

《慢性心力衰竭中医诊疗指南（2022）》推荐意见简表见表 1。

8 发布与更新计划

本指南经中华中医药学会组织专家进行会议审查、审批后，以正式出版物形式公开发布。

更新周期定为 2～3 年，依据临床研究的进展和技术方法的进步，对本指南进一步补充、修订、更新。更新所遵循的标准为以下任意一条：1）指南发表后有新的相关证据出现；2）证据变化对指南推荐意见产生影响；3）指南推荐意见的强度发生变化。

表 1 《慢性心力衰竭中医诊疗指南 （2022 年）》推荐意见简表

证型分类	症状及舌脉	射血分数降低的心力衰竭[c]（LVEF＜40%）	射血分数保留的心力衰竭（LVEF≥50%）
气虚血瘀证[a]	主症：气短/喘息，乏力，心悸。 次症：① 倦怠懒言，活动易劳累；② 白天无明显原因而不自主地出汗，活动后加重；③ 语声低微；④ 面色或口唇紫暗。 舌脉：舌质紫暗（或有瘀斑、瘀点或舌下脉络迂曲青紫），舌体不胖不瘦，苔白，脉沉、细或虚无力	中药汤剂：补阳还五汤加减（2C） 口服中成药：芪参益气滴丸（1A） 中药静脉制剂：黄芪注射液（2B） 中医康复运动：八段锦（2C）/太极拳（2C）	口服中成药：芪参益气滴丸（1C） 中医康复运动：太极拳（2C）/八段锦（2C）
气阴两	主症：气短/喘息，	中药汤剂：生	中药汤剂：养

虚血瘀证[a)]	乏力，心悸。 次症：① 口渴或咽干；② 白天无明显原因而不自主地出汗且活动后加重，或睡眠中汗出异常而醒来后汗出停止；③ 手足心发热；④ 面色或口唇紫暗。 舌脉：舌质暗红或紫暗（或有瘀斑、瘀点或舌下脉络迂曲青紫），舌体瘦，少苔，或无苔，或剥苔，或有裂纹，脉细数无力或结代。	脉散合血府逐瘀汤加减（2C） 口服中成药：补益强心片（2C） 中药静脉制剂：生脉注射液（1B）/参麦注射液（2B）/注射用益气复脉（冻干）（2C） 中医康复运动：八段锦（2C）/太极拳（2C）	阴舒心方加减（2C） 中药静脉制剂：参麦注射液（1B） 中医康复运动：太极拳（2C）/八段锦（2C）
阳气亏虚血瘀证[a)]	主症：气短/喘息，乏力，心悸。 次症：① 害怕寒冷和（或）喜欢温暖；② 胃脘/腹/腰/肢体部位具有寒冷的感觉；③ 身体感觉寒冷，同时伴有出汗的症状；④ 面色或口唇紫暗。 舌脉：舌质紫暗（或有瘀斑、瘀点或舌下脉络迂曲青紫），舌体胖大，或有齿痕，脉细、沉迟无力。	中药汤剂：真武汤（C）/苓桂术甘汤（2D）/真武汤合血府逐瘀汤（2C）/五苓散（2C）/真武汤合桃红四物汤加减（2D） 口服中成药：芪苈强心胶囊（1A）/心宝丸（2B）/参附强心丸（2C） 中药静脉制剂：参附注射液（1C）/心脉隆注射液（1C） 中医康复运	中药汤剂：真武汤（2C）/苓桂术甘汤（2D）/苓桂术甘汤合血府逐瘀汤加减（2C） 口服中成药：芪苈强心胶囊（ 1B）中药静脉制剂：参附注射液（1C）/心脉隆注射液（2B 中医康复运动：太极拳（2C）/八段锦（2C） 穴位敷贴：三伏贴（2C）

		动：八段锦（2C）/太极拳（2C） 穴位敷贴：三伏贴（2C）
兼痰饮[b)]	症状：咳嗽/咳痰，胸满/腹胀，面浮/肢肿，小便不利。 舌脉：舌苔润滑或腻，滑脉。	中药汤剂加减用药方案：兼痰浊者，加瓜蒌、薤白、清半夏、陈皮、苦杏仁等；兼水饮者，加葶苈子、茯苓皮、猪苓、泽泻、车前子（草）、大腹皮、冬瓜皮、南五加皮等；若痰饮化热，可加黄芩、黄连、竹茹、桑白皮等。

注：LVEF：左室射血分数；推荐强度分为 1（强推荐）、2（弱推荐）；证据质量等级分为 A（高质量）、B（中质量）、C（低质量）、D（极低质量）。a），具备主症 2 项，次症 2 项，结合舌脉，即可诊断；b），具备症状 1 项，结合舌脉，即可诊断；c），射血分数中间值的心力衰竭可参考应用。

附：专家委员会与工作组名单（略）

参考文献（略）

第十六章　心律失常

第一节　窦性心动过速

窦性心动过速又名心动过速，是一种常见的窦性心律失常，是指成人窦性心律的频率超过 100 次/min 以上，属于祖国医学中的“心悸”“怔忡”范畴。窦性心动过速的患者常会出现明显的心悸症状，可伴有气短、胸痛、胸闷等症状。可由多种原因引起。生理状态下可因运动、焦虑、情绪激动引起，也可发生在应用肾上腺素、异丙肾上腺素等药物之后。在发热、血容量不足、贫血、甲亢、呼吸功能不全、低氧血症、低钾血症、心衰等其他心脏疾患时极易发生。

一、病因和发病机制

（一）现代医学对窦性心动过速病因和发病机制的认识

迷走神经张力降低或交感神经兴奋性加强均能引起之。生理性因素包括情绪激动、体力劳动、运动、进食、饮酒、喝茶或咖啡等。病理性因素如贫血、发热、血容量不足、缺氧、感染、休克、甲状腺功能亢进、心功能不全、心肌炎等。另外麻黄素、肾上腺素、异丙肾上腺素、阿托品等药物也可引起窦性心动过速。

从电生理概念出发，凡能使窦房结起搏细胞舒张期（4 相）自动除极化的速度加快，坡度变陡，最大舒张期膜电位水平上移（负值减小）或阈电位水平下移（负值增大）的因素，均可使窦房结自律性增高，引起窦性心动过速。其中窦房结舒张期自动除极化上升速度加快是引起窦性心动过速的主要因素。窦房结起搏细胞膜钙孔道激活开放的程度越大，钙内流速度越快，4 相上升速度也越快。此外细胞膜内外钙离子的浓度差及其他离子的变化，也在窦性心动过速中起着重要作用。

（二）中医学对窦性心动过速病因病机的认识

（1）病因

本病的病因很多，主要有外邪侵袭、七情刺激、饮食不节、体质虚弱等。其病位在心，但与其他脏腑密切相关。心失所养、心脉瘀阻、脏腑功能失调是其基本病变，心悸、怔忡、脉律失常是其共同表现。现将其常见病因病机概述如下。

外邪侵袭：外邪之中以热毒之邪以及风寒湿热之邪最易犯心。温邪上受，首先犯肺，病邪可以顺传由卫入气，由气入营血，热传心脉，心脉受邪而致病；温邪上受亦可以逆传直犯于心或者由于热邪羁留不去，耗伤气阴，内损于心而成本病。风寒湿热之邪亦可合而为痹，痹阻于经脉、肌肉、关节的病邪，在一定条件下也可内犯于心，正如《黄帝内经》指出的“脉痹不已，复感于邪，内舍于心。”

七情刺激：七情太过可以致病，可以伤心。除过喜可以直接伤心之外，过于忧愁思虑可以损伤脾胃，脾胃虚弱则聚湿成痰；郁怒伤肝，木盛化火，火热灼津，炼津为痰。肝郁脾困或肝郁脾虚，亦会引起湿聚痰生。痰阻气机，血脉不畅，心失所养而发病。

饮食不节：饮食不节，过食膏粱厚味、醇酒乳酪，损伤脾胃，脾胃失健，痰湿由生，痰浊上扰心肺或阻碍气机，痹阻脉道，发为本病。

体质虚弱：体质虚弱的原因有先天禀赋不足，也有因年老体弱，心脉不通，或因病体虚弱，心失所养。此外也有因服药不当，损害于心而发病者。

上述病因均可直接或间接损伤于心，全心之气血、阴阳亏虚，或全心之血脉痹阻，心失濡养而发生心悸、怔忡、脉律失常。

（2）病机

本病的临床表现很多，但不外虚实两端，虚证之中通常有心气不足、心血不足、心气阴两虚、心阳不足、心阳虚脱、心神不宁等；实证之中通常有痰扰心脉、心脉瘀阻等。证型可以变化发展，心气不足，帅血无力，可以造成心脉瘀阻；痰浊血瘀可以阻塞脉道，令心失濡养，心气不足，心血不通，气阴两虚，心阳不足，甚至心阳虚脱。本病的基本证型可以单独出现，但更多的是混合相见。因此心气不足往往与心脉瘀阻并见，心阳不足往往与痰浊扰心共存，心阴不足往往与心火上炎相伴。

二、诊断和鉴别诊断

（一）诊断

（1）窦性P波：Ⅰ、Ⅱ、aVF、V3～V6导联P波直立，aVR导联P波倒置。心动过速的P波形态和正常窦性心律时的P波一样。

（2）P波频率超过该年龄组上限频率。成人窦性心动过速的频率在101～190bpm，一般在101～150bpm。在儿童窦性心动过速的频率可达200bpm。成人剧烈运动时窦性频率仍可高达190bpm左右。

窦性心动过速的频率变化有着特殊的规律性。心动过速的频率逐渐加快，引起窦性心动过速的原因去除以后，又逐渐恢复到原有的频率。不论窦性心动过速的频率发生如何变化，窦性 P 波形态不变。

（二）鉴别诊断

窦性心动过速的频率在 160bpm 左右时，应与房性心动过速相鉴别：① 窦性心动过速时，P 波形态不变；而房性心动过速的 P′ 波形态与窦性 P 波不同。② 心房率：窦性心动过速的心房率多在 100～160bpm；房性心动过速的频率在 100～250bpm。③ 发作与终止情况，窦性心动过速的起止均是逐渐发生的，快—慢窦性心率之间无明显的频率界线；房性心动过速常由房性期前收缩诱发，发作时的联律间期突然变短，终止时继一长的代偿间歇。④ 临床上有引起窦性心动过速的原因。⑤ 刺激迷走神经可使窦性心率减慢，停止刺激后，心率又逐渐增至原有的速率，刺激迷走神经不能使房性心动过速终止，只能引起心室漏搏。

三、治疗

（一）现代医学疗法

窦性心动过速的治疗主要针对病因。对低血压引起心动过速者，应补充血容量，贫血引起者应纠正贫血。心动过速也是心力衰竭时的一种代偿反应，治疗的关键是改善心功能。嗜铬细胞瘤患者常有心动过速，有时频率可达 180 次/min，酷似阵发性室上性心动过速，但压迫颈动脉窦可使频率逐渐减慢，停止按压后又逐渐恢复到原来的频率，根本的治疗措施是切除嗜铬细胞瘤。甲亢也是心动过速的常见病因，普萘洛尔有一定疗效，但治疗甲亢是根本的。对原因不明的心动过速，若无明显症状，不需治疗，若有症状，可服用调整自主神经功能的药物和镇静剂，常可收到满意的疗效，也可服用小剂量 β 受体阻断药如普萘洛尔等。

（二）中医学疗法

（1）辨证治疗

根据不同患者、不同病因、不同类型的心律失常所表现出来的不同的证候表现，可以分为九种基本证型加以治疗。按急则治其标，缓则治其本的原则，病情急重者首先是消除症状与复脉，病情不是那么急重者，首先是消除病因以治其本。

① 心气不足：心悸气短，疲倦乏力，头晕自汗，动则加剧，舌质淡红，舌苔薄白，脉虚无力或兼促、涩或结代。治法：益气复脉。推荐方剂：益气复脉汤加减。基本处方：人参（另炖）、黄芪、麦冬、五味子、炙甘草、当归、熟地黄。方中人参通常用东北红参或高丽人参，若有阴虚表现则选用西洋参，若无人参，可用党参代替，每日 1 剂，水煎服。加减法：若兼有血瘀，症见胸憋闷痛，口唇发绀者，加

丹参、三七末（冲服）以活血通脉；若兼脾虚，腹胀纳呆者，加木香（后下）、砂仁（后下）10g 以行气健脾开胃；嗳气吐酸者加海螵蛸、法半夏以抑酸降气；睡卧不安者加茯苓、合欢皮以和胃安神。

② **心阳不足：**心悸不安，胸闷气短，面色苍白，畏寒肢冷，乏力气短。舌淡苔白，脉虚微或兼迟缓，或涩，结代。治法：温阳复脉。推荐方剂：温阳复脉汤。基本处方：炮附片（先煎）、干姜、淫羊藿、冬虫夏草、甘松、炙甘草。每日 1 剂，水煎服。加减法：若兼心气不足、气短乏力者加人参（另炖）、黄芪以补益心气；若兼血瘀心脉，心胸翳痛者，加降香、当归、川芎以通心脉；若兼痰阻心脉，心胸翳痛，加瓜蒌皮、薤白、法半夏、石菖蒲豁痰开窍以通心脉；若兼阳虚水泛，肢体浮肿者，加茯苓皮、猪苓、泽泻、桂枝以温阳利水消肿。

③ **心阳虚脱：**证候特点：心悸气短，四肢厥冷，冷汗淋漓，面色苍白，表情淡漠，脉疾数微弱欲绝或疾数紊乱或促涩无力。治法：回阳固脱复脉。推荐方剂：固脱复脉汤。基本处方：人参（另炖）、炮附片（先煎）、干姜、肉桂、黄芪、麦冬、五味子、煅龙骨（先煎）、煅牡蛎（先煎）、炙甘草。方中人参用高丽参或东北人参。每日 1～2 剂，水煎服。

加减法：若兼有阴伤舌红少苔者，人参改为西洋参并加麦冬以养阴生津；兼见痰浊阻滞，心胸闷痛，舌苔浊腻者加石菖蒲、法半夏、佛手以理气豁痰。心阳虚脱为急重病症，紧急之时，首先用参附芪注射液 20ml 加 5%葡萄糖生理盐水 20ml 静脉注射，继而用该注射液 40ml 加入 5%葡萄糖注射液 250ml 静滴，之后再服汤药。

④ **心血不足：**心悸眩晕，乏力，面色无华，唇色淡白，舌质淡红，脉细或结代。治法：养血复脉。推荐方剂：养血复脉汤加减。基本处方：当归、熟地黄、阿胶（烊化）、党参、黄芪、远志、柏子仁、酸枣仁、木香（后下）、炙甘草。每日 1 剂，水煎服。加减法：若兼有阴虚，潮热、盗汗、心烦、口干者，则采用西洋参去当归，熟地黄改生地黄，并加麦冬、五味子，以滋养心阴；兼心虚胆怯、善惊易恐者，加生龙齿、珍珠末（冲服）以养心安神。

⑤ **心脉瘀阻：**心悸不安，胸闷不舒，心前区刺痛，入夜尤甚，或见唇甲青紫，舌质紫黯或有瘀斑、瘀点，脉涩或结代。治法：活血复脉。推荐方剂：活血复脉汤。基本处方：桃仁、红花、赤芍、生地黄、香附、丹参、当归、延胡索、三七末（冲服）、青皮、甘草。每日 1 剂，水煎服。加减法：若兼气虚，心悸乏力者，可去香附、青皮，加党参、黄芪各 20g，以益气养心；兼阳虚胸闷气短、畏寒肢冷者，可

去青皮、生地黄、红花，加淫羊藿、炮附片（先煎）、肉桂以温心通阳。

⑥ **痰扰心脉：**心悸胸闷，眩晕恶心，头重身倦，痰多咳嗽，舌苔浊腻，脉弦滑或涩、结代。治法：涤痰复脉。代表方剂：涤痰复脉汤加减。基本处方：法半夏、陈皮、佛手、胆南星、党参、茯苓、石菖蒲、甘草。每日 1 剂，水煎服。加减法：若气虚者，加党参、黄芪以益气豁痰；痰浊蕴久化热而见心悸失眠，胸闷烦躁，口干口苦者，加黄连 9g、竹茹 12g、枳实 12g 以清热豁痰。

⑦ **阴虚火旺：**心悸不宁，心烦易怒，失眠多梦，或有低热，或五心烦热，口舌干燥，小便黄短，大便干结，舌红少津，脉细数或促涩。治法：清心复脉。代表方剂：清心复脉汤。基本处方：珍珠末（冲）、生地黄、酸枣仁、当归、门冬、柏子仁、莲子心、苦参、龙齿（先煎）、甘草。每日 1 剂，水煎服。加减法：若心气虚弱，心悸气短，疲倦乏力者，加西洋参或太子参，若心火炽盛，低热口苦者，去当归，加黄连。

⑧ **气阴两虚：**气短乏力，心悸怔忡，虚烦多梦，或自汗盗汗，或五心发热，舌淡苔薄白，脉虚数或促涩、结代。治法：益气养阴复脉。代表方剂：生脉散。基本处方：西洋参（另炖）、麦冬、五味子。若无西洋参改太子参。每日 1 剂，水煎服。加减法：若气虚偏甚，气短乏力较甚者，加黄芪益气补心；若阴虚而有低热者加天冬、干地黄、黄连、莲子心、苦参以养心清热宁心；若心烦失眠明显者加酸枣仁、柏子仁以安神助眠；若肾阴不足，症见腰酸膝软，目眩耳鸣者，加冬虫夏草、龟甲（先煎）、鳖甲（先煎）以滋肾养心；若兼心脉瘀阻，胸闷刺痛，舌有瘀点者，加丹参、三七末（冲服）活血通脉。

⑨ **心神不宁：**心悸怔忡，善恐易惊，稍受惊吓则坐立不安，失眠多梦，梦中容易惊醒，舌淡苔白，脉虚数或时有结、涩。治法：养心安神，镇惊定悸。代表方剂：安神复脉汤。基本处方：磁石（先煎）、龙齿（先煎）、琥珀末（冲服）、茯神、石菖蒲、人参（另炖）、远志、柏子仁、炙甘草、麦冬。每日 1 剂，水煎服。加减法：方中通常可用东北红参或高丽参，不能耐受红参者则改用西洋参。若无人参则用党参代替。若有自汗、盗汗者，可加黄芪、煅牡蛎以益气敛汗；胃肠不适便溏者去磁石、远志、柏子仁，加益智仁、藿香以行气健脾。

（2）中成药

心宝：每次 2 粒，每日 3 次。适用于缓慢心律失常而阳虚有寒者。

黄杨宁片：每次 1～2mg（2～4 片），每日 2～3 次。适用于各种证型的快速性心律失常者。

宁心宝胶囊（虫草胶囊）：每次2粒，每日3次。适用于快速心律失常而心肾虚者。

小檗碱片：每次0.6g，每日3次。适用于快速心律失常而有湿热者，其中对房性期前收缩的疗效较佳。

生脉饮：每次1支，每日3次。适用于快速性心律失常气阴两虚者。

步长稳心颗粒冲剂：每次9g，每日3次。适用于快速心律失常，心气阴两虚者。

天王补心丹：每次6g，每日3次。适用于心神不宁者。

（3）针刺

① 取穴内关、神门、心俞、厥阴俞，用平补平泻法，留针10～15min。适用于各种期前收缩。

② 独取膻中，用平补平泻法，留针10～15min，适用于阵发性心动过速。

③ 针刺双侧内关穴，新发病及年轻体力尚强者用重刺激，留针3～5min；对久病体虚者用补法轻刺激，留针15～30min。适用于各种期前收缩。

（4）耳针

① 选穴心、神门、交感点。用5分毫针刺入穴内，留针30min，10min行针一次，中等刺激，适用于室上性心动过速及室性心动过速。对于反复发作者，可于发作终止之后，改用耳穴埋针或耳穴压药（用王不留行籽或保济丸），每3日更换1次。

② 选穴内分泌、心、神门、交感、皮质下。用胶布固定王不留行籽贴压于耳穴上，每天按压2～3次，每次5min，10次为1疗程，治疗缓慢性心律失常。

（5）穴位按摩

① 患者仰卧，医生以拇指端顺时针按压左神藏穴或灵墟穴，治疗阵发性室上性心动过速。

② 取心俞、膈俞、至阳穴，采用点、按、揉等手法，在上述穴位上进行刺激，手法由轻至重，每日1次，每次15min，10次为1疗程，治疗缓慢性心律失常。

四、预防与调护

（一）预防

积极防治原发病，及时控制、消除原发病的病因和诱因是预防本病发生的关键。

（二）调护

（1）生活调护。起居有常，切勿过劳。心律失常期间，通常不宜重体力劳动以及过度剧烈的体育活动，可以适当地散步、练气功、打太极拳，以使经脉气血流通，有益于健康。严重心律失常以及原发病为急性心肌梗死、风湿热活动期、心肌炎急性期等之患者，必须休息治疗。

（2）饮食调养。饮食清淡，戒烟酒，忌浓茶、咖啡，宜以富含营养的、高蛋白饮食为主，辅以新鲜蔬菜、时令鲜果，避免过饱，保持大便通畅，并适当辅以中医食疗。有些中药既有助于心律失常的治疗，又可作食物使用，例如人参、黄芪、芡实、当归、川芎、冬虫夏草、鹿茸、黄精、麦冬、莲子（不去心）、三七、葛根、佛手、丁香、椒目、山楂、大枣、百合、茵陈蒿等，可以把这些中药与有关食物结合起来调配或烹调为美味食品，既可口又利于疾病的康复。

（3）精神调理。避免精神刺激和疲劳，精神乐观、情绪稳定可减少本病的发作。

五、中西医结合最新研究进展

龙针法针刺夹脊穴治疗室上性心动过速疗效观察

张蕾等[1]对盘龙针法针刺夹脊穴治疗室上性心动过速的临床疗效进行了研究。将62例室上性心动过速患者随机分为治疗组31例和对照组31例。治疗组采用盘龙针法针刺夹脊穴治疗，对照组采用常规针刺治疗。观察两组治疗前后心电图、心率、心悸症状改善情况。治疗组治疗后心率与对照组比较，差异有统计学意义（$P<0.05$）。治疗组治疗后心电图疗效总有效率为93.5%，对照组为83.9%，两组比较差异具有统计学意义（$P<0.05$）。治疗组治疗后心悸症状总有效率为90.3%，对照组为80.6%，两组比较差异具有统计学意义（$P<0.05$）。因此，认为盘龙针法针刺夹脊穴治疗室上性心动过速的临床疗效较常规针刺更显著。

参考文献：

[1] 张蕾，迟倩慧，曲宝平，等.盘龙针法针刺夹脊穴治疗室上性心动过速疗效观察[J].上海针灸杂志，2021，40（1）：1-4.

第二节　窦性心动过缓

窦性心动过缓（sinus bradycardia）是指成人窦性心律的频率低于60次/min

（正常窦性心律的冲动起源于窦房结，频率为60～100次/min）。中医方面并未确立该病名，但较早的文献资料已有描述，《素问》有“胃之大络，名曰虚里，贯膈络肺，出于左乳下，其动应衣，脉宗气也。盛喘数绝者，则病在中；结而横，有积矣；绝不至曰死”“其脉迟者病，脉不往来者死”等论述。《伤寒杂病论》有“伤寒脉结代，心动悸，炙甘草汤主之”，其中的结脉，即指“往来缓，时一止，复来”，与西医学所指的缓慢性心律失常颇为相符。可见中医学在诊治本病具有悠久的历史。结合患者脉来沉迟，心悸、疲倦、乏力，甚则胸闷、气短、晕厥等特点，当属于中医学有关心悸、迟脉、胸痹、厥脱等范畴。

一、病因和发病机制

（一）现代医学对窦性心动过缓病因和发病机制的认识

由于迷走神经张力过高所引起。属生理情况者见于运动员、强体力劳动者、老年人及健康人睡眠时等。属病理者，由于心源性引起的有冠心病、心肌炎、心肌病等，属于心外性疾病引起的有颅内压增高（脑出血、脑膜炎、脑肿瘤）、黄疸、黏液性水肿、伤寒、尿毒症等。药物（如洋地黄）作用、刺激喉部、压迫眼球、刺激颈动脉窦等也可发生窦性心动过缓。

（1）生理性原因

窦性心动过缓常见于健康的青年人、运动员与睡眠状态。

（2）其他疾病诱发

颅内疾患、严重缺氧、低温、甲状腺功能减退、阻塞性黄疸等。

（3）药物作用

应用拟胆碱药物、胺碘酮、β受体阻滞剂、非二氢吡啶类钙通道阻滞剂或洋地黄等药物。

（4）器质性心脏病

窦房结病变和急性下壁心肌梗死常发生窦性心动过缓，冠心病、心肌炎、心肌病亦可发生窦性心动过缓。

（二）中医学对窦性心动过缓病因病机的认识

窦性心动过缓归属于中医学“心悸”“怔忡”“胸痹”范畴。由于现代生活节奏的加快，各种的竞争压力的增大，本病的发生屡见不鲜，多由情志刺激或思虑过度，劳伤心脾，致肝气不舒，心血亏虚，气血运行不畅，瘀阻心脉而见心悸气短，心前区憋闷疼痛，时有心跳暂停之感，发为本病。

（1）体虚劳倦

患者禀赋不足，素质虚弱，或久病伤正，耗损心之气阴，或劳倦太过伤脾，脾失运化，生化之源不足，气血阴阳亏乏，致心神失养，发为心悸；心血不足，无力上荣于清窍，发为头晕、黑蒙。如《丹溪心法·惊悸怔忡》所言："人之所主者心，心之所养者血，心血一虚，神气不守，此惊悸之所肇端也"。又如《证治准绳·惊悸恐》有云："人之所主者心，心之所养者血，心血一虚，神气失守，失守则舍空，舍空而痰入客之，此惊悸之所由发也"。

（2）外感淫邪

① 六淫

寒主收引，既可郁遏阳气，又可使血行瘀滞，发为本病。《素问·调经论》有云："寒气积于胸中而不泻，不泻则温气去，寒独留，则血凝泣，凝则血脉不通。"指的是患者外感寒邪，内舍于心，痹阻心脉，心血运行受阻，发为心悸。因为寒邪主收引，郁遏一身之阳气，使血行缓慢，故心动则缓；寒邪闭阻，心血运行不畅，不能荣于脑，故眼前黑蒙。

② 毒邪

《温热论·外感温热篇》有云："温邪上受，首先犯肺，逆传心包。"指的是风温、春温等温毒之邪从口鼻而入，首先犯肺，逆传心包，灼伤营阴，心气心血渐虚，心失所养，邪去之后，可见心跳缓慢。

（3）情志内伤

平素心虚胆怯，突遇惊恐，忤犯心神，心神动摇，不能自主而心悸。《济生方·惊悸论治》指出："惊悸者，心虚胆怯之所致也。"长期忧思不解，心气郁结，阴血暗耗，不能养心，发为心悸；或化火生痰，痰火扰心，心神失宁发为心悸。此外，大怒伤肝，大恐伤肾，怒则气逆，恐则精却，阴虚于下，火逆于上，扰动心神亦可发为心悸。喜则气缓，适度的喜悦有助于心情愉悦，但是过度的喜悦可以使心气弛缓，跳动过慢，心血不足，心神失养，可见头晕甚至眼前黑蒙。

随着现代社会生活节奏的加快，各种竞争压力经常发生，作为学生，感受着考试的压力；作为上班族，感受着工作的压力；作为办公室白领，感受着业绩的压力；作为公务人员，感受着考核的压力。平素心虚胆怯之人，复加各种压力，扰动心神，心神不宁，不能自主而发为心悸；或因心神不宁，夜寐不宁，耗伤心血，心失所养而发为心悸。

（4）药邪

目前β受体阻滞剂被广泛用于高血压的治疗，代表药物如美托倍尔，此类药物在控制患者血压的同时，有明显减慢心率的作用，倍他乐克大剂量长期服用易导致心动过缓的发生，轻者停药即可恢复，少数患者停药后仍处于心动过缓状态，需要治疗才能恢复。

二、诊断和鉴别诊断

（一）诊断

主要根据心电图诊断，典型心电图特点符合窦性心律特征，频率在60次/min以下，多伴有窦性心律不齐，有时可见交界性逸搏。特征：窦性P波频率<60次/min，常伴有窦性心律不齐。

（二）鉴别诊断

注意与其他缓慢性心律失常区别，如房性逸搏心律、交界性逸搏心律等，区别在于窦性心动过缓P波符合窦性P波特点，常伴有窦性心律不齐，但房性及交界性逸搏心律多数整齐，P波形态与窦性P波明显不同。

三、治疗

（一）现代医学疗法

无症状的窦性心动过缓无需治疗。严重的心率过慢会导致心排血量不足引起严重心、脑缺血症状，临时可予阿托品、异丙肾上腺素提高心率，同时积极寻找病因及去除诱因，如纠正心肌缺血、停用减慢心率的药物等，若长期心率慢无法纠正，则心脏起搏器植入是有效的治疗办法。窦性心动过缓：如心率不低于50次/min，无明显症状者，一般不需治疗。如心率低于50次/min，常引起心绞痛、心功能不全、心源性昏厥、中枢神经系统功能障碍时，可用阿托品0.3mg,每日4次口服；麻黄素25mg,每日3次，必要时可给异丙肾上腺素（1mg加入250ml注射液中）持续静脉滴注以提高心率。

（二）中医疗法

中医治疗同“窦性心动过”。

四、预防与调护

（一）预防

适当运动，改善营养，预防感染。对于有家族史的患者，注意进行筛选，高危风险者应预防心源性猝死。植入心脏起搏器的患者，应在出院后12周返院随访，此后6～12个月随访一次，在临近电池耗竭时每月随访一次，评估自主心律情况，决定是否更换电池，防止因起搏器电池耗竭而出现心搏骤停。

（二）调护

确诊本病后，应积极配合医生诊疗，采用药物保守治疗应注意定期评估病情，特别是有反复晕厥史的患者，应该注意避免剧烈运动，以及从事高危职业。注意植入起搏器一侧的手臂避免做剧烈活动及负重；尽量避免手机靠近起搏器，尽量使手机与起搏器的距离保持在15cm以上。当起搏器受到低频（100Hz左右）振动时，可能导致感知功能异常，应避免打开引擎盖修理汽车发动机、驾驶摩托车或乘坐剧烈颠簸的汽车。尽量远离电台发射站、电视发射台、转播车、发射机、雷达、马达、内燃机、高压电场、变压器、发电厂的发电车间、电弧焊接、医院的磁共振仪等强磁场和强电场。

五、中西医结合最新研究进展

郭建丽等[1]对二参复脉胶囊对比心宝丸治疗老年窦性心动过缓的优效性及安全性。将120例老年窦性心动过缓患者随机分为治疗组与对照组各60例，两组均予常规原发病对症治疗，在此基础上治疗组口服二参复脉胶囊（每粒0.5g，每次4粒）+心宝丸安慰剂（每次5丸），对照组口服心宝丸（每丸60mg，每次5丸）+二参复脉胶囊安慰剂（每次4粒），两组服药均每日3次，连续8周。治疗前后两组患者分别进行24h动态心电图、心率变异性、血脂、血流动力学各指标检测及血常规、尿常规、便常规、肝功能、肾功能、电解质等安全性指标检测，治疗后评价两组患者中医证候疗效及动态心电图疗效。治疗组中医证候疗效总有效率85.0%，动态心电图疗效总有效率88.3%，对照组分别为68.3%、70.0%，两组比较差异均有统计学意义（$P<0.05$）。两组治疗后动态心电图最快心率、最慢心率、平均心率、总心率及心率变异性时域分析各指标均有明显提高（$P<0.05$）；与对照组比较，除心率变异性时域分析指标相邻NN间期差值的均方根外，治疗后治疗组上述各项指标均提高更明显（$P<0.05$）。两组治疗后血脂水平包括总胆固醇、甘油三酯、高密度脂蛋白胆固醇、低密度脂蛋白胆固醇，血流动力学指标包括左室射血分数、每搏射血量、心排血量、心排血指数均较本组治疗前改善（$P<0.05$）。安全性分析方面，治疗组与对照组随访不良事件发生率及治疗前后各安全性指标差异均无统计学意义（$P>0.05$）。因此，认为二参复脉胶囊治疗老年窦性心动过缓疗效优于心宝丸，二者安全性相当。

参考文献：

[1] 郭建丽,牛天福,杨小燕，等.二参复脉胶囊对比心宝丸干预老年窦性心动过缓有效性及安全性随机对照双盲试验[J].中医杂志,2021,62（3）:224-228.

第三节　病态窦房结综合征

病态窦房结综合征（sick sinus syndrome,SSS）简称病窦综合征，是一组因窦房结病变导致功能减退，产生多种心律失常的综合征。常表现显著窦性心动过缓合并房性快速性心律失常，即心动过缓-心动过速综合征。由于窦房结或其周围组织的器质性病变导致了窦房结激动形成异常或窦房传导障碍，从而产生一系列心律失常和多种症状的综合征。本症多见于中老年人，大多数于 40 岁以上时出现症状，但青年及儿童患者亦有。该综合征主要特征是慢性窦性心律失常，包括明显的窦性心动过缓、窦性静止或窦房传导阻滞。当合并快速型室上性心律失常反复发作时称为心动过缓—心动过速综合征（慢—快综合征）。病窦综合征是心源性晕厥的原因之一，严重者可发生心脏性猝死，在临床上已引起普遍重视。根据病态窦房结综合征患者的脉证表现本病属中医的“心动悸”的范畴。

一、病因和发病机制

（一）现代医学对病态窦房结综合征病因和发病机制的认识

病窦综合征病因众多，任何导致窦房结起搏及传导功能障碍的疾病均可引起，如窦房结纤维化、脂肪浸润、淀粉样变性、退行性变、甲状腺功能减退、感染等，此外，窦房结供血缺血亦是病窦综合征的常见病因。但是，某些抗心律失常药物抑制窦房结功能，以及迷走神经张力过高也可导致窦房结功能障碍，因此，临床上需要鉴别。

病窦综合征可分为窦房结病变型、迷走张力型与混合型。按窦房结冲动形成异常和窦房结冲动传导异常分为两方面的原因。下列情况可引起窦房结冲动形成异常：① 窦房结和（或）心房的老年退行性变最常见；② 冠状动脉粥样硬化性心脏病（冠心病）；③ 结缔组织病（如系统性红斑狼疮等）；④ 代谢或浸润性疾病（如淀粉样变性、脂肪浸润）；⑤ 心肌病变；⑥ 家族性遗传性疾病（如遗传性 Q-T 间期延长综合征、先天性窦房结疾病、先天性耳聋等）；⑦ 创伤、肿瘤浸润等；⑧ 原发性窦房结自律性异常。窦房结冲动传导异常指窦房结冲动形成正常，但不能正常地传导到心房，形成窦房传导阻滞。除窦房结及其邻近组织外，心脏传导系统的其余部分也可能受累及。当合并有房室交界区起搏或传导功能不全时，称为“双结病变”。同时累及左、右束支时称为全传导系统病变。

（二）中医学对病态窦房结综合征病因病机的认识

病因主要是阳气虚衰。心阳虚，心肾阳虚，脾肾阳虚，气血生化乏源，不足以充盈鼓动血脉，则出现头晕目眩，心动悸，脉迟，或缓。阳虚则痰浊内生，血脉瘀滞，阳气虚衰，痰瘀痹阻则发为本病。

二、诊断和鉴别诊断

根据临床表现、典型心电图特点及多种心律失常表现，尤其发作时症状与心电图存在明确的相关性，可确定诊断，临床上注意与无症状窦性心动过缓区别，病窦综合征患者亦有窦性心动过缓，但心率往往偏慢且持久，常合并其他缓慢性心律失常或快速性房性心律失常，对于可疑病窦综合征的患者，进一步可行心电生理检查，主要有以下检查。

（1）窦房结恢复时间（sinus node recovery time,SNRT）及窦房传导时间（sinoatrial conduction time,SACT） 测定应用心内电生理或经食管心房调搏技术测定窦房结恢复时间及窦房传导时间可进一步了解窦房结功能，对病窦综合征有确诊价值，如窦房结恢复时间超过 2000ms，结合临床症状，可确诊病窦综合征。

（2）固有心率（intrinsic heart rate,IHR） 测定应用药物阻断自主神经对心脏的支配，测定窦房结产生冲动的频率即固有心率。方法是以普萘洛尔（0.2mg/kg）静推后 10min 再以阿托品（0.04mg/kg）静推，然后监测心率。固有心率正常可参照计算公式：118.1-（0.57×年龄）。病窦综合征患者的固有心率低于正常值。

三、治疗

（一）现代医学疗法

（1）病因治疗

针对心肌炎症、缺血等基本病因治疗，是防止病情发展，促进病变恢复的基本措施。早期轻症、无症状者可仅施行病因治疗。

（2）药物治疗

药物治疗不是主要治疗措施，仅作为暂时性的治疗（安装起搏器前）或在无条件安装起搏器时使用。常用药物如下：阿托品：主要为抗胆碱能作用，消除迷走神经对窦房结的抑制，使心率增加，对窦房结起搏细胞本身自律性并无作用。副作用较多，现已较少使用，仅限于紧急状态作为过渡治疗。常用 0.3～0.6mg 口服，每日3次，紧急情况下可静脉注射 1～2mg。异丙肾上腺素：是非选择性β受体激动剂，主要作用于心肌β_1受体，使心率增加，或可使交界区或心室起搏点自律性增加。不宜长期使用，多作为过度治疗。常用 10mg，舌下含服，每 6h 一次或用 1mg 加入葡萄糖液 500ml 中静脉滴注。麻黄碱：作用与异丙肾上腺素相同。常用 25mg，每日 3 次。

沙丁胺醇：是β_2受体激动剂，对β_2受体的作用是β_1受体的 250 倍。临床观察表明，本品可使窦房结恢复时间和校正的窦房结恢复时间均明显缩短，临床症状减轻。常用 25mg，每日 4 次。氨茶碱：本品有拮抗腺苷受体的作用，可逆转腺苷对心脏的异常电生理效应。此外，氨茶碱尚有强心和扩张冠状动脉，改善心肌供血作用，并能解除迷走神经对窦房结的抑制。无论对窦性频率增加与 SNRT 缩短均有明显效果。常用 250mg 加入 50g/L（5%）的葡萄糖液 250～500ml 静脉滴注，每日一次，夜晚睡前加服氨茶碱缓释片 200mg, 15～30d 后改为口服氨茶碱 100mg，每日 3 次，睡前仍加服氨茶碱缓释片 200mg。环磷酸腺苷葡甲胺（心先安）：本品中葡甲胺作为环磷酸腺苷的载体，使环磷酸腺苷进入心肌细胞发挥第二信使作用，引起钙离子内流增加，舒张期自动除极加速，而且该药还有促进细胞生长的作用，从而使窦房结功能改善、窦性频率增加、窦房及房室传导速度加快。另外，本品还具有改善冠脉血液循环、降低心肌耗氧量及正性肌力作用，有利于窦房结功能的改善。常用 90～120mg 加入液体中静脉滴注，2 周为 1 个疗程。其他药物：如烟酰胺（每日 600～1200mg 静脉滴注）、心宝丸（2～10 粒，每日 2～3 次）、肼苯哒嗪（15～100mg/d）、硝苯地平（10mg，每日 3 次），附子注射液、健心片等亦可选择使用。病窦综合征患者，特别是未安装起搏器者，应禁用对心脏有抑制作用的药物，如β受体阻滞剂、钙通道阻滞剂、奎尼丁、胺碘酮等。洋地黄可用于不伴房室传导阻滞的病窦综合征合并室上性心动过速或心力衰竭患者，但用量宜小并应严密观察。

（3）心脏起搏器治疗

心脏起搏器是治疗病窦综合征的主要治疗措施。对于有较重症状（如晕厥、心绞痛、心力衰竭、头晕、乏力、工作及生活能力明显下降者）的病窦综合征，心率特别缓慢（<40 次/min）的病窦综合征，慢—快综合征，以及虽无症状，但有 3s 以

上的心室静止的病窦综合征患者，应安装起搏器。这对药物治疗来说，也是一种保障，特别是对慢—快综合征患者，安装起搏器可较安全地使用抗快速心律失常药物。临床可根据病情及经济状况选用合适的起搏器。

（二）中医疗法

中医治疗同“心悸”。

四、预防与调护

慎风寒，调畅情志，避劳累，慎房事，清淡饮食。

五、中西医结合最新研究进展

基于刘志明“阳郁血瘀”理论探讨病态窦房结综合征发病机制

SSS 作为目前医学界公认的难治性心律失常疾病，是由于窦房结功能受损和冲动传导产生异常引起的。中医药在抗心律失常治疗 SSS 方面有着明显的优势，故常兴等[1]从中西医结合角度出发，以国医大师刘志明治疗 SSS 的学术思想作为切入点，从“阳郁血瘀”与线粒体能量代谢失调的联系性、“阳郁血瘀”与β-tubulin 微管蛋白的联系性、“阳郁血瘀”与钙钟的联系性等不同角度阐释了 SSS 的病理机制。并提出了“肾阳虚”所致的 ATP 生成减少导致的线粒体能量代谢失调可能是β-tubulin 微管蛋白和窦房结细胞电生理机制失衡的始发环节这一假设，并且对窦房结细胞电生理机制紊乱的产生原因及过程进行了研究。而刘老原创通阳活血方治疗 SSS 的机制是否是通过提高 ATP 的生成以及线粒体的能量代谢，提高β-tubulin 微管蛋白的表达，调控钙钟，平衡“钙释放”与“钙摄取”的相互关系，从而保护窦房结细胞电活动功能，提高心率这一过程治疗 SSS，还有待进一步深入探讨和研究。

参考文献：

[1] 常兴,吴巧敏,姚舜宇，等.基于刘志明“阳郁血瘀”理论探讨病态窦房结综合征发病机制[J].北京中医药,2021,40（7）:721-723.

第四节　心房颤动

心房颤动（atrial fibrillation）简称房颤，是一种十分常见的心律失常。心房颤动分阵发型和持续型。绝大多数心房颤动见于器质性心脏病患者，其中以风湿性二尖瓣狭窄最常见，其次为冠心病、甲状腺功能亢进，亦可见于慢性缩窄性心包炎、心肌病、病毒性心肌炎等，低温麻醉、胸腔和心脏手术后、急性感染及脑血管意外也可引起心房颤动；部分长时间阵发或持久性心房颤动患者并无器质性心脏病的证据，称为特发性心房颤动；心房颤动的发生随年龄的增大而增多，心房颤动降低心排血量可达25%以上，故会加重基础心脏病，并可导致心动过速性心脏病，使心功能恶化。心房颤动也是缺血性脑卒中的原因之一，尤其在老年人，致残率和病死率都相当高。

一、病因和发病机制

（一）现代医学对心房颤动病因和发病机制的认识

房颤的病因众多，常见于以下疾病：

（1）心血管疾病

多数房颤发生在心血管疾病基础上，其中以风湿性心瓣膜病、冠心病和高血压性心脏病最为常见。

（2）非心血管疾病

包括：① 代谢性疾病：如甲亢、甲减、低血糖等。② 电解质紊乱：如低钾血症，低镁血症等。③ 呼吸系疾病：如肺心病，肺栓塞，阻塞性睡眠呼吸暂停综合征等。④ 风湿性疾病：如风湿热，系统性红斑狼疮，强直性脊柱炎等，由于其累及心肌及传导系统，可产生心房颤动。⑤ 乙醇：是引起阵发性房颤的常见原因之一。⑥ 低温和拟交感类药物等。

（3）其他

包括：① 家族性房颤：约占5%。最早心房颤动的基因定位于染色体10q22～q24，但陆续发现其他基因位点，表明家族性心房颤动可能是多基因。② 自主神经性房颤：自主神经系统通过提高迷走神经或交感神经张力可以触发易感患者发生心房颤动，许多患者心房颤动发作都是出现在迷走神经和交感神经张力增强的时候。③ 特发性房颤：也称孤立性房颤，是一种排除性诊断，即房颤无原因可查。一般认为此种房颤是良性的、功能性的、不合并器质性心脏病。

（二）中医学对心房颤动病因病机的认识

脏腑虚损为本病的发病基础，由诸多原因使心脏气机紊乱，心动异常。病因可因心病日久，阳气虚衰，运血无力；或气滞血瘀，心脉不畅所致；或因久病心气耗伤，心气不足；或劳心过度，或重病失养，耗伤心阴；或情志不畅，气火内郁，耗伤阴血，气阴两虚，心失所养而发本病；或饮食失节，正气不足，血液运行无力，痰浊内生，凝聚痹阻脉道，心用失常而发本病。在某些急性病的危重阶段，亦可因邪气旺盛，正不敌邪，内舍于心，致心之阴阳离决，暴脱之危证。

二、诊断和鉴别诊断

（一）诊断

（1）有心悸、头晕、疲乏、气急等相关的临床症状。

（2）心脏听诊示心律绝对不齐、心音强弱不等、脉搏短绌，还伴有基础心脏的相关体征。

（3）心电图可明确诊断。

（二）鉴别诊断

心房扑动与颤动：心房颤动心律绝对不规则，心音强弱不一，脉搏短绌。房扑之脉象多表现为脉促，心室率缓慢者亦可表现为结代脉，快速房颤之脉象多表现为促涩，缓慢房颤亦可表现为迟涩或结代，房颤合并Ⅲ度房室传导阻滞者可表现为脉迟。

三、治疗

（一）现代医学疗法

现代医学对本病的治疗主要是针对心律失常本身的治疗和血栓栓塞的预防。对于持续性心房颤动，抗心律失常治疗有两种选择：一是恢复和维持窦性心律，二是不予复律仅控制心房颤动的心室率。恢复和维持窦性心律的目的是缓解患者的症状，预防血栓栓塞和防止心动过速性心肌病和心衰。从理论上讲，恢复和维持窦性心律的优点是可降低血栓栓塞的危险及减少长期抗凝治疗的需要，但用于控制心室率的药物常常比维持窦性心律的药物更安全。既往常首选复律治疗，而将心室率控制放在次要地位。近年的循证医学研究，如房颤的节律或心率控制药物干预（PI 心房颤动）试验、房颤心律控制随访试验（心房颤动 FIRM）和控制心率与电击复律治疗持续性房颤研究（RACE）等，表明控制心房颤动心室率疗效等同于复律和维持窦性心律。虽然节律控制策略存在诸如提高存活率、恢复生理状态、恢复心房功能、消除症状、终止心房颤动导致的心房结构重构和电重构、减少脑卒中的危险，并可停止抗凝治疗等益处，但应用抗心律失常药物维持窦性心律带来的上述益处被其不良反应所抵消，并不能改善总体生存质量，也不能改善存活率，反而有提高总病死率的趋势，且停药后易于复发。因此，对于持续性心房颤动患者不必过分强调复律治疗，应将心室率控制列为一线的干预对策。

（1）控制心室率

① 短期迅速控制心室率： 短期迅速控制心室率是指突然心房颤动的心室率增快，旨在数分或数小时内通过减慢心室率来稳定病情。主要目标是使心房颤动患者心室率≤100次/min，保持血流动力学稳定，减轻患者症状，以便赢得时间，进一步选择最佳治疗方案。部分初发或阵发性心房颤动患者心室率控制后，可能自行转复为窦性心律。常用的药物有：

毛花苷C（西地兰）：是伴有心力衰竭、肺水肿的快速心房颤动首选药物，但必须首先排除WPW并发心房颤动，并问清患者近期内有无用过洋地黄类药物。用法：0.2～0.4mg，静脉注射，必要时2～6h可重复使用，24h内总量一般不超过1.2mg。若近期内曾口服洋地黄制剂者，可在密切观察下给毛花苷C 0.2mg。

钙通道阻滞剂：地尔硫䓬䓬常采用“15法则”，即2min静脉注射15mg，必要时15min后重复1次，继以15mg/h静脉滴注维持，调整输液速度，使心室率达到满意的控制；或维拉帕米，每10min静脉注射5～10mg，必要时30～60min后重复1次。应注意这两种钙通道阻滞剂均有一定的负性肌力作用，可导致低血压，维拉帕米更明显，一般伴有明显心力衰竭者不用维拉帕米。

β受体阻滞剂：美托洛尔5mg,5min内静脉注射，必要时5min可重复，最大剂量10～15mg;或艾司洛尔0.25～0.5mg/kg,静脉注射(>1min),续以50μg/(kg·min)静脉滴注维持。

应在心电监护下静脉应用，心室率控制后应继续口服该药进行维持。地尔硫䓬䓬或β受体阻滞剂与毛花苷C联合治疗能更快并有效控制心室率，且毛花苷C的正性肌力作用可减轻地尔硫䓬䓬和β受体阻滞剂的负性肌力作用，使伴有心力衰竭患者更为安全。

② 长期心室率控制： 持续性心房颤动和永久性心房颤动患者长期心室率控制，旨在延缓由于慢性房颤所致的心脏一系列改变，同时减轻患者心悸、气短和乏力等症状，以提高生活质量。心室率控制目标是静息时60～80次/min，日常活动时90～100次/min或中度活动后90～115次/min；心房颤动FIRM研究满意心室率控制目标为静息时≤80次/min，6min步行运动试验最大心室率≤110次/min，或24h平均心室率<100次/min。常用的药物有β受体阻滞剂（如美托洛尔25～50mg，口服，2次/d；普萘洛尔60～80mg/d，分3～4次，口服），地尔硫䓬（120～360mg/d，分3～

4 次，口服），维拉帕米（120～360mg/d，分 3～4 次，口服）和地高辛（0.125～0.25mg/d）等。普萘洛尔、美托洛尔、维拉帕米和地尔硫䓬均能有效控制心房颤动患者静息和运动时的心室率。拉贝洛尔对控制静息时心室率无效，但对控制运动时心室率有效；地高辛对控制静息时心室率有效，因此，只能作为控制心房颤动心室率的二线药物。对伴有高血压、缺血性心脏病患者首选β受体阻滞剂；无器质性心脏病，或不伴心力衰竭者，可选用地尔硫䓬或维拉帕米；伴有心力衰竭者，除选用地高辛治疗外，还可联用β受体阻滞剂治疗；对肥厚性心脏病患者，宜选用β-阻滞剂或地尔硫䓬、维拉帕米治疗。口服胺碘酮长期治疗时副作用较多，不宜作为控制心房颤动心室率的一线药物。

③ 特殊情况下房颤的药物治疗

预激综合征（WPW）伴房颤：控制心室率避免使用β受体阻滞剂、钙通道阻滞剂、洋地黄和腺苷等药物，因这些药物阻断房室结的传导、房颤通过旁路下传使心室率反而增快。对心功能正常者，可选用胺碘酮、普罗帕酮、普鲁卡因胺或依布利特（ibutilide）等抗心律失常药物，使旁路传导减慢从而降低心室率，恢复窦律。胺碘酮：静脉注射负荷量 150mg（3～5mg/kg），10min 静脉注射，10～15min 后可重复 1 次，继以 1mg/min，静脉滴注 6h，以后依病情逐渐减量，24h 总量一般不超过 1.2g。应注意监测血压和心率，尤其是用于心功能明显障碍或心脏明显扩大者时。WPW 伴心房颤动心室率显著增快引起血压降低，甚至晕厥，或伴有心衰、肺水肿时应紧急处理，首选同步直流电复律，无条件时只有胺碘酮可以选择。

急性心肌梗死伴房颤：提示左心功能不全，可静脉注射毛花苷 C 或胺碘酮以减慢心室率改善心功能。如伴有严重血流动力学障碍或难治性心绞痛，应尽快同步电复律。

甲亢伴房颤：首选针对病因予积极的抗甲亢药物治疗。由于甲状腺素对β阻滞剂的刺激作用，应选用非选择性的β受体阻滞剂如卡维地洛等。

心脏病手术并发房颤：术前给予口服β受体阻滞剂可以预防术后心房颤动的发生。术后伴发心房颤动以β受体阻滞剂为首选。

妊娠伴发房颤：可用地高辛、β受体阻滞剂或钙通道阻滞剂控制心室率。

急性肺部疾患或慢性肺部疾病后伴发房颤：应纠正低氧血症和酸中毒，尽量选用钙通道阻滞剂控制心室率。心房颤动导致血流动力学不稳定时同步直流电复律。

（2）心房颤动的复律

复律治疗目标、指征与禁忌证：① 治疗目标：恢复心房功能；改善血流动力学，消除症状；减少血栓栓塞发生率；避免长期抗凝治疗引起出血。② 复律治疗指征：心房颤动并发心衰，心室率已控制，心功能已改善；心室率>100～200 次/min，未能控制，尤其合并 WPW 时；基本病因已去除，仍有心房颤动持续；心房颤动持续时间<6～12 个月；心脏手术后心房颤动持续 1～3 个月者；心房内有血栓或既往有栓塞史者，已抗凝治疗 3 周以上。③ 复律治疗禁忌证：心脏明显增大，巨大左心房；心室率自然缓慢或有高度至完全性房室传导阻滞；已数次转复但不能维持窦律；心房颤动持续 1 年以上；有风湿活动、心肌炎或感染未控制；洋地黄中毒、低血钾等。

药物复律：心房颤动患者应用抗心律失常药物的作用有：① 转复心律。② 通过降低除颤阈值使心房颤动较易被电复律成功（Ⅲ类抗心律失常药物）。③ 防止体外电转复成功后心房颤动早期复发。④ 长期药物治疗以保持窦性心律。⑤ 使心房颤动容易转复为心房扑动，而心房扑动比较容易以抗心动过速起搏或消融技术来终止或预防。心房颤动发作在 7d 以内的患者药物复律的效果最好。大多数这样的患者心房颤动是第一次发作，不少患者发作后 24～48h 可自行复律。心房颤动时间较长的患者（>7d）很少能自行复律，持续性心房颤动患者药物复律的成功率也大大减少。用于心房颤动复律的药物主要包括：Ic 类药物如普罗帕酮，Ⅲ类药物如索他洛尔、胺碘酮和新研制的Ⅲ类药物依布利特和多非利特（dofetilide）等。对于新发房颤，无器质性心脏病者，推荐普罗帕酮 2mg/kg，稀释后静脉注射>10min，无效可在 15min 后重复，最大量 280mg。新发房颤患者，无器质性心脏病，不伴有低血压或充血性心力衰竭症状，血电解质和 QTc 间期正常，可以考虑使用伊布利特 1mg，稀释后静脉注射>10min，无效 10min 可重复同样剂量，最大累积剂量 2mg。无论转复成功与否，在开始给药至给药后 4h 必须持续严密心电图监护，防止发生药物所致的尖端扭转性室速。有器质性心脏病的新发房颤患者，推荐静脉应用胺碘酮 5mg/kg，静脉滴注 1h，继之 0.5mg/h，静脉泵入。可以持续使用至转复，一般静脉用药 24～48h。若短时间内未能转复，拟择期转复，可考虑加用口服胺碘酮 200mg/次，每日 3 次，口服，直至累积剂量已达 10g。

洋地黄、β 受体阻滞剂和钙通道阻滞剂对心房颤动一般无直接复律作用，但静脉用β受体阻滞剂艾司洛尔对部分患者可能有复律作用。

直流电复律：直流电同步电复律是安全有效的方法，几乎适用于所有首次发作的心房颤动患者，成功率达 80%～95%，合用药物几乎达到 100%。心房颤动行电复律治疗应遵循两个原则：① 有血流动力学障碍或症状严重但药物治疗未能奏效时需尽快复律；② 无明显血流动力学障碍无需紧急律，但复律后可望维持窦性心律，改善心功能，缓解症状。心房颤动患者电复律的具体适应证有：① 心房颤动时心室率快（>120 次/min），用洋地黄难以控制；或心房颤动反复诱发心力衰竭或心绞痛，药物治疗无效，预期转复窦律后症状得以改善者。② WPW 并发心房颤动者。③ 慢性心房颤动病程在 1 年以内，心功能Ⅰ～Ⅱ级（M/HA）。心胸比例<55%，左心房内径≤45mm 者。④ 去除基本病因（甲亢、心肌梗死、肺炎、肺栓塞等）后心房颤动仍持续者。⑤ 二尖瓣分离术或人工瓣膜置换术 4～6 周后，或 1～3 个月后仍有房颤者。心房颤动患者电复律的禁忌证有：① 洋地黄中毒所致心房颤动或心房颤动伴低钾血症时，心脏应激性高，电复律易致室颤（VF）。② 伴有高度或三度 AVB 及房颤前有病窦综合征者。③ 有外周动脉栓塞史或怀疑心房内有血栓者，是同步电复律的相对禁忌证，可抗凝治疗 3 周后再电复律，转复后至少继续抗凝治疗 4 周。④ 慢性心房颤动病程超过 5 年，心室率不需药物控制亦缓慢者；或左心房内径>55mm 者。⑤ 孤立性房颤，是指发生于较为年轻（<60 岁）且未发现明确心肺疾患的患者，复律后尽管应用抗心律失常药物，仍难以维持窦性心律者。⑥ 估计电复律后依靠药物难以维持窦律，或不能耐受胺碘酮或其他抗心律失常药物者。⑦ 风湿性心脏病心房颤动伴风湿活动或心内膜炎，中毒性心肌炎急性期伴心房颤动者。多因素分析表明心房颤动的病程短、有房扑存在和较年轻是复律成功的独立预测因子，而左心房大、有器质性心脏病、心脏扩大则为复律失败的预测因素。

（3）维持窦性心律预防复发

药物的选择首先应考虑其安全性和耐受性，此外应了解患者以前心房颤动发作的次数和类型。对于孤立性心房颤动患者，可首选 β 受体阻滞剂，美托洛尔 25～50mg，口服，2 次/d。普罗帕酮 150～200mg/次，每日 3～4 次，口服，胺碘酮 200mg/次，每日 3 次，口服。

（4）防治血栓栓塞并发症

心房颤动发生 72h 后，心房内即可能有血栓形成，经食管超声心电图（TEE）发现 14%的心房颤动左心耳内有血栓，由心房内血栓脱落，引起动脉栓塞，尤其是脑动脉栓塞所致的脑卒中是房颤的重要并发症。应用华法林较阿司匹林能更有效地预防心房颤动患者的脑卒中事件，华法林 2.5～3mg/d，口服（目标 INR=2.0，范围 1.5～

2.5）；阿司匹林 100～150mg/d，口服。

（5）房颤的消融与起搏治疗

消融治疗：经导管消融治疗心房颤动是最有希望根治心房颤动的方法，近年来发展迅速。肺静脉内点消融、环形消融等术式，取得了较好的效果，对阵发性心房颤动的成功率均可达到 90%左右，对持续性和永久性心房颤动的成功率达 25%～70%，无复发率达 68%。导管消融治疗心房颤动可以显著提高存活率。另外，其优势还在于可以使患者停止抗凝治疗，降低出血等并发症，改善生存量，降低住院率等。有人提出：对于年龄<70 岁，不伴或仅有轻度器质性心脏病，左心房直径<50mm 的阵发性心房颤动患者，经导管消融可以作为一线治疗。

起搏治疗：起搏治疗用于预防心房颤动发作尚处于研究阶段。理论上讲，心房起搏可以阻止心脏停搏或心动过缓导致的心房不应期改变，缩短房内传导时间、降低心房不应期的弥散或减少心房异位兴奋灶，从而预防折返或颤动样传导所引起的心房颤动。

（二）中医疗法

（1）内治法

气阴两虚证：心中悸动，胸闷喘息，气短乏力，动则加剧，口干咽燥，心烦失眠，舌淡苔薄白，或舌红少苔，脉促或疾结代。治疗原则：益气养阴，安神定悸。处方：生脉散加味。方药组成：西洋参、麦冬、五味子、当归、黄连、炒枣仁、紫石英、甘草。若心火偏旺，口舌生疮，增加黄连用量，加栀子；若兼心脉瘀阻，胸痛，舌紫暗有瘀点或瘀斑者，加丹参；若肝肾阴虚，腰酸耳鸣，头晕目眩者，加枸杞子、生地黄、桑寄生。

阴虚阳亢证：心悸怔忡，胸闷气短，眩晕耳鸣，烦躁失眠，或见面色潮红，舌红苔薄黄，脉促或弦数结代。治疗原则：滋阴潜阳，镇心安神。处方：三甲复脉汤加减。方药组成：龟甲、鳖甲、牡蛎、白芍、阿胶、麦冬、生地黄、柏子仁、炒枣仁、百合、桑寄生、甘草。阴虚内热，口干口苦者，加黄连，如无龟甲、鳖甲，可用紫石英，生龙骨等代之。

心阳虚脱证面色苍白，神志模糊或恍惚，大汗淋漓，四肢厥冷或四肢抽搐，舌淡苔薄白，脉沉迟结代或脉微弱欲绝。治疗原则：回阳固脱。处方：参附龙牡汤。方药组成：人参、炮附片、龙骨、牡蛎。若舌红少苔，脉数者，加麦冬、五味子。

痰瘀闭阻证：心悸怔忡，胸闷胸痛，气短喘息，唇甲青紫，舌质紫暗或有瘀点、瘀斑，舌苔白腻，脉沉涩结代。治疗原则：瓜蒌薤白半夏汤合丹参饮加减。方药组成：瓜蒌、薤白、半夏、丹参、檀香、砂仁、郁金、红花。若阴寒凝滞，四肢厥冷者，加炮附片、桂枝；若湿热内阻，口苦脘闷，舌苔黄腻者，加黄连、厚朴。

（2）成药验方

参麦口服液，每次 1 支，每日 3 次。

（3）针灸疗法

背俞连续拔火罐，每日 1 次，每次用闪火法在背部自上而下连续拔 300～500 罐。

四、中西医结合最新研究进展

（1）针刺麻醉联合针刺治疗对阵发性心房颤动患者射频消融围术期症状及早期复发的影响

楚扬等[1]对针刺麻醉联合针刺治疗对阵发性心房颤动行射频消融术患者围术期症状及早期复发的影响进行了研究。选取 2019 年 8 月—2021 年 8 月在上海中医药大学附属岳阳中西医结合医院行射频消融术治疗的阵发性心房颤动患者 64 例，随机分为联合组（31 例）及对照组（33 例）。联合组在射频消融术中给予针刺麻醉结合术后连续针刺内关穴、神门穴和郄门穴 7d 治疗，并分别于术后、出院前、术后 1 个月、术后 6 个月进行评估及随访。比较两组临床资料、射频消融术疼痛评分、术中镇痛药物使用量、术中镇痛相关不良反应发生率、术后早期复发等。结果显示：联合组视觉模拟法（VAS）评分低于对照组，轻度疼痛比例高于对照组（$P<0.05$）；联合组术中镇痛药物使用量及药物相关不良反应发生率、早期复发率低于对照组（$P<0.05$）。随访至 6 个月，两组术后复发率比较，差异无统计学意义（$P>0.05$）。因此，认为针刺麻醉联合针刺治疗可缓解阵发性心房颤动患者射频消融围术期疼痛症状并减少术后早期复发，可作为阵发性心房颤动射频消融术的有效辅助治疗手段。

（2）中西医结合治疗心房颤动有效性和安全性的 Meta 分析和用药规律

付荩毅等[2]系统评价了中西医结合治疗心房颤动的有效性和安全性，并进行用药规律分析。方法：计算机检索中国知网、万方、维普、PubMed、the Cochrane Library、EMbase、Web of Science 数据库，检索时限从建库至 2021 年 10 月已发表的，关于中医药或中西医结合治疗心房颤动的随机对照试验。试验组采用口服中药汤剂+常规西药治疗，对照组采用常规西药治疗，根据纳入与排除标准筛选后采用自制的表格提取有效数据。采用 RevMan 5.4 软件进行偏倚风险评估和 Meta 分析，采用 Excel 和 SPSS 软件分析纳入研究的中药处方用药规律。结果：共纳入 60 项研究，包括 4 578

例患者，其中试验组 2 313 例患者，对照组 2 265 例患者。纳入文献的质量普遍较低，发表偏倚较大。Meta 分析结果显示：与对照组比较，试验组心房颤动发作次数减少，心房颤动转复率提高，平均心率降低，中医证候积分和左房内径降低，左室射血分数提高，不良反应发生率降低。对处方进行数据挖掘，发现麦冬、丹参、桂枝、黄芪等益气养阴、活血化瘀药物使用较多。结论：现有证据表明，中西医结合对比单纯使用西药治疗心房颤动，可进一步减少心房颤动发作，提高转复率，并能改善患者心功能，提高患者生存质量，且未增加不良反应发生率。

参考文献：

[1]楚扬,刘浩琪,幸敬芬，等.针刺麻醉联合针刺治疗对阵发性心房颤动病人射频消融围术期症状及早期复发的影响[J].中西医结合心脑血管病杂志,2023,21（12）:2258-2261.

[2]付荩毅,张菀桐,曲华，等.中西医结合治疗心房颤动有效性和安全性的 Meta 分析和用药规律[J].中西医结合心脑血管病杂志,2023,21（8）:1345-1356.

第五节　房室传导阻滞

房室传导阻滞（atrioventricular block,AVB）又称房室阻滞，是指房室交界区脱离了生理不应期后，心房冲动传导延迟或不能传导至心室。房室阻滞可以发生在房室结、希氏束以及左右束支等不同的部位。按其程度分为三度：第一度仅为房室间传导时间延长；第二度为部分激动不能由心房下传心室，分Ⅰ型和Ⅱ型；第三度为所有激动均不能下传到心室。本病属于祖国医学的“心悸”“怔忡”“胸痹”范畴。

一、病因和发病机制

正常人或运动员可发生一定程度的房室传导阻滞，如文氏型房室阻滞（莫氏Ⅰ型），与迷走神经张力增高有关，常发生于夜间。其他导致房室阻滞的常见病变有急性心肌梗死、冠状动脉痉挛、病毒性心肌炎、心内膜炎、心肌病、急性风湿热、主动脉瓣钙化狭窄、心脏肿瘤（特别是心包间皮瘤）、先天性心血管病、原发性高血压、心脏手术、电解质紊乱、药物中毒、Lyme 病（螺旋体感染，可致心肌炎）、

Chagas 病（原虫感染，可致心肌炎）、黏液性水肿等。Lev 病（心脏纤维支架的钙化与硬化）与 Lenegre 病（传导系统本身的原发性硬化变性疾病）可能是成人孤立性慢性心脏传导阻滞最常见的病因。

二、诊断和鉴别诊断

（一）诊断

（1）各种器质性心脏病引起急性或慢性、短暂性或永久性房室传导阻滞；迷走神经兴奋，洋地黄和普萘洛尔等药物引起的短暂性房室传导阻滞；此外，还见于心脏手术和高钾血症。

（2）临床特点：① 第一度房室传导阻滞常无症状。② 第二度房室传导阻滞患者可有心悸、自觉心搏脱漏、疲乏、头晕，听诊时有心搏脱漏。③ 完全性（第三度）房室传导阻滞患者心率常在 40 次/min 以下，常有乏力、头晕等脑缺血症状，或发生心力衰竭，严重时可致阿-斯综合征发作。

（3）借助心电图确诊。

（二）鉴别诊断

应与病窦综合征相鉴别。根据典型心电图改变并结合临床表现，不难作出诊断。为估计预后并确定治疗，尚需区分生理性与病理性房室传导阻滞、房室束分支以上阻滞和三分支阻滞，以及阻滞的程度。

三、治疗

（一）现代医学疗法

（1）一般治疗

对于Ⅱ度Ⅱ型 AVB、Ⅲ度 AVB，尤其伴有 QRS 波增宽畸形者，如出现血流动力学障碍而表现有黑蒙、昏厥、心力衰竭等，应及时治疗。

病因治疗：应积极治疗引起 AVB 的病因及诱因。如风湿热引起者，行抗风湿治疗；洋地黄中毒者，应停药并给予苯妥英钠、硫酸镁等治疗；急性心肌炎或急性心肌梗死，可用肾上腺糖皮质激素等综合治疗；高血钾引起者，应降低血钾；迷走神经张力增高者，可用阿托品治疗。

休息：有症状的 AVB 或虽无症状，但心室率小于 50 次/min 者应卧床休息。

禁用抑制心肌的药物：如奎尼丁、普鲁卡因胺、β 受体阻滞剂、洋地黄、维拉帕米、胺碘酮。

（2）药物治疗

拟交感神经药物：本类药物改善房室传导的机制主要是其拟肾上腺素作用而加快房室传导。常用异丙肾上腺素 5～10mg，舌下含服，每 4h 一次，或麻黄碱 25mg，每日 3～4 次。心室率过缓或阿—斯综合征者，宜用异丙肾上腺素 1～2mg 加入 500ml 液体中持续静脉滴注，使心室率保持在 50～60 次/min 即可，过量既可加重阻滞又有致室性异位心律的危险。

阿托品：适合于希氏束以上阻滞者，尤其是迷走神经张力增高者。常用 0.3～0.6mg，每日 3～4 次口服，必要时可用 0.5～1mg 肌内注射或静脉注射。需注意的是在急性心肌梗死伴 AVB 或心动过缓应用阿托品时，必需静脉注射且用量不宜<0.5mg，否则有产生矛盾性心动过缓的风险。

氨茶碱：本品可能改善房室传导的机制一是拮抗心肌急性缺血所产生的一些具有负性传导作用的代谢物质，如腺苷等；二是氨茶碱有一定的拟交感神经作用，可以提高完全性 AVB 的交界性逸搏心律或改善心肌传导。常用氨茶碱 0.125～0.25g 稀释后静脉注射或 0.25g 溶于 500ml 液体中静脉滴注，每日 1～2 次；睡前加服氨茶碱缓释片 200mg。或口服 100mg，每日 3～4 次。

肾上腺糖皮质激素（激素）：激素治疗 AVB 的机制可能是：① 激素有直接促进或恢复房室传导的效应；② 能加速及稳定心室异位起搏点，这可解释一些病例在 AVB 得到充分改善前，已能明显控制阿—斯综合征发作的现象；③ 促使血钾降低，从而改善房室传导功能；④ 对心肌炎或急性心肌梗死引起的 AVB，有减轻水肿或炎症浸润的抗炎作用；⑤ 降低中枢神经系统对缺氧的敏感性，这可解释某些患者给予激素后能够控制晕厥，但未能改善 AVB 的现象；⑥ 改善冠状动脉侧支循环。激素主要适合于急性病变，如急性心肌炎、急性心肌梗死、心脏直视手术损伤等引起的 AVB。对于慢性 AVB 所致的阿—斯综合征可能有效，但仅作为等待安装起搏器的过渡治疗。常用泼尼松 10～20mg，每日 3～4 次口服，或氢化可的松 100～200mg 溶于 250～500ml 溶液中缓慢静脉滴注。

其他药物：如烟酰胺、环磷酸腺苷葡甲氨、复方丹参注射液、附子注射液、健心片等可酌情选用。

另外，药物可增加心肌耗氧量，加重心肌缺血，诱发室性心律失常，多为临时使用。

（3）人工心脏起搏治疗

Ⅱ度Ⅱ型以上的 AVB 多属不可逆性，对血流动力学有较大影响，常可发生心源性晕厥，多需安装起搏器。

安装起搏器的指征是：① 有症状的完全性 AVB 都应安装起搏器；无症状的完全性 AVB 者若阻滞在房室结或希氏束，心室率不太慢且稳定，超速起搏不出现异常抑制现象者，可能不需要永久性起搏器；无症状的先天性完全性 AVB 者应做长程心电图检查以排除其他严重心律失常；② 不管何处阻滞，有症状的Ⅱ度 AVB 患者都应考虑起搏器治疗；阻滞在希浦系或阻滞在房室结但药物治疗无效者，可安装起搏器；③ H-V 时间明显延长且有晕厥史的患者若能排除其他原因引起的晕厥，可安装永久性起搏器。急性病变所致的房室传导阻滞，且有恢复可能者，则可采用临时性起搏。

（二）中医疗法

（1）气滞血瘀证

主证：心悸怔忡，胸闷，或有阵发性胸膺疼痛，痛有定处，或如针刺，短气喘息，形寒肢冷，面唇紫暗，舌质紫暗或有瘀点，脉涩或结代。治法：活血化瘀，行气通络。方药：血府逐瘀汤加减。当归，赤芍，桃仁。红花，丹参，川芎，郁金，蒲黄，枳壳，延胡索，琥珀（冲服），三七（冲服）。

（2）气阴两虚证

主证：心悸怔忡，自觉烦渴，神疲乏力，懒言少动，舌红，苔少，脉细缓、迟。治法：益气养阴，宁心安神。方药：炙甘草汤加减。炙甘草，人参，麦冬，生地黄，五味子，柏子仁，远志，酸枣仁，黄芪。

（3）肝郁脾虚证

主证：心悸怔忡，易受情绪波动而发作，两胁作痛，中脘隐痛胀满，喜温畏寒，舌淡，脉迟弦细。治法：健脾散寒，疏肝理气。方药：理中汤合柴胡疏肝散加减。党参，干姜，白术，柴胡，枳壳，香附，柏子仁，郁金，酸枣仁，合欢皮。

（4）心肾阳虚证

主证：心悸怔忡，胸闷，畏寒肢冷，腰膝酸软，乏力，耳鸣，滑泄，舌淡胖，边有齿印，苔薄，脉沉细迟。治法：温煦心肾，养心复脉。方药：桂枝甘草龙骨牡蛎汤合麻黄附子细辛汤加减。附子，桂枝，甘草，麻黄，细辛，龙骨，牡蛎，茯苓，丹参。

第六节 预激综合征

预激综合征（preexcitation syndrome）又称 Wolf-Par=kinson-White 综合征（WPW 综合征），是指心电图呈预激表现，临床上有可能发生心动过速发作。心电图的预激是指心房冲动提前激动心室的一部分或全体。发生预激的解剖学基础是，在房室特殊传导组织以外，还存在一些由普通工作心肌组成的肌束。连接心房与心室之间者，称为房室旁路（accessory atrioventricular pathways，图 5-24）或 Kent 束，Kent 束可位于房室环的任何部位。除 Kent 束以外，尚有三种较少见的旁路：① 房-希氏束（atriohisian tracts）；② 结室纤维（nodoventricular fibers）；③ 分支室纤维（faseieta-loventricular fibers）。

一、病因和发病机制

预激综合征并发心房颤动的机制尚未完全阐明，可能是下列因素的综合效应。

（1）心房病变

心房肌房变：各种病因（尤其是风心病、扩张型心肌病患者）所致的左房扩大，均易发作心房颤动，且不易自行终止。

心房内传导束电生理异常：各种疾病（特别是冠心病患者）导致的心房内传导束阻滞、不应性不一致性、均有利于激动折返产生心房颤动。我们观察到房内阻滞患者易发生心房颤动，终止后易复发。

（2）期前收缩与心房颤动

房性期前收缩或交界性期前收缩的激动落入心房肌易颤期致心房颤动。

室性期前收缩、室性心动过速的激动经旁道或正道逆行传入心房触发心房颤动。

心室起搏心律逆行心房传导触发心房颤动。

（3）房室反复性心动过速（AVRT）与心房颤动： 利用 Holter 监测观察到心房颤动发作前先有 AVRT，两种心律失常互相转变。其机制为，AVRT 发作时造成血循环功能障碍，交感神经兴奋性增高，心房扩张和缺氧引起心房电不稳定，心房易颤期增宽，逆传心房的激动落入心房易颤期或进入心房内折返环中而诱发心房颤动。

（4）旁道本身因素： 经研究证明，预激综合征合并心房颤动时，旁道本身起着重要作用。

① 心电生理检查发现发生心房颤动时，旁道内有连续的电活动，当这些电活动发生变化时，心房激动也随之发生相应变化，当旁道内的电活动发生传出阻滞时，心房颤动即终止。

② 我们发现 1 例风心病、二尖狭窄伴预激综合征合并持续性心房颤动患者，行二尖瓣置换术时，手术切除旁道后，心房颤动不再发作。近年来国外文献上也有用手术方法切断旁道后心房颤动终止的报道。

③ 约 19%的心房颤动发作起始于旁道。

④ 旁道插入的心室端呈树根状，该端的电激动强度大而电阻小，故旁道逆传比前向传导速度快，逆向传导的不应期也比前向传导不应期短，此外多条旁道参与逆行心房传导时，更易诱发心房颤动。

⑤ 自主神经因素的影响：自主神经张力的变化对旁道的电生理特性有明显的影响。从而影响心房颤动的发作。交感神经兴奋性增高有利于旁道折返，易诱发心房颤动；而迷走神经张力作用的影响则恰好相反。

二、诊断和鉴别诊断

（一）诊断

（1）约 80%患者有反复发作的快速性心律失常病史，多为阵发性室上性心动过速，少数并发心房颤动或扑动。心室率过快者可并发休克、心衰、心室颤动或猝死。

（2）约 2/3 患者无器质性心脏病表现，1/3 伴有先天性心脏病、心肌病。

（3）确诊依赖心电图：① 典型 P-R 间期<0.12 秒，QRS 时限>0.12 秒并见起始部有 delta 波，继发性 ST-T 改变，按 ORS 波群形态可分为 A 型和 B 型；② 变异型仅有 P～R 间期缩短而 QRS 波正常者为 Lown-Ganong-Levine 综合征。P-R 间期正常而 ORS 波宽大畸形可见 delta 波者为 Mahaim 综合征；③ 室上性心动过速发作时，大多数表现为 QRS 波群形态正常，并发心房扑动或颤动时 QRS 波群常宽大畸形，心室率可达 200 次/min 以上，需与室性心动过速鉴别。

（4）隐匿型：在心动过速间歇期为正常心电图，其确诊需用导管电极行心内电生理检查，以证实房室间隐匿性异常传导通道的存在并定位。

（二）鉴别诊断

（1）束支传导阻滞：束支传导阻滞时 P-R 间期>0.12 秒，QRS 波时限>0.12 秒，异常宽大者多见，P-J 间期常>0.27 秒，QRS 波虽有挫折粗钝，但初始部无预激波，图形一般恒定或随病理过程而有转变。大多数无室上性心动过速、心房颤动等并发症。

（2）心肌梗死：通常不易误诊，但有时向下的δ波可有一个主波向上的QRS波群与δ波位于等电位线上伴有一个主波向下的QRS波，这样就酷似病理性波而误认为心肌梗死。鉴别要点是WPW综合征的心电图表现：① 在其他导联上有典型向上的δ波QRS波增宽；② P-R间期<0.12秒；③ 缺乏心肌梗死的原发性ST-T改变。此外，应仔细询问病史，是否有心肌梗死的症状及血清心肌酶改变的诊断依据。应特别重视心电图的演变过程，尤其是ST-T波演变规律。

（3）心室肥大：A型WPW综合征的V1导联呈R或Rs型酷似右心室肥大，但WPW综合征P-R间期<0.12秒，QRS初始部有预激波，V5、V6导联S波不深，很少有电轴明显右偏。B型WPW综合征V5导联QRS波高大，应与左心室肥大相鉴别，依据P-R间期<0.12秒，有δ波等，鉴别并不困难。

三、治疗

预激综合征本身无症状，无须治疗。对有心动过速发作者则应予治疗。

（1）心动过速发作期的治疗

① 房室折返性心动过速的治疗。顺向型房室折返性心动过速的治疗：对无循环障碍者可首先选用兴奋迷走神经的方法治疗，如乏氏动作、颈动脉窦按压、静脉注射升压药物等。维拉帕米是治疗绝大多数无血流动力学障碍者的首选药物，终止心动过速的成功率可达73%～95%。常用5mg加入250g/L（25%）的葡萄糖溶液20ml中静脉注射，3～5min注完，如无效，每30min可重复5mg，总量不超过15mg。ATP终止心动过速的成功率可达90%～100%，平均复律时间为20～24s，但副作用较多。一般先用ATP10mg静脉注射（1s内注入），若用药后2～3min内无效，可再给ATP20mg迅速静脉注射。普罗帕酮对心动过速的成功率达80%以上，通常能较好地为患者所耐受，国内已将其作为终止心动过速的一线药物，首剂用70mg或1.0～1.5mg/kg溶于250g/L（25%）的葡萄糖溶液20ml中，缓慢静脉注射5～7min，如无效，间隔20～30min再重复静脉注射，总量不超过350mg。洋地黄适合于心动过速合并心功能不全的患者，首先以毛花苷C静脉注射。此外，氟卡尼、胺碘酮、美托洛尔、索他洛尔及地尔硫䓬等均能有效地终止心动过速，但一般不常规应用。药物治疗无效或有明显血流动力学障碍者，可用直流电同步电复律或电起搏（如食管心房起搏等）治疗。

逆向型房室折返性心动过速的治疗：因为洋地黄、维拉帕米及兴奋迷走神经的方法可抑制房室结及显著缩短旁道不应期，故应避免使用。可选用电复律，药物可用普鲁卡因胺、普罗帕酮、胺碘酮静脉注射。或奎尼丁、丙吡胺、莫雷西嗪、胺碘酮等口服。

② 心房纤颤的治疗。预激综合征并发心房纤颤的严重性取决于旁路不应期的长短。对于心房纤颤时 R-R 间期<210ms，或平均心室率>220 次/min，或有严重血流动力学改变者，应紧急做电复律。如患者血流动力学稳定，或无电复律条件，则可应用药物治疗。最理想的药物是静脉注射普鲁卡因胺，因为该药具有减慢旁路前向传导和终止心房纤颤的双重作用，剂量为 400～600mg 稀释后静脉注射。亦可用普罗帕酮 70mg 静脉注射，必要时可于 20min 后重复，但总量不宜超过 350mg。此外，可用氟卡尼 2mg/kg 静脉注射（5～10min 注射完），或静脉滴注 10mg/min，极量 150mg。或用胺碘酮静脉注射或口服等。洋地黄、维拉帕米应列为禁忌，以免引起心室率过快而诱发心室纤颤。虽有报道利多卡因对预激综合征合并心房纤颤有效，但疗效不可靠，且有时可加快旁路的传导，故也不宜选用。

③ 室性心动过速及心室纤颤的治疗。室性心动过速及心室纤颤是预激综合征并发的最危险的心律失常，应立即行电复律。无条件电复律时，可用普鲁卡因胺或利多卡因等药物静脉注射。

（2）心动过速间歇期的治疗。预激综合征合并心动过速发作的次数少、持续时间短、症状不明显者间歇期可不必治疗。

心动过速发作频繁者需行药物维持治疗。应选择对患者生活影响小、副作用小、抑制旁路前向和逆向传导的抗心律失常药物。可供选择的药物有普罗帕酮、胺碘酮、索他洛尔等Ⅰa、Ⅰc 及Ⅲ类抗心律失常药物。

非药物治疗：

导管消融术：目前广泛使用的是射频导管消融术，通过射频电流造成内心膜凝固性坏死，从而破坏旁路的前向和逆向传导，达到根治的目的。其适应证为：① 有经旁路快速前传心房纤颤发作史；② 心动过速药物治疗无效或不能耐受，或药物治疗虽然有效，但易反复发作者；③ 特殊工作（如运动员、飞行员或汽车驾驶员）的显性预激综合征，尽管无心动过速发作史，应行电生理检查，如旁路不应期短（≤270ms）或可以诱发房室折返性心动过速，也可酌情考虑进行射频消融治疗。射频消融治疗预激综合征的成功率已达 95%以上，并发症极少。

外科手术治疗：通过开胸手术用切割、无水乙醇注射或冷冻等方法阻断旁路达到治疗目的。其适应证为：① 顽固的房室折返性心动过速用药物不能控制，或长期用药有危险者；② 有致命性心律失常，如心房纤颤伴快速心室反应，最短的有预激的 R-R 间期<210ms；或因快速心律失常而发生晕厥、心绞痛、心力衰竭等；③ 有反复心房纤颤发作史，经检查其旁路不应期<270ms;④ 导管消融术失败者；⑤ 合并其他心脏病需进行心脏手术治疗者。随着射频消融术的广泛开展，手术治疗的适应证有所减少。

抗心动过速起搏器：对不适合进行射频消融或手术根治的高危患者，如年迈、血流动力学明显受影响或伴发其他内科疾病的患者，可安装抗心动过速起搏器治疗。

第十七章　高血压

第一节　原发性高血压

原发性高血压即不明原因的血压升高，又称高血压病，占高血压人群的 95%以上。无基础疾病者称为原发性高血压。高血压病是最常见的心血管疾病之一，也是导致人类死亡的常见疾病如脑卒中、冠心病、心力衰竭等重要危险因素。原发性高血压病归属于中医学的“眩晕”“头痛”“中风”等病证范畴。由于历代文献对疾病分类方法的差异，部分有关高血压的记载则散见于如“肝风”“肝阳”及其他相关的病证中。眩晕是因清窍失养，临床上以头晕、眼花为主证的一类病症；眩即眼花，晕是头晕，两者常同时并见，故统称为眩晕。其轻者闭目可止，重者如坐车船，旋转不定，不能站立，或伴有恶心，呕吐，汗出，面色苍白等症状，严重者可突然仆倒。

一、病因和发病机制

（一）现代医学对原发性高血压病因和发病机制的认识

（1）病因

原发性高血压病的病因为多因素，可分为遗传和环境因素两个方面，高血压是遗传易感性（约占 40%）和环境因素（约占 60%）相互作用的结果。高血压病患者常有明显的家族史，约占 50%～60%的患者有阳性家族史，属于遗传性缺陷。环境因素有饮食和精神应激两个方面。不同地区人群血压水平和高血压患病率与钠盐平均摄入量显著有关，但主要见于对钠盐敏感的人群中。从事精神紧张度高的职业者发生高血压的可能性较大。其他因素如超重或肥胖、避孕药、阻塞性睡眠呼吸暂停综合征（OSAS）等均与高血压的发生有一定的关系。

遗传因素：原发性高血压是一种多基因遗传性疾病。流行病学调查发现，高血压患者的孪生子女高血压的患病率明显提高，尤其是单卵双生者；父母均患高血压者，其子女患高血压概率高达 45%，相反，双亲血压均正常者，其子女患高血压的概率仅为 3%。

高钠、低钾膳食：人群中，钠盐（氯化钠）摄入量与血压水平和高血压患病率呈正相关，而钾盐摄入量与血压水平呈负相关。膳食钠/钾比值与血压的相关性甚至更强。我国一项 14 组人群研究表明，膳食钠盐摄入量平均每天增加 2g，收缩压和舒张压分别增高 2.0mmHg 和 1.2mmHg。高钠、低钾膳食是我国大多数高血压患者发病主要的危险因素之一。我国大部分地区，人均每天盐摄入量 12～15g 以上。在盐与血压的国际协作研究（INTERMAP）中，反映膳食钠/钾量的 24h 尿钠/钾比值，我国人群在 6 以上，而西方人群仅为 2～3。

超重和肥胖：身体脂肪含量与血压水平呈正相关。人群中体质量指数（Body Mass Index，BMI 与血压水平呈正相关，BMI 每增加 3kg/m²，4 年内发生高血压的风险，男性增加 50%，女性增加 57%。我国 24 万成人随访资料的汇总分析显示，BMI≥24kg/m² 者发生高血压的风险是体质量正常者的 3～4 倍。身体脂肪的分布与高血压发生也有关。腹部脂肪聚集越多，血压水平就越高。腰围男性≥90cm 或女性≥85cm，发生高血压的风险是腰围正常者的 4 倍以上。

饮酒：过量饮酒也是高血压发病的危险因素，人群高血压患病率随饮酒量增加而升高。虽然少量饮酒后短时间内血压会有所下降，但长期少量饮酒可使血压轻度升高；过量饮酒则使血压明显升高。如果每天平均饮酒>3 个标准杯（1 个标准杯相当于 12g 酒精，约合 360g 啤酒，或 100g 葡萄酒，或 30g 白酒），收缩压与舒张压分别平均升高 3.5mmHg 与 2.1mmHg，且血压上升幅度随着饮酒量增加而增大。

精神紧张：长期精神过度紧张也是高血压发病的危险因素，长期从事高度精神紧张工作的人群高血压患病率增加。

其他危险因素：高血压发病的其他危险因素包括年龄、缺乏体力活动等。除了高血压外，心血管疾病危险因素还包括吸烟、血脂异常、糖尿病、肥胖等。

（2）发病机制

交感神经系统活性亢进：各种因素使大脑皮层下神经中枢功能变化，各种神经递质浓度与活性异常，包括去甲肾上腺素、肾上腺素、多巴胺、神经肽 Y、5-羟色胺、血管升压素、脑啡肽和中枢肾素-血管紧张素系统，导致交感神经系统活性亢进，血浆儿茶酚胺浓度升高，阻力小动脉收缩增强。

肾性水钠潴留：各种原因引起肾性水钠潴留，机体为避免心排血量增高使组织过度灌注，全身阻力小动脉收缩增强，导致外周血管阻力增高，压力-利钠机制可将潴留的水钠排泄出去。

肾素-血管紧张素-醛固酮系统（RASS）激活：经典的 RASS 包括：肾小球入球动

脉的球旁细胞分泌肾素，激活从肝脏产生的血管紧张素原，生成血管紧张素Ⅰ，然后经肺循环的血管紧张素转换酶（ACE）生成血管紧张素Ⅱ（AⅡ）。AⅡ是RASS的主要效应物质，作用于血管紧张素Ⅱ受体（AT1），使小动脉平滑肌收缩，刺激肾上腺皮质球状带分泌醛固酮，通过交感神经末梢突触前膜的正反馈使去甲肾上腺素分泌增加。这些作用均可使血压升高，参与高血压发病并维持。

胰岛素抵抗：胰岛素抵抗（IR）是指必须以高于正常的血胰岛素释放水平来维持正常的糖耐量，表示机体组织对胰岛素处理葡萄糖的能力减退。约50%原发性高血压患者存在不同程度的胰岛素抵抗，在肥胖、血三酰甘油升高、高血压与糖耐量减退同时并存的四联症患者中最为明显。近年多数研究认为是胰岛素抵抗造成继发性高胰岛素血症引起的，因为胰岛素抵抗主要影响胰岛素对葡萄糖的利用效应，胰岛素的其他生物学效应仍然保留，继发性高胰岛素血症使肾脏水钠重吸收增强，交感神经系统活性亢进，动脉弹性减退，从而血压升高。

动脉弹性功能和结构异常：近年来重视动脉弹性功能在高血压发病中的作用。现在已知，覆盖血管内膜面的内皮细胞生成、激活和释放各种血管活性物质，例如一氧化氮（NO）、前列环素（PGI2）、内皮素（ET-1）、内皮依赖性血管收缩因子（EDCF）等，有调节血管的功能。

（二）中医学对原发性高血压病因病机的认识

（1）病因

体质偏盛偏衰：人体先天禀赋主要取决于父母之体质，即父母先天体质禀赋异常可影响后代。父母因阴阳平衡失调而患高血压病，其子女也易患高血压病。

七情内伤，心肝火盛：情志失调常见长期忧思、紧张恐惧、情绪波动和过度恼怒等，这些因素一旦破坏人体的阴阳平衡，使脏腑气血功能失调，就会导致本病的发生。

饮食失节，痰浊内蕴：过食肥腻温热之品，体内痰热蕴盛，上冲清窍，或饥饱失常，损伤脾胃，脾虚失运，酿生痰浊，上蒙清窍，均可导致本病的发生。

劳逸过度，气血失调：久病和过劳过逸均可伤及人体正气，导致阴阳平衡失调，脏腑功能紊乱，发生本病。

（2）病机

在上述病因的作用下，肝失疏泄，气机郁滞，经络功能紊乱，气血津液代谢失常，肝肾阴阳调节失衡，就形成了以眩晕、中风、肝阳上亢为主要表现的高血压病。

肝阳上亢：素体阳盛阴衰之人，阴阳平衡失其常度，阴亏于下，阳亢于上；长期精神紧张或忧思郁怒，使肝失调达，肝气郁结，气郁化火伤阴，肝阴耗伤，风阳内动，上扰头目而出现眩晕、头痛。

阴虚阳亢：长时间的劳累过度及思虑过度能劳伤心脾，阴血暗耗，或纵欲伤精，阴精损伤，均可导致肝肾阴虚，肝阳上亢，积损日益加深，厥阴邪火翕然而起，上扰清窍，升降失度而出现头痛、目眩、耳鸣、烦躁、失眠、心悸、舌红少苔、脉弦细而数。

肝肾阴虚：肝藏血，肾藏精，肾阴不足常可导致肝阴不足，肝阴不足亦可致肾阴不足。肝肾阴虚，不能涵敛阳气，阳气亢逆上冲，而出现眩晕、头痛。明代张景岳在《黄帝内经》“上虚致眩”的理论基础上，对“下虚致眩”作出了详尽论述。

痰湿中阻：饮食不节，肥甘厚味太过，损伤脾胃，或忧思劳倦伤脾，以致脾虚健运失职，聚湿生痰；或肝气郁结，气郁湿滞生痰。痰湿中阻，或兼内生之风火作祟，则表现为头痛、脘闷、眩晕欲仆等。汉代张仲景认为“痰饮”是眩晕发病的原因之一，为后世“无痰不作眩”的论述提供了理论基础。元代朱丹溪倡导“痰火致眩”学说，提出“无痰不作眩”的理论。

瘀血阻络：中医学认为“初病在经，久病入络”“初病在气，久病入血”“气病累血，血病则累气”。原发性高血压病随病程的延续，病情进一步发展，殃及血分，使血行不畅，终至瘀血阻络。

阴阳两虚：多因病久不愈，阴阳俱损而致。在高血压病患者中多见阴损及阳，最终阴阳两虚。

二、诊断和鉴别诊断

（一）诊断

（1）在非药物状态下，3 次或 3 次以上非同日多次重复血压测量均超过 140/90mmHg。动态血压监测可进一步明确诊断。

（2）既往有高血压史，即使服药后血压降至正常水平，仍可诊断原发性高血压病。

（3）高血压病的诊断应包括：① 确认高血压，即血压是否高于正常；② 排除症状性高血压；③ 高血压分期、分级；④ 重要脏器心、脑、肾功能估计；⑤ 有无并发可影响原发性高血压病病情发展和治疗的情况，如冠心病、高脂血症、高尿酸血症、慢性呼吸道疾病等。

（二）鉴别诊断

（1）肾实质病变性高血压。包括急性肾小球肾炎、慢性肾小球肾炎、肾盂肾炎、狼疮性肾炎、肾结核、多囊肾、糖尿病性肾病、肾肿瘤等。其中以急、慢性肾小球肾炎为常见。原发性高血压病与急性肾小球肾炎的鉴别点有：后者有典型的发热、肉眼血尿、少尿、浮肿等临床表现，尿镜检可见大量蛋白、红细胞和管型。这些是原发性高血压病所不具备的。慢性肾小球肾炎与原发性高血压病伴肾损害的鉴别点是：后者的肾损害发生于原发性高血压病后，尿异常较轻，肾小管功能损害较肾小球功能损害为早、为重，并还常伴有心脏并发症。慢性肾小球肾炎有血尿、蛋白尿，并常反复发作，还多有不同程度的贫血，肾小球功能损害明显。

（2）肾血管性高血压。包括有肾动脉畸形、肾血管发育不良、肾动脉粥样硬化、肾动脉纤维病和大动脉炎累及肾动脉等。肾动脉发育不良和肾动脉粥样硬化均可造成肾动脉狭窄，属于肾动脉畸形。后者与原发性高血压病的鉴别要点是：肾血管性高血压病无高血压病家族史，一般降压药物治疗效果不佳，约80%的患者在上腹部或肾区可听到血管杂音。肾动脉血管造影可显示狭窄部位和程度。肾动脉造影和分侧肾静脉肾素比值测定可确诊该病。

（3）嗜铬细胞瘤。该病因肾上腺髓质或交感神经节大量分泌去甲肾上腺素和肾上腺素，引起阵发性或持续性血压增高，临床多见年轻人。常因精神刺激、剧烈运动、体位改变、挤压肿瘤引起。表现为剧烈头痛、心悸、出汗、面色苍白等症。血压可骤然升高达200～250/100～150mmHg，发作间歇期血压明显下降，甚至正常，测量血液中肾上腺素或去甲肾上腺素、尿中3-甲基-4-羟基苦杏仁酸明显增高。靠超声波双肾及肾上腺检查和CT、磁共振成像检查均可定位诊断。

（4）原发性醛固酮增多症。本病是因肾上腺皮质增生或肿瘤致分泌过多醛固酮入血，引起水钠潴留、血容量增多，钠离子引起血管反应性增强，使血压升高。临床中多见于青、中年女性。症状有饮水多、尿多、乏力或阵发性肌无力及肌麻痹的典型表现，极少出现浮肿。血生化检查见有血清钾低、钠高、尿醛固酮增多、尿钾增高、血浆肾素活性降低等特征。超声波、同位素和CT检查均可定位诊断。

（5）库欣综合征。本病由于肾上腺皮质肿瘤或因下丘脑-垂体分泌过多促肾上腺皮质激素（adrenocorticotropic hormone, ACTH），使肾上腺皮质增生并分泌过多糖皮质激素，致水钠潴留引起高血压病。临床以女性多见，表现为躯干肥胖，满月脸，水牛肩，腹垂悬，而四肢肌肉消瘦，多血质面容，腹部及大腿内侧有紫纹出现，有不同程度的性征改变。实验室检查见 24h 尿 17-羟皮质类固醇增高，X 线蝶鞍检查、脑 CT 和肾上腺 CT 扫描皆有确诊价值。

（6）甲状腺功能亢进症临床症状和血清甲状腺素 T_3、T_4 增高都可与原发性高血压病相区别。

三、治疗

（一）现代医学疗法

（1）非药物治疗

健康的生活方式，在任何时候，对任何高血压患者都是有效的治疗方法，可降低血压、控制危险因素和临床情况。

减少钠盐摄入：每天钠盐摄入应低于 6g，增加钾盐摄入。主要措施如下：尽量减少烹调用盐；减少味精、酱油等含钠盐的调味品用量；少食或不食含钠盐量较高的各类加工类食品；多食蔬菜和水果；肾功能好的患者食用含钾的烹调用盐。

控制体质量：最有效的控制体质量的措施是控制能量摄入、增加体力活动。饮食方面应平衡膳食，控制高热量食品摄入，适当控制主食（碳水化合物）的用量。运动方面应有规律的、中等强度的有氧运动。重度肥胖患者可适当使用减肥药物。

戒烟限酒。戒烟的益处是肯定的，而且是任何年龄戒烟均能获益。限制饮酒可显著降低高血压的发病风险，不提倡高血压患者饮酒，如饮酒应少量，男性每日酒精摄入量应低于 25g，女性不应超过 15g。

适当锻炼。定期的体育锻炼可降低血压，改善血糖代谢，建议每天适当的体力活动，30min/d 左右；每周至少 1 次的有氧体育锻炼，如步行、慢跑、骑车、游泳等。

减轻精神压力。保持心理平衡。帮助患者预防和缓解精神压力，纠正和治疗病态心理，必要时专业心理辅导和治疗。

（2）药物治疗

降压药物治疗原则：已有证据说明降压药物治疗可以有效地降低心血管疾病的发病率和病死率，防治卒中、冠心病、心力衰竭和肾病的发生和发展。降压药的共同作用为降低血压，不同类别降压药可能有降压以外作用的差别，这些差别是不同患者选用药物时的主要参考。

常用药物分类：

① 利尿剂：常用作高血压的基础治疗，主要用于轻中度高血压。应注意这类药

物可以影响电解质和血糖、脂和尿酸代谢，故应慎用于糖尿病、血脂异常患者，痛风患者禁用。包括噻嗪类利尿剂，如氢氯噻嗪，在血肌酐>2.0mg/dl,GFR<15～20ml/min时噻嗪类作用明显降低，应慎用；吲达帕胺具有利尿剂与钙通道阻滞剂双重作用，对血脂的影响比噻嗪类小，有引起低血钾的可能性，在肝脏内代谢，服药后4周达到最大降压效果；保钾利尿剂包括螺内酯、阿米洛利，有保钾作用，肾功能不全时慎用。

② α-受体阻滞剂：这类药物对血糖、血脂等代谢过程无影响，包括哌唑嗪、特拉唑嗪、多沙唑嗪等。后二者与α_1-受体亲和力较哌唑嗪弱，血压下降缓和，而直立性低血压发生率较低。

哌唑嗪：哌唑嗪口服后，1～3h血药浓度达高峰，清除半衰期2～3h。1次口服后降压时间持续4～6h。

特拉唑嗪：特拉唑嗪半衰期较长，约12h，给药后1～2h达血药浓度峰值。

多沙唑嗪：多沙唑嗪起效缓慢，2～3h血药浓度达峰值。血浆半衰期9～12h。

③ β-受体阻滞剂：降压作用较弱，起效时间较长（1～2周），心脏传导阻滞，严重心动过缓、哮喘、慢性阻塞性肺病与周围血管病患者禁用。胰岛素依赖性糖尿病和高脂血症患者慎用。

④ 钙通道阻滞剂：可用于各种程度的高血压，在老年人高血压或并发稳定性心绞痛时尤为适用。非二氢吡啶类药物在心脏传导阻滞和心力衰竭时禁忌使用。不稳定型心绞痛和急性心肌梗死时不宜应用速效二氢吡啶类钙通道阻滞剂。

⑤ 血管紧张素转换酶抑制剂：适用于各种类型高血压，尤可用于下列情况如高血压并发左心室肥厚、心功能不全或心力衰竭、心肌梗死后、糖尿病肾损害、高血压伴周围血管病变等。妊娠和肾动脉狭窄、肾功能衰竭（血肌酐>265μmol/L或3mg/dl）患者禁用。

⑥ 血管紧张素Ⅱ受体阻滞剂：临床药理作用与ACE抑制剂相似，但不引起咳嗽等不良反应。临床主要适用于ACE抑制剂不能耐受的患者。

高血压药物治疗方法：

大多数慢性高血压患者应该在几周内逐渐降低血压至目标水平，这样对远期事件的减低有益。推荐应用长效制剂，其作用可长达24h，每日服用1次，这样可以减少血压的波动，降低主要心血管疾病的发生和防治靶器官损害，并提高用药的依从性。强调长期有规律的抗高血压治疗，达到有效、平稳、长期控制的要求。根据基线血压水平、有无靶器官损害和危险因素，选用单药治疗或联合治疗。

单药治疗：起始时用低剂量单药，如血压不能达标，增加剂量至足量或换用低剂量的另一种药物，如仍不能使血压达标，则将后一种药物用至足量，或改用联合药物治疗。起始用低剂量单药的优点是可以了解患者对各种药物的疗效和耐受性的反应，但需要时间。

联合治疗：为了最大程度取得治疗高血压的效果，单药增大剂量易出现不良反应。随机临床试验证明，大多数高血压患者为控制血压需要用 2 种或 2 种以上降压药，合并用药时每种药物剂量不大，选用药物间有协同治疗作用或相加作用的药物，其不良反应相互抵消或至少不相加。合理的配方还要考虑到各药作用时间的协调性。高血压指南支持以下类别降压药组合：① 利尿药和 β -受体阻滞剂。② 利尿药和 ACEI 或血管紧张素Ⅱ受体阻滞剂（ARB）。③ 钙通道阻滞剂（二氢吡啶）和 β -受体阻滞剂。④ 钙通道阻滞剂和 ACEI 或 ARB。⑤ 钙通道阻滞剂和利尿剂。⑥ α -阻滞剂和 β -阻滞剂。⑦ 必要时也可用其他组合，包括中枢作用药如 α 2-受体激动剂和咪哒唑啉受体调节剂合用，或者联合 ACEI 或 ARB。有些患者需要用到 3 种或 4 种药物联合应用。

伴有其他疾病的降压治疗，药物的选择：高血压并发其他心血管病时，需要考虑降压药物的器官保护作用，应该充分考虑现有大量临床试验的证据，选用对器官具有保护作用、降低相关临床情况病死率、提高生存率的抗高血压药物。具体的选择方案可以参照美国高血压指南 JNC-7 的推荐。

（二）中医疗法

（1）内治法

肝阳上亢：头晕头痛，烦躁易怒，口干口苦，面红目赤，溲黄便秘，舌红苔黄，脉弦。治法：平肝潜阳，清热息风。方药：羚羊角汤加减。羚羊角（先煎）、石决明（先煎）、钩藤、生地黄、牛膝、白芍、龟甲（先煎）、夏枯草、酸枣仁、甘草、菊花、牡丹皮。羚羊角可用水牛角或山羊角代替。每日 1 剂，水煎服。加减法：若阳盛生风眩晕，加天麻息风。如大便秘结者，可加大黄以通腑泄热；若肝火偏盛，可加龙胆草以增强清肝泄热之力。

阴虚阳亢：头晕头痛，腰膝酸软，五心烦热，耳鸣眼花，失眠多梦，舌红苔少，脉弦细数。治法：滋阴潜阳，平肝熄风。方药：天麻钩藤饮加减。天麻、钩藤、牛膝、白芍、栀子、茯苓、石决明（先煎）、杜仲、夜交藤、生地黄、黄芩、甘草。

每日 1 剂，水煎服。加减法：肥胖多痰者，加法半夏、全瓜蒌以化痰；兼血瘀头痛者，加延胡索、丹参以活血化瘀；兼失眠者加酸枣仁以养血安神；眩晕，肢麻甚者，加白僵蚕、胆南星以息风通络。

肝肾阴虚：头晕耳鸣，腰膝酸软，五心烦热，目涩视蒙，大便干结，小便黄短，舌红少苔或无苔，脉弦细或细数。治法：滋补肝肾。方药：杞菊地黄汤加减。枸杞子、菊花、牡丹皮、茯苓、山药、地黄、杜仲、酸枣仁、山萸肉、泽泻、甘草。每日 1 剂，水煎服。加减法：若畏寒肢冷甚，小便清长，夜尿频数者，加鹿角胶（烊化）、淫羊藿以温阳补肾；若症见手足心热、咽干、盗汗、舌红少苔等虚火上炎征象者，加知母、黄柏、龟甲（先煎）以滋阴泻火。

痰浊中阻：头晕头重，困倦乏力，心胸烦闷，腹胀痞满，呕吐痰涎，少食多寐，手足麻木，舌淡苔腻，脉象弦滑。治法：健脾化湿，除痰息风。方药：半夏白术天麻汤或温胆汤加减。天麻、白术、茯苓、法半夏、姜竹茹、石菖蒲、远志、枳实、罗汉果、马兜铃。每日 1 剂，水煎服。加减法：若痰浊化热，舌苔黄腻者，加黄连以清热；若脘闷腹胀，纳呆便溏者，加藿香、砂仁（后下）以行气化浊止泻；若痰阻血瘀心胸翳痛者加丹参、延胡索以活血止痛。

血脉瘀阻：头痛经久不愈，固定不移，心痛胸痹，偏身麻木，面唇发绀，舌质紫黯，脉象弦涩。治法：活血祛瘀，疏通血脉。方药：血府逐瘀汤加减。桃仁、川红花、赤芍、生地黄、益母草、合欢皮、柴胡、郁金、牛膝、甘草。每日 1 剂，水煎服。加减法：若兼血瘀化热者，加牡丹皮、地骨皮以清瘀热；兼气虚者，自汗，加黄芪以补气固表止汗。

阴阳两虚：头痛耳鸣，头晕眼花，腰酸腿软，心悸气短，失眠多梦，肢冷麻木，遗精阳痿，夜尿频数或少尿水肿，舌淡苔白，脉象弦细，尺弱。治法：补肾养肝，益阴助阳。方药：金匮肾气丸合二仙汤加减。熟地黄、山萸肉、淫羊藿、金樱子、牡丹皮、泽泻、茯苓、炮附片（先煎）、肉桂、山药、炙甘草。每日 1 剂，水煎服。加减法：若畏寒肢冷甚，面色白，小便清长者，加鹿角胶（烊化）、杜仲，以温阳补肾。若兼见盗汗、手足心热、咽干、舌红少苔等虚火上炎征象者，加知母、黄柏、龟甲（先煎）以滋阴泻火。

（2）其他疗法

① 针灸疗法

主穴：风池、曲池、足三里、太冲。

手法：每次选主穴 2 个和配穴 1～2 个，行稍强针法，留针 20min。

加减：肝火炽盛加行间、太阳。阴虚阳亢加太溪、三阴交、神门。痰湿内盛加丰隆、内关。阴阳两虚加气海、关元（灸）。

② 穴位注射

取穴：① 足三里、内关；② 合谷、三阴交；③ 太冲、曲池。

方法：三组穴可交替使用，每穴注射 0.25%盐酸普鲁卡因 1ml，每日 1 次。

③ 耳针疗法

取穴：皮质下、神门、心、交感、降压沟。

方法：每穴捻针半 min，留针 30min，每日 1 次。揿针埋藏，或王不留行籽按压，每次选 2～3 穴，可埋针 1～2d，10d 为 1 疗程。

④ 穴位埋线疗法

取穴：① 曲池、足三里；② 心俞、太冲。

方法：每次埋 1 组，埋 15～20d，2 组交替使用。

以上针灸方法，适用于本病阴阳失调者。

四、预防与调护

（一）预防

高血压病的预防分为三级：

（1）一级预防：针对高危人群和整个人群。措施有减轻体质量，改进膳食结构，限制饮酒，增加体育活动。值得提出的是，我国传统养生、体育保健的内容不同于欧美，高脂、精细的饮食结构都是一级预防的重要内容，高钠的饮食习惯应纠正。

（2）二级预防：是针对已发生高血压病的患者。措施包括一级预防的内容，并强调控制饮食和戒烟，同时加入采用简便、有效、安全、价廉的药物治疗。本级预防即脑卒中、冠心病的一级预防。

（3）三级预防：是高血压病的抢救，预防其引起的并发症和死亡。

（二）调护

（1）生活调护：① 居处环境应安静、空气新鲜，避免喧哗吵闹。② 积极参加力所能及的各种体育活动、体力劳动或文娱活动，注意劳逸结合，合理安排工作。③ 调整控制膳食，防止动脉粥样硬化；不吸烟；少吃盐；避免发胖。④ 注意劳逸结合，合理安排作息，中青年人保证每天 6～8h 的睡眠。

（2）饮食调养：中医的食疗具有简、便、廉的特点，其方法是把一些食用方便、价格低廉但又确有降压作用的食物，根据自己的嗜好，有意选择一些种类多食，以达到防治高血压病的目的。具有降压作用而又可作为饮食辅助治疗的食物及中药有：芹菜、油菜、生菜、菠菜、紫菜、黄花菜、香菇、木耳、茭笋、茶叶、海带、海蜇、夏枯草、菊花、乌梅、山楂、玉竹、葛根、胖大海、川杜仲、桑寄生、桑椹子、枸杞子、冬虫夏草、当归、川芎、大枣、三七、车前草等。可将这些中药与食物做成可口的食品或饮料，以配合药物治疗。

（3）精神调理：胸怀开阔，精神乐观，克服急躁、惊恐、焦虑的不良情绪，避免精神高度紧张或各种因素的刺激。注意劳逸结合，积极参加文体活动，脑力劳动者坚持做一定的体力劳动或体育活动等，有利于维持高级神经中枢的正常功能。

以上调理可概括为一句话“合理膳食、适量运动、戒烟限酒、心理平衡”（1992年加拿大维多利亚心脏宣言所提出的健康四大基石）。具体如下：

（1）合理膳食：可概括为两句话，第一句“一、二、三、四、五”，第二句“红、黄、绿、白、黑”。一是指每天一袋牛奶；二是指每日 250g 左右糖类；三是指每日 3 份高蛋白食品；四是指四句话，有粗有细、不咸不甜、三四五顿、七八分饱；五是指每日 500g 蔬菜及水果。红指每日饮 50～100ml 红葡萄酒；黄指黄色蔬菜，如胡萝卜、玉米、西红柿等；绿指绿茶；白指燕麦粉或燕麦片；黑指黑木耳。

（2）适量运动：“阳光、空气、水和体育运动，这是生命和健康的源泉。”运动要坚持有恒、有序、有度的原则。通常掌握“三、五、七”的运动是很安全的，“三”指每天步行约 3 千米，时间在 30min 以上；“五”指每周要运动 5 次以上；“七”指运动后心率加年龄约为 170 次/min。

（3）戒烟限酒：酒与烟不同，酒对心血管有双向作用，适量饮酒每日不超过 15ml 酒精量，特别是红葡萄酒或绍兴酒还是有益的，但绝不能酗酒。

（4）心理平衡：所有保健措施中，心理平衡是最关键的一项。

五、中西医结合最新研究进展

(1)针刺联合循经刮痧治疗原发性高血压的疗效观察及对 24h 动态血压的影响

徐寒冰等[1]对针刺联合循经刮痧治疗原发性高血压肝阳上亢证的临床疗效及对 24h 动态血压的影响进行了研究。将 90 例原发性高血压肝阳上亢症患者随机分为对照组和观察组，每组 45 例。对照组给予缬沙坦口服，观察组在对照组基础上给予针刺联合循经刮痧治疗。比较两组治疗前后中医证候积分、汉密尔顿焦虑量表（HAMA）积分、心率、生化指标[血管紧张素Ⅱ（AngⅡ）、同型半胱氨酸（Hcy）和胱抑素 C

（Cys C）]的水平。治疗前后及随访 4 周分别监测两组 24h 动态血压[白天平均舒张压、夜间平均舒张压、24h 平均舒张压、白天平均收缩压、夜间平均收缩压、24h 平均收缩压]的水平，并比较两组临床疗效。观察组总有效率为 97.8%，高于对照组的 82.2%（$P<0.05$）。治疗后，两组中医证候积分、HAMA 积分、心率、血清 AngⅡ、Hcy 和 CysC 水平降低（$P<0.05$），观察组低于对照组（$P<0.05$）。治疗后及随访 4 周，观察组 24h 动态血压降低（$P<0.05$），观察组低于对照组（$P<0.05$）。因此，认为针刺联合循经刮痧可明显缓解原发性高血压肝阳上亢症患者的临床症状，降低患者 24h 动态血压。

（2）原发性高血压中医证型分布规律及与危险因素的相关性研究

许晴等[2]对原发性高血压中医证型的分布规律及与危险因素的相关性进行了研究。收集 290 例原发性高血压患者一般资料，统计分析原发性高血压中医证型与性别、年龄、体质量指数、饮食偏嗜、吸烟史、饮酒史、高血压病家族史的相关性。结果原发性高血压病的中医证型以痰湿壅盛证为主。单因素分析结果显示，原发性高血压中医证型与年龄、饮酒史、高血压家族史及饮食偏嗜具有相关性（$P<0.05$）。无序多分类 Logistic 回归分析显示：以阴阳两虚型为对照组，年龄≤65 岁（$P<0.05$，OR=29.328）和有高血压病家族史（$P<0.05$，OR=9.499）与肝火亢盛型相关；年龄≤65 岁（$P<0.05$，OR=9.241）和饮食偏咸（$P<0.05$，OR=4.840）与痰湿壅盛型相关；年龄≤65 岁（$P<0.05$，OR=10.304）和有高血压病家族史（$P<0.05$，OR=8.312）与阴虚阳亢型相关。结论痰湿壅盛型可能是原发性高血压的主要证型，饮食偏咸可能是痰湿壅盛型的危险因素；家族史可能是肝火亢盛型、阴虚阳亢型的危险因素。

参考文献：

[1]徐寒冰,牛琳琳,温鑫，等.针刺联合循经刮痧治疗原发性高血压的疗效观察及对 24h 动态血压的影响[J].上海针灸杂志,2023,42（5）:459-465.

[2]许晴,宋敏,姜楠，等.原发性高血压中医证型分布规律及与危险因素的相关性研究[D]. 合肥：安徽中医药大学，2023.

第二节　继发性高血压

继发性高血压亦称症状性高血压，此种高血压存在明确的病因，占所有高血压患者的 5%左右。症状性高血压本身的临床表现和危害性，与原发性血压特别相似。因此当原发病的其他症状不多或不太明显时，容易被误认为原发性高血压。由于继发性高血压和原发性高血压的治疗方法不尽相同，且有些继发性高血压的原发病是可以治愈的，治愈后高血压亦随之消失，因此在临床工作中，两者的鉴别关系到是否能及时正确地进行治疗。

一、病因和发病机制

引起症状性高血压的疾病，较常见者有下列 5 类。

（1）肾脏疾病

包括：① 肾实质性病变，如急性和慢性肾小球肾炎、慢性肾盂肾炎、妊娠高血压综合征、先天性肾脏病变（多囊肾、马蹄肾、肾发育不全）、肾结核、肾结石、肾肿瘤、继发性肾脏病变（各种结缔组织疾病、糖尿病性肾脏病变、肾淀粉样变、放射性肾炎、创伤和泌尿道阻塞所致的肾脏病变）等；② 肾血管病变，如肾动脉和肾静脉狭窄阻塞（先天性畸形、动脉粥样硬化、炎症、血栓、肾蒂扭转）;③ 肾周围病变，如炎症、脓肿、肿瘤、创伤、出血等。肾脏疾病引起的高血压，是症状性高血压中最常见的一种，称为肾性高血压，占肾脏病的 19.6%～57.7%，占成人高血压的 2%～4%。

（2）内分泌疾病

如原发性醛固酮增多症、皮质醇增多症（柯兴综合征）、嗜铬细胞瘤、有高血压的肾上腺变态综合征、甲状旁腺功能亢进、垂体前叶功能亢进、绝经期综合征和女性长期口服避孕药等。内分泌疾病伴有高血压的并不少见。

（3）血管病变

如主动脉缩窄、多发性大动脉炎等，主要引起上肢血压升高。

（4）颅脑病变

如脑部创伤、脑瘤、脑干感染等。

（5）其他

妊娠高血压综合征、红细胞增多症、高原病、药物（糖皮质激素、拟交感胺、甘草）。

二、诊断和鉴别诊断

（一）诊断

（1）临床表现

继发性高血压根据病因不同，临床上的症状也不尽相同，除有高血压的常见症状如头痛、眩晕、气急、疲劳、心悸等，还伴有引起高血压的原发病症状。

（2）辅助检查

① 肾实验室检查

肾实质高血压多伴有肾炎、肾衰竭的相关临床表现，尿检常发现蛋白尿、血尿及管型，如血肌酐升高，提示肾已发生严重功能损害，此时肾 ECT 多已提示有肾小球滤过率的显著下降。

肾动脉狭窄时，患侧肾显像浅淡，肾功能曲线平坦后移，因此，肾脏 ECT 也有助于肾动脉狭窄的诊断。

慢性肾衰竭的患者，肾 B 超多有肾皮髓质界限不清和体积的缩小等影像学特征。

② 内分泌实验室检查

钾离子代谢：原发性醛固酮增多症患者的高醛固酮血症可引起血电解质代谢的紊乱，其特征性表现为高血压合并低血钾。

肾素活性及其功能试验：

血浆肾素血管紧张素系统（RAS）检查及肾素激发试验：用呋塞米 40mg，站立位 2h 后血浆肾素活性更趋明显升高，达 10ng/（ml·h）者应高度提示肾动脉狭窄。

卡托普利肾素激发试验：肾动脉狭窄的患者使用 ACEI 后肾素水平更趋升高，如达 12ng/（ml·h）或 10ng/（ml·h）或升高 150%以上，高度提示肾动脉狭窄。

血醛固酮及盐水负荷醛固酮检测：血醛固酮水平升高，肾素水平降低，比值可达 30，这是原发性醛固酮增多症的重要特征。

24h 尿醛固酮超过 8mg 为原发性醛固酮增多症的诊断指标之一。

卡托普利醛固酮抑制试验：正常人用 ACEI 后血醛固酮明显下降，而原发性醛固酮增多症患者抑制不明显。

（二）鉴别诊断

（1）原发性高血压

本病使用排钾利尿药，又未及时补钾，或因腹泻、呕吐等病因出现低钾血症，但原发性高血压患者，血、尿醛固酮不高，普通抗高血压药治疗有效，由利尿药引起低钾血症，停药后血钾可恢复正常，必要时结合上述一些检查不难鉴别。

（2）继发性醛固酮增多症

是指由于肾素-血管紧张素系统激活所致的醛固酮增多，并出现低钾血症，应与原醛症相鉴别的主要有下面几种疾病。① 肾动脉狭窄及恶性高血压：此类患者一般血压比原醛症更高，病情进展快，常伴有明显的视网膜损害，恶性高血压患者往往于短期内发展为肾功能不全，肾动脉狭窄的患者约 1/3 在上腹正中，脐两侧或肋脊角区可听到肾血管杂音，相关检查可显示病侧肾功能减退，肾脏缩小，肾动脉造影可证实狭窄部位、程度和性质，另外，患者肾素-血管紧张素系统活性增高，可与原醛症相鉴别。② 失盐性肾炎或肾盂肾炎晚期：常有高血压伴低钾血症有时与本症不易区别，尤其是原醛症后期有上述并发症者，但肾炎或肾盂肾炎晚期往往肾功能损害严重，伴酸中毒和低钠血症，低钠试验不能减少尿钾，血钾不升，血压不降，螺内酯试验不能纠正失钾与高血压，血浆肾素活性增高证实为继发性醛固酮增多症。

三、治疗

继发性高血压的治疗，主要是针对其原发病进行治疗。

（1）一般治疗

对原发病不能手术或术后血压仍高者，除采用其他针对病因的治疗外，对高血压可按治疗高血压病的方法进行降压治疗。α 受体阻滞剂苯苄胺 10～30mg（开始用小剂量逐渐增加），每日 1～2 次，或合并应用β受体阻滞剂，或用α、β受体阻滞剂，对控制嗜铬细胞瘤的高血压有效，可在手术准备阶段或术后使用。醛固酮拮抗剂螺内酯 20～40mg，每日 3 次，可用于原发性醛固酮增多症手术前的准备阶段，有利于控制血压和减少钾的排泄，对术后血压仍高或不能手术者，可长期给予螺内酯控制血压。

（2）介入治疗

适应证：单侧或双侧肾动脉狭窄≥70%，同时伴有：① 高血压，口服药物顺应性差同时有多个心血管疾病危险因素；② 伴有或不伴有轻、中度肾功能损害；③ 反复发作的肺水肿；④ 反复发作的高血压危象并有心绞痛。因双侧肾动脉完全闭塞或次全闭塞导致的急性或亚急性肾衰竭。肾动脉狭窄≥70%的单一功能肾。

禁忌证：慢性缺血性肾病并且正在透析的患者。合并其他非心血管不能治愈的疾病。严重患者不能耐受含碘造影剂。髂动脉和锁骨下动脉闭塞，介入器械不能通过。

高危因素：与介入手术病死率增高的高危因素包括：① 左心室功能不全；② 高龄；③ 糖尿病；④ 有心肌梗死病史；⑤ 有冠状动脉疾病史。

术前准备：术前、术后查血肌酐、记录24h动态血压、记录服降压药量、腹部多普勒检查肾动脉/主动脉血流比，以及肾动脉内阻力指数（RI）。术前服用阿司匹林100mg/d，氯吡格雷75mg/d或噻氯匹定250mg，每日2次。如果当日手术，术前参照冠脉介入，应用氯吡格雷负荷量300mg。准备手术器械和手术径路，了解主动脉、髂动脉、肱动脉和肾动脉的特征。患者和家属签署知情同意书。

手术径路：常用股动脉或肱动脉径路。股动脉径路在下列情况下不能选用：未经治疗的髂动脉或腹主动脉严重狭窄或闭塞。严重的髂动脉或腹主动脉扭曲。肾动脉与腹主动脉成锐角。在以上情况下可以考虑肱动脉径路。

术后处理：术后应进行监护病房进行24h监护，防止突然低血压，对于肾功能不全的患者24h内予以2000～3000ml液体输入，目的在于促使造影剂组快速排出。术后4～6h去除动脉鞘或检测ACT，ACT<150秒拔管。术后连续3d检测尿素氮、肌酐、血压、血红蛋白，并复查肾血管超声。术后服用氯吡格雷1～3个月，75mg/d，同时服用他汀类降脂药及阿司匹林。高血压的患者应记录动态血压和所用降压药量和种类。

（二）中医疗法

中医学疗法同“原发性高血压”。

第三节　高血压危象

高血压危象是发生在高血压病过程中的一种特殊临床现象，也可见于继发性高血压。它是在高血压的基础上，周围小动脉发生暂时性强烈痉挛，使血压急剧地进一步升高的结果。临床上主要有严重头痛、眩晕、神志变化、恶心、呕吐、腹痛、呼吸困难、心悸等症状。可并发高血压脑病、急性心力衰竭或急性肾功能衰竭。如不及时处理，可导致死亡。高血压危象包括高血压急症和高血压亚急症。高血压急症是指原发性或继发性高血压患者，在某些诱因作用下血压突然和显著升高（一般超过 180/120mmHg），同时伴有进行性心、脑、肾等重要靶器官功能不全的表现。高血压急症包括高血压脑病、颅内出血、脑梗死、急性心力衰竭、肺水肿、急性冠脉综合征、主动脉夹层、子痫等。应注意血压水平的高低和急性靶器官损害成都并非成正比。一部分高血压急症并不伴有特别高的血压值，如并发于妊娠期和某些急性肾小球肾炎的患者，血压不及时控制在合理范围内，会对脏器功能产生严重影响，甚至危及生命，因此需要高度重视。并发急性肺水肿、主动脉夹层、急性心肌梗死者，即使血压仅为中度升高，也应视为高血压急症。

高血压亚急症是指血压显著升高但不伴有靶器官损害。患者可以有血压明显升高造成的症状，如头痛、胸闷、鼻出血和烦躁不安等，相当多的患者有服药依从性差或治疗不足。

一、病因和发病机制

在原发性高血压和某些继发性高血压患者中，由于某些诱发因素的作用可引起高血压危象，常见的有：① 缓进型或急进型高血压，其中Ⅰ期和Ⅱ期患者均可发生。② 多种肾性高血压包括肾动脉狭窄、急性和慢性肾小球肾炎慢性肾盂肾炎、肾脏结缔组织病变所致高血压。③ 内分泌性高血压，其中有嗜铬细胞瘤、肾素分泌瘤等。④ 妊娠期高血压疾病和卟啉病（紫质病）。⑤ 急性主动脉夹层血肿和脑出血。⑥ 头颅外伤等在上述高血压疾病基础上，如有下列因素存在高血压患者易发生高血压危象。

研究已证实的诱发因素是：① 寒冷刺激、精神创伤、外界不良刺激、情绪波动和过度疲劳等。② 应用单胺氧化酶抑制剂治疗高血压，或同时食用干酪、扁豆、腌鱼、啤酒和红葡萄酒等，一些富含酪氨酸的食物。③ 应用拟交感神经药物后发生节后交感神经末梢的儿茶酚胺释放。④ 高血压患者突然停服可乐定等某些降压药物。⑤ 经期和绝经期的内分泌功能紊乱。

二、诊断和鉴别诊断

（一）诊断

① 高血压病史。

② 血压突然急剧升高。

③ 伴有心功能不全、高血压脑病、肾功能不全、视盘水肿及视网膜渗出、出血等靶器官严重功能障碍。

（二）鉴别诊断

（1）嗜铬细胞瘤

有典型阵发性高血压发作史，发作间歇期血压可正常，降压试验阳性，尿儿茶酚胺3甲氧基-4-羟基苦杏仁酸（VMA）含量增高，肾盂造影和腹膜后充气造影可助鉴别。

（2）脑肿瘤

高血压脑病时症状与脑肿瘤相似，需加以鉴别，脑肿瘤患者有视盘水肿及颅内占位性病变体征，X线检查及CT检查可助鉴别。

（3）颅内出血

常突然发病，神志障碍，呼吸深大，带鼾音，口角歪斜，肢体瘫痪，眼底检查可有视盘水肿，但眼底动脉无痉挛表现。

三、治疗

（一）现代医学疗法

（1）高血压急症的处理

高血压急症的患者应进入急诊抢救室，加强监护，持续监测血压；尽早应用适合的抗高血压药；酌情使用有效的镇静药以消除患者恐惧心理；并针对不同靶器官损害给予相应的处理。高血压急症患者需立即降压治疗以阻止靶器官进一步损害。在治疗前应明确用药种类、用药途径、血压目标水平以及降压速度等。临床应用时应考虑药物的药理学和药代动力学作用对心排血量、全身血管阻力和靶器官灌注等血流动力学的影响，以及可能出现的不良反应。理想的药物应能预期降压的强度和速度，作用强度可随时调节。常用以下药物。

硝普钠0.25～10μg/（kg·min）维持静注硝酸甘油5～100μg/min维持静注

酚妥拉明2.5～5mgIV，继以0.5～1mg/min维持。

在严密监测血压、尿量和生命体征的情况下，应视临床情况选用短效静脉抗高血压药。降压过程中要严密观察器官功能状态，如神经系统症状和体征变化，胸痛是否加重等，不宜过快或过度降压，以免靶器官灌注降低，诱发缺血事件。所以起始的降压目标不是使血压正常，而是渐进地将血压调控至不太高的水平，最大限度防止或减轻心、脑、肾等靶器官损害。

一般情况下，初始阶段（数分钟到1h内）血压控制的目标为平均动脉压的降低幅度不超过治疗前水平的25%。在随后的2～6h将血压降至较安全水平，一般为160/100mmHg左右，如果可以耐受视情况稳定，在24～48h内逐渐降低血压到正常水平。降压时需充分考虑患者的年龄、病程、血压升高的程度、靶器官损害和合并的临床状况个体化制订治疗方案。如果患者为急性冠脉综合征或以前没有高血压病史的高血压脑病（如急性肾小球肾炎、子痫等），初始目标血压水平可适当降低。若为主动脉夹层，在患者可以耐受的情况下，降压的目标应该低至收缩压100～120mmHg，一般需要使用联合抗高血压药，并要应用足量的β受体阻滞剂。达到初始目标血压，可以开始口服药物，静脉用药逐渐减量。

（2）高血压亚急症的处理

对于高血压亚急症患者，可在24～48h将血压缓慢降至160/100mmHg。注意避免对某些无并发症但血压较高的患者进行过度治疗。在这些患者中静脉或大剂量口服负荷量抗高血压药可产生不良反应或低血压，可能造成相应损害。许多高血压亚急症患者可通过口服抗高血压药控制，初始治疗可在门诊或急诊室，用药后观察5～6h，2～3d后门诊调整剂量，此后可应用长效制剂控制到目标血压水平。具有高危因素的高血压亚急症患者如伴有心血管疾病的患者可以住院治疗。

（二）中医疗法

病情稳定后可按“原发性高血压”辨证治疗。

第十八章　冠状动脉粥样硬化性心脏病

第一节　稳定型心绞痛

稳定型心绞痛（SAP）又称稳定型劳累性心绞痛，是最常见的心绞痛。稳定型心绞痛是指在冠状动脉狭窄的基础上，由于心肌负荷的增加引起心肌急剧的、暂时的缺血与缺氧的临床综合征。其特点是在一段时间内（1～3个月或以上）心绞痛阈值相对不变，即引起心绞痛发作的体力活动量是可以预测的。

一、病因和发病机制

（一）现代医学对稳定型心绞痛病因和发病机制的认识

（1）发病机制。稳定型心绞痛的病理基础是冠状动脉粥样硬化斑块所致的固定性狭窄。当心肌缺血缺氧时，心肌内积聚过多的代谢产物，如丙酮酸、乳酸等酸性物质，腺苷、缓激肽等多肽、组胺及氢离子、钾离子，这些致痛物质都能直接刺激心脏内交感神经的传入末梢而产生痛觉冲动，传到脊髓胸颈段，再上行通过丘脑传到大脑皮层而产生疼痛，其中在因个体体内内源性吗啡样的物质水平及心理精神因素的影响会产生不同的痛阈值。因此即使相同程度的缺血刺激也会引起程度差别很大的体验，有的甚至无任何症状。

（2）病理生理。心绞痛是心肌需氧和供氧不平衡的临床结果，任何使心脏需氧增加和（或）供氧减少的因素均可使心绞痛发生。稳定型心绞痛主要发生在冠状动脉有固定性狭窄的基础上，出现于使心肌需氧量增加的情况下。

心肌耗氧量的主要决定因素：心肌耗氧量是指单位时间内消耗氧气的量，是心脏能量代谢的一个重要指标。决定心肌耗氧量的主要原因与心室室壁张力、收缩期心室内压力、心腔大小和室壁厚度有关。当因左心室收缩期压力或左心室容量增加而致心室壁张力增加时，则心肌耗氧量增加。心肌收缩及其持续时间，通常用每分钟总射血时间来表示。左心室射血时间乘以心率等于每分钟射血时间。心肌氧耗量与心率和射血时间均相关。运动、劳累和情绪激动时心率增加。心肌收缩力越强，耗氧量也越大，当体力活动或使用正性肌力药物，主要通过增强心肌收缩力而增加心肌耗氧量。

冠状动脉固定性狭窄时的血流动力学：在正常情况下，安静时冠状循环处于低流量、高阻力状态，具有很大的储备能力，其血流量可随身体的生理情况而有显著的变化。当剧烈体力活动时，冠脉循环迅速变为高流量、低阻力状态，其间心率加快，冠状动脉适当地扩张，阻力降低，冠状动脉血流量可增至正常的 7 倍；缺氧时，由于局部聚积扩张血管的活性物质，如 NO, PGI_2 等，冠状动脉阻力下降，适当扩张能使冠状动脉血流量增加 4～5 倍。在正常情况下，冠状循环的阻力主要来源于小冠状动脉，而心肌内小动脉随着心肌的氧耗量而改变其内在的张力，如心肌耗氧量增加时，阻力血管即扩张，因而允许心肌血流按比例增加，即冠状动脉有很大的血流储备量。当大的心外膜冠状动脉狭窄超过 50%时，其传导功能受损而产生相当大的阻力。此时冠状循环的最大储备量开始下降，但是由于心肌缺血所引起的代谢紊乱可激活自身调节机制造成小的冠状动脉扩张而使总的冠状动脉阻力趋于正常。大的冠状动脉逐渐狭窄能使小动脉进行性扩张，以维持正常的静息血流量直到超过小动脉的扩张储备能力为止。虽然这种代偿机制能防止静息条件下出现心肌缺血，但当心脏负荷增加及心肌耗氧量增加超过小动脉的扩张储备能力时则可发生相对的心肌供血不足而产生心绞痛；当严重狭窄到 90%以上时，小冠状动脉的扩张储备基本耗竭，从而减少静息血流量，因此可在轻微体力活动，甚至安静状态下发生绞痛。总之，稳定型心绞痛是心肌耗氧量增加所介导的，在静息状态通常不发生。当冠状动脉狭窄或其主要分支严重狭窄时，其扩张性减弱，血流量减少且相对比较固定，此时尚可应付心脏平时的需要，休息时可无症状；当心脏负荷突然增加，如劳累、激动、左心衰及在寒冷环境中等，使心肌张力增加，心肌收缩力增加和心率增加等而致心肌氧耗量增加，心肌对血液的需求增加，而由于冠状动脉严重狭窄，不能供应足够的血液，因此心肌血流供求矛盾加重，心肌血液供给不足，从而引起心绞痛。这种情况指的是心肌耗氧量增加引起的心绞痛，主要是由于心肌耗氧量的增加最终超过固定性狭窄的冠状动脉最大代偿供血能力所引起的心肌缺血。

（二）中医学对稳定型心绞痛病因病机的认识

（1）病因

年老肾虚：中年以后，肾气渐虚。因肾为先天之本，肾虚后其他脏腑也出现衰退，导致脏腑功能失调。肾阳虚衰无以温煦脾阳，而脾运化无权，营血虚少，脉道不充，血液运行不畅，以致心失所养，心阳不振，心气不足，血脉失于温运，痹阻不畅；或心肾阳虚，阴寒痰饮乘踞阳位，阻滞心脉；肾阴虚不能滋养五脏之阴，肾水不能上济于心，心阴不足，心火燔炽下汲肾水，则阴伤气耗，心脉失于充养而运行滞涩，或阴虚火旺，灼津为痰，痰瘀痹阻，皆可致胸阳不运，心脉阻滞而发生本病。

饮食不节：嗜食肥甘厚味、酒烟辛香之品，损伤脾胃，脾失健运，聚生痰湿，湿郁化热，热耗津液，熬液成痰。痰阻脉络，上犯心胸清旷之区，清阳不振，气机不畅，心脉痹阻，或痰阻脉络，气滞血瘀，胸阳失展而成心痛。

七情所伤：忧思恼怒，可致心肝之气郁滞，气机不利，血脉运行不畅，胸阳不振，肝失条达，疏泄失常，发生不通则痛；或长期伏案，喜静少动，使脾失健运，痰湿内生，痰阻脉络，气血运行受阻，致使气结血凝，发生胸痛；或气滞血瘀；或因脏腑亏损，元气亏虚，气虚推动血液无力，血液停留而瘀滞不行，均可发生瘀血而导致本病。

寒暑犯心：素体阳虚，胸阳不振，阴寒之邪乘虚侵袭，寒凝气滞，血行不畅，胸阳失展，心脉痹阻，不通则痛。偶尔或因酷暑炎热，犯于心君，耗伤心气，亦每致血脉运行失畅而心痛。故病者常于气候突变，特别是遇寒冷时，易猝然发生本病。

劳逸失度：过劳包括劳力过度、劳神过度和房劳过度，《素问·举痛论》曰："劳则气耗"，过劳则耗气伤阴，络脉失养；《素问·宣明五气》曰："久卧伤气"，过度安逸则气血运行不畅，络脉瘀滞，均可致胸痹心痛。明代医家对于心痛的劳逸病因比较重视，刘纯在《玉机微义》中记载："亦有病久，气血虚损，及素作劳羸弱之人患心痛者，皆虚痛也。"过劳则气阴两伤，久病者气血虚损，心气不足，血不养心，则心痛作矣。

（2）病机

胸痹心痛的病机关键在于阳微阴弦，心脉闭阻，血行不畅，其病位在心，但与肝、脾、肾三脏功能的失调有密切的关系。心主血脉，与肝之疏泄、脾之运化、肾藏精主水等密切相关。病性有虚实两方面，常常为本虚标实，虚实夹杂，虚者多见气虚、阳虚、阴虚、血虚，尤以气虚、阳虚多见；实者不外气滞、寒凝、痰浊、血瘀，并可交互为患，其中又以血瘀、痰浊多见。但虚实两方面均以心脉痹阻不畅，不通则痛为病机关键。上焦阳虚，功能减弱，直接影响血液循环，不通则痛，呈现胸痹心痛症状；或因长期精神紧张，思虑太过，致使心肝气机阻滞，气机不畅，气滞血瘀，而致心脉痹阻，不通则痛；或因饮食不节，过食肥腻；或酗酒好饮，以致脾胃受损，纳运失常，痰湿内生，阻塞心脉，影响气血运行，不通则痛；或因年老体衰，肝肾阴血已伤，日久阴损及阳，心阳不振，每易导致心脉瘀塞不畅，加之气血渐衰，气虚不能行血，血瘀脉阻，不通则痛。或因本已阳虚而又外感寒邪，阴寒内盛，气血凝滞，心脉不通，亦可发生疼痛。以上各种原因相互影响，又可导致痰浊内生，气滞血瘀，心脉痹阻或气血运行不畅，不能供养于心，而致心胸作痛。以上病因病机可同时并存，交互为患，病情进一步发展，可见下述病变：瘀血闭阻心脉，心胸猝然大痛，而发为真心痛；心阳阻遏，心气不足，鼓动无力，而表现为心动悸、脉结代，甚至脉微欲绝；心肾阳衰，水邪泛滥，凌心射肺而为咳喘、水肿，多为病情深重的表现，要注意结合有关病种相互参照，辨证论治。

二、诊断和鉴别诊断

（一）诊断

（1）性质。呈压榨紧缩、压迫窒息、沉重闷胀性疼痛，而非“绞痛”。少许患者可表现为烧灼感、紧张感或呼吸短促，伴咽部不适。

（2）部位。常位于胸骨或附近，也可发生在上腹至咽部之间。对于疼痛或不适感分布的范围，患者常需用整个手掌或拳头来描述，仅用一手指的指端来指示者极少。

（3）持续时间。1～15min，常为3～5min。

（4）诱发因素。以体力劳累为主，其次为情绪激动。平地快步走、饱餐后活动、用力大便、暴露于寒冷环境、进食冷饮、情绪激动等均可诱发。

（5）含服硝酸甘油1～2min可缓解。

（6）根据心绞痛的严重程度及其对体力活动的影响，加拿大心脏协会（CCS）将稳定型心绞痛分为4级：

Ⅰ级：日常体力活动不引起心绞痛。通常的步行或上楼并不引起心绞痛发作，但可发生于强烈或长时间的劳力情况下（指工作或体力活动）。

Ⅱ级：日常体力活动轻度受限。心绞痛发生于快速步行或上楼、上坡，餐后步行或上楼，或者在寒冷情况下，顶风逆行时，情绪激动时，或醒来时的最初几小时内。平地行走两个街区，或常速情况下相当于3楼以上的高度能诱发心绞痛。

Ⅲ级：日常体力活动明显受限。心绞痛发生于平地行走1～2个街区，或以平常的速度上3楼。

Ⅳ级：轻微体力活动均可引起心绞痛发作，严重者甚至休息时也会发生心绞痛。

（二）鉴别诊断

（1）急性心肌梗死：本病疼痛部位与心绞痛相仿，但性质更剧烈，持续时间可达数小时，常伴有休克、心律失常及心力衰竭，并有发热，含服硝酸甘油多不能使之缓解。心电图中面向梗死部位的导联 ST 段抬高，并有异常 Q 波。实验室检查示白细胞计数及心肌损伤标志物（肌钙蛋白、肌红蛋白、肌酸磷酸肌酶）增高，红细胞沉降率增快。

（2）肋间神经痛：本病疼痛常累及 1～2 个肋间，但并不一定局限在前胸，为刺痛或灼痛，多为持续性而非发作性，咳嗽、用力呼吸和身体转动可使疼痛加剧，沿神经行径处有压痛，手臂上举活动时局部有牵拉疼痛，故与心绞痛不同。

（3）肋软骨炎：肋软骨炎的主要症状为局部疼痛，痛点较为固定，咳嗽、深呼吸、扩展胸壁等引起胸廓过度活动时会加剧疼痛。常见的病变好发部位为左侧第二肋软骨，其次是右侧第二肋软骨以及第三、四肋软骨。表面皮肤并无红、肿、热等炎症改变。受累的软骨膨隆、肿大，有明显的自发性疼痛和压痛，局部无红、热改变。

（4）食管病变：一般表现为胸骨后疼痛，以进食后、平卧时为甚，呈烧灼感、针刺感，部分患者可伴食管异物感，甚至出现吞咽困难。

（5）心脏神经官能症：患者常诉胸痛，但为短暂（几秒钟）的刺痛或持久（几小时）的隐痛，患者常喜欢不时地深吸一大口气或做叹息性呼吸。胸痛部位多在左胸乳房下心尖部附近，或经常变动。症状多在疲劳之后出现，而不在疲劳的当时，做轻度体力活动反觉舒适，有时可耐受较重的体力活动而不发生胸痛或胸闷。含服硝酸甘油无效或在十多分钟后才“见效”，常伴有心悸、疲乏及其他神经衰弱的症状。

（6）其他疾病引起的心绞痛：严重的主动脉瓣狭窄或关闭不全、风湿性冠状动脉炎、梅毒性主动脉炎、心肌桥引起冠状动脉狭窄或闭塞、肥厚型心肌病等均可引起心绞痛，根据其临床表现及相关检查可以鉴别。

三、治疗

（一）现代医学疗法

稳定型心绞痛的治疗，主要是稳定斑块，以防止冠状动脉斑块继续发展及血栓形成，甚至破裂，导致急性冠状动脉综合征，预防心肌梗死和猝死，降低并发症及病死率；改善严重心肌耗氧与供氧的失衡，缓解缺血症状，减轻症状和减少缺血发作，提高生活质量。

（1）稳定型心绞痛发作时的治疗发作时应立即休息，一般患者在停止活动后，症状可以缓解。比较重的发作，可使用硝酸酯类药物，硝酸酯类能扩张冠状动脉，降低冠状动脉血流阻力，增加冠状动脉循环的血流量，并对周围血管有扩张作用，减少心脏前后负荷和心肌的需氧，进而缓解心绞痛。例如舌下含服硝酸甘油 0.3～0.6mg，1～2min 即开始起作用，约半小时后作用消失，对大部分患者均是有效的。长期反复应用可产生耐药性，使效力减低，停用 10h 或以上，可恢复效果。副作用一般有头部跳动感、面红、心悸、头昏、头胀痛等，还可导致血压下降，因此第一次用药时，患者应平卧片刻，必要时予以吸氧。硝酸酯类无效时，还可考虑使用镇静类药物。

（2）稳定型心绞痛缓解期治疗应尽量避免诱发因素，如过度的活动、情绪激动、暴饮暴食等，冬天因血管收缩，容易引起冠状动脉狭窄，故要注意保暖。饮食方面注意调节，进食适量，少食油腻饮食，禁烟禁酒。合理安排日常生活及工作，放松心态，不抱精神压力，除此之外，最好应保持适当的体力活动，如太极拳、散步等，以不引起胸痛等症状为度，同时，要积极治疗高血压、高脂血症、糖尿病、贫血、甲状腺功能亢进等相关疾病，规律服药，定时复诊，不适随诊。

（3）稳定型心绞痛的预后改善服用抗血小板聚集药物，如阿司匹林，所有患者只要没有用药禁忌证都应该服用。阿司匹林的最佳剂量范围为 75～150mg/d。其主要不良反应为胃肠道出血及过敏。不能耐受阿司匹林的患者，可改用硫酸氢氯吡格雷作为替代治疗。该类药物通过选择性地不可逆地抑制血小板受体而阻断依赖激活的复合物，有效地减少介导的血小板激活和聚集。主要用于支架植入以后及阿司匹林有禁忌证的患者。该药起效快，顿服 300mg，2h 后即能达到有效血药浓度。常用维持剂量 75mg/d。

服用β受体阻滞剂：目前可供选择的β受体阻滞剂有很多，推荐使用无内在拟交感活性的β受体阻滞剂。β受体阻滞剂的使用剂量应个体化，从较小剂量开始，逐级增加剂量，以能缓解症状、心率不低于 50 次为宜。常有的β受体阻滞剂有：琥珀酸美托洛尔缓释片（倍他乐克）47.5mg，日一次，酒石酸美托洛尔片 25mg，日 2 次，富马酸比索洛尔 2.5～10mg，日一次。调脂治疗：一般使用他汀类药物。他汀类药物能与 HMG-CoA 竞争与该酶的活性部位相结合，从而阻碍 HMG-CoA 还原酶的作用，后者是胆固醇合成过程中的限速酶，从而抑制胆固醇的合成，加速 LDL 的清除作用，使血胆固醇和 LDL 下降，也可使血 TG 和 VLDL 下降，而 HDL 和 aPoA1 增高。他汀类药能有效降低胆固醇以及 LDL，并因此降低心血管事件。他汀类药物治疗还有延缓斑块进展，使斑块稳定和抗炎作用。

血管紧张素转换酶抑制剂：作用于心绞痛合并高血压、糖尿病、心功能不全、无症状的左心衰以及心肌梗死后患者，近几年大量研究结果表明 ACEI 类药物能降低心血管死亡、心肌梗死、卒中的风险。所有冠心病患者均能从治疗中获益，但低危患者获益可能较小，故需综合衡量治疗的花费以及不良作用风险后给予。

必要时，可行 PCI 及外科治疗（主动脉一冠状动脉旁路移植手术（CABG）或内乳动脉远端-冠状动脉吻合术）。

（二）中医疗法

（1）内治法

心脉瘀阻：心胸剧痛，如刺如绞，痛有定处，入夜尤甚，甚则心痛彻背，背痛彻心，心悸，舌质紫黯，或有瘀点瘀斑，脉沉涩或结代。治法：活血化瘀，通脉止痛。方药：血府逐瘀汤加减。当归、地黄、桃仁、红花、枳壳、桔梗、赤芍、柴胡、川芎、牛膝、甘草。每日 1 剂，水煎服。加减法：若兼胁痛者加郁金、延胡索以增强疏肝理气止痛之力；若兼心气阴不足者加太子参、麦冬益气养心；若兼心烦失眠者加酸枣仁、夜交藤安神助眠；若胸痛剧烈，属血瘀重症者加水蛭、丹参、三七以增活血之力；若伴气短神疲，自汗出，脉细弱或结代者，用人参养荣汤合桃红四物汤益气活血，加大方中人参、黄芪用量；若伴形寒肢冷，脉沉迟或沉细，属寒凝或阳虚者，加细辛、高良姜、桂枝温通散寒，或肉桂、人参，附子等温阳益气。

气滞心胸：心胸满闷，疼痛阵发，痛无定处，善叹息，抑郁，遇情志波动时容易诱发或加重，常伴胃脘胀闷不适，得嗳气则舒。舌苔薄或薄腻，脉弦细。治法：疏肝理气，活血通络。方药：柴胡疏肝散加减。陈皮、柴胡、川芎、香附、枳壳、芍药、丹参、延胡索、炙甘草。每日 1 剂，水煎服。加减法：若兼血瘀，心痛甚者，合丹参饮、失笑散；肝气不舒，郁而化热，可加栀子、牡丹皮。若兼有胃脘胀闷不适，嗳气，纳差等，可用逍遥散疏肝理脾。

痰浊痹阻：胸闷如窒而痛，痛引肩背，气短喘促，遇阴雨天诱发或加重，多形体肥胖，倦怠乏力，肢体困重，痰多，或咳吐痰涎，纳呆便溏，舌体胖大边有齿痕，舌苔浊腻，脉象弦滑。治法：通阳泄浊，化痰开胸。方药：瓜蒌薤白半夏汤加减。瓜蒌、薤白、法半夏、陈皮、茯苓、枳实、胆南星、生姜、甘草。每日 1 剂，水煎服。加减法：若兼阳虚有寒者，加炮附片（先煎）、肉桂助阳散寒；兼心脉瘀阻者，加丹参、三七末（冲服）活血通脉；若痰郁化火者，加黄连、天竺黄清热除痰；若痰热伤津，加生地黄、麦冬、沙参养阴；若痰扰清窍眩晕者加天麻、石菖蒲定眩止晕。由于脾为生痰之源，临床应用时尚需注意在祛痰之时兼以健运脾胃，适当配伍健脾行气化湿之品，痰化则气行，血亦行。

寒凝心脉：卒然心痛如绞，胸痛彻背，遇寒再发或加重，心悸气短，面色苍白，甚则四肢厥冷，冷汗自出，喘不得卧，小便清长，大便溏薄，舌淡苔白，脉沉迟或沉紧。治法：温通心阳，散寒止痛。方药：瓜蒌薤白白酒汤合当归四逆汤加减。瓜蒌、薤白、当归、桂枝、白芍、细辛、通草、白酒若干。每日 1 剂，水煎服。加减法：若兼血瘀心脉痛剧，伴痛有定处，舌紫黯或有瘀斑，脉结代或涩者，加丹参、三七末（冲服）活血通脉；若阴寒极盛，见心痛彻背，背痛彻心，伴形寒肢冷，喘不得卧，脉沉紧或沉微者，加高良姜、乌头（先煎）散寒温通；若兼气虚，见心悸气短，乏力自汗，脉沉细者加人参补益心气。

气阴两虚：胸闷隐痛，时发时止，心悸气短，易汗出，动则益甚，神疲懒言，声低气微，面色少华，舌偏红或有齿印，脉细数或结代。治法：益气养阴，通脉止痛。方药：生脉散合炙甘草汤加减。太子参、麦冬、五味子、炙甘草、桂枝、生地黄、阿胶（烊化）、大枣。每日 1 剂，水煎服。加减法：心血虚明显者，可加当归、川芎、白芍，以补心血；心烦不眠者，可加酸枣仁、夜交藤以宁心安神；胸痹心痛明显者加丹参、三七末（冲服活血通络；兼气滞血瘀者，加郁金、川芎以行气活血；心脾两虚者，可加茯苓，半夏健脾和胃。兼痰浊者，加白术、茯苓、白豆蔻以健脾化痰。

心肾阴虚：胸闷心痛，五心烦热，虚烦不寐，心悸不宁，腰膝酸软，头晕耳鸣，口干盗汗，大便秘结，舌红少苔或苔剥，脉细数。治法：滋阴补肾，养心安神。方药：左归饮合天王补心丹加减。山萸肉、熟地黄、山药、枸杞子、茯苓、五味子、当归、麦冬、天冬、酸枣仁、柏子仁、丹参、炙甘草。每日 1 剂，水煎服。加减法：心胸痛明显者加丹参、三七末（冲服）活血止痛；心气虚弱者加人参补气养心；腰痛者加续断、杜仲固肾强腰；虚火上扰寐差者可合黄连阿胶汤。阴虚阳亢，风阳上扰者，加石决明、珍珠母、磁石重镇潜阳；阴阳气血失和致心动悸，脉结代者，可合用炙甘草汤。

心肾阳虚：胸闷疼痛，心悸气短，乏力自汗，动则益甚，畏寒肢冷，面色苍白，或见唇甲发绀，四肢浮肿，舌淡苔白，脉沉微或迟缓无力。治法：补气助阳，温通心脉。方药：参附汤合右归饮加味。人参（另炖）、炮附片（先煎）、肉桂（焗服）、鹿角胶、熟地黄、山药、山萸肉、枸杞子、菟丝子、杜仲、当归。每日 1 剂，水煎服。加减法：若兼血瘀心痛者，可加丹参、三七末（冲服）活血通脉；若阳虚不能治水，水饮上凌心肺，加黄芪、茯苓、猪苓、防己利水消肿；若阳损及阴，阴阳两虚，可加麦冬、五味子养阴。若阳虚欲脱，厥逆者，用四逆加人参汤或参附注射液回阳救逆；若兼寒凝心脉，疼痛剧烈者，加高良姜、细辛、乌头（先煎）辛温散寒止痛。

气虚痰瘀：心胸闷痛，疲倦乏力，形体肥胖，气短，或见纳差，舌淡胖，或有齿印，或质紫黯，或有瘀点、瘀斑，苔浊腻，脉弦滑或细涩。治法：调脾护心，益气化痰。方药：温胆汤加减。党参、五爪龙、法半夏、橘红、田七、茯苓、竹茹、枳壳、白术、甘草。每日 1 剂，水煎服。加减法：心肺气虚明显者，可加黄芪或红参另炖兑入；若痰浊壅盛者，加薏苡仁、石菖蒲；气阴不足者，可合用生脉散，加麦冬、五味子、党参改太子参。心肾两虚明显者，可加巴戟天、淫羊藿、桑寄生。

（2）中成药

复方丹参滴丸：活血化瘀、理气止痛，适用于血瘀心脉之心痛。每次 10 粒，每日 3 次。

通心络胶囊：益气活血、通络止痛，适用于气虚血瘀阻络之心痛。每次 2～4 粒，每日 3 次。

麝香保心丸：芳香温通、益气强心，适用于心气虚弱、心脉不通之心痛，每次含服或吞服 1～2 粒。

速效救心丸：益气活血、化痰通络，适用于痰浊瘀血痹阻心脉之胸痹心痛，每日 2 次，每次含服或吞服 4～6 粒。

丹红注射液：活血化瘀、通脉舒络，适用于瘀血闭阻之胸痹心痛；每次 2～4ml 肌内注射或每次 20～40mg 加入 5%葡萄糖注射液 100～250ml 静脉滴注，每日 1～2 次。

灯盏花素注射液：活血化瘀、通络止痛，适用于瘀血阻络之胸痹心痛；每次 5ml 肌内注射或 10～20ml 加入 10%葡萄糖注射液 500ml 静脉滴注，每天 1 次。

（3）针灸

辨证分型：气滞血瘀、心阴亏虚、心阳不振、痰湿中阻、寒凝心脉。取穴：内关、心俞、膻中、通里、足三里、间使。手法：每次选用 4～5 穴，轮流使用，连续治疗 10 次后可停针数日，再行治疗。对心阳不振，寒凝心脉者可用灸法。加减：气滞血瘀配膈俞、阴郄；心阴亏虚配阴郄、太溪、三阴交；心阳不振配命门（灸）、巨阙；痰浊中阻配中脘、丰隆；寒凝心脉配关元（灸）、气海（灸）。

（4）穴位敷贴

心绞痛宁膏：每次 2 帖，贴敷心前区，24h 更换 1 次。

麝香心绞痛膏：外敷心前区痛处与心俞穴。

补气活血软膏：将软膏敷贴于胸骨的左缘及左第二肋间以下 6cm×6cm 的范围，每次 5g, 1 日 2 次，15d 为 1 个疗程。

（5）耳针

可选心、皮质下、交感区等穴埋针或埋豆，自行按压刺激，亦可达到缓解疼痛的目的。

（6）推拿按摩

以拇指或手掌按揉心俞、膈俞、厥阴俞、内关、间使、三阴交、心前区阿是穴，每次 10min。

四、预防与调护

（一）预防

（1）注意精神的调摄，避免过于激动、喜悦、愤怒或思虑无度。

（2）控制危险因素包括积极治疗控制高血压，采取有效措施降低血脂，治疗肥胖及糖尿病。

（3）改善生活方式包括停止吸烟，有计划地逐渐增加体力和体育活动，限制饮酒，调整饮食结构，采用低脂低钠食物。

（二）调护

对于胸痹心痛的调摄护理主要包括：

（1）生活调护心绞痛发作时应休息。一般患者在缓解期调整日常生活及工作量，保持适当的体力活动及运动（以不发作心绞痛为度），以改善体力及心脏代偿功能。一般不需卧床休息，但对频发心绞痛或卧位型、变异型心绞痛患者应予卧床休息，并戒除烟酒等不良嗜好。

（2）饮食调养膳食中的总热量要控制，尤其对超重及肥胖者要严格限制。食用低脂肪、低胆固醇、低钠饮食，特别应避免食用动物性脂肪及动物内脏、蛋黄、虾蟹、墨鱼等含高胆固醇的食物。宜多食水果、蔬菜、豆类及豆制品，保证有足够的蛋白质及维生素、纤维素摄入。冠心病患者进餐不宜过饱，以减轻心脏负担，防止心绞痛发作。

第二节　急性冠状动脉综合征

急性冠状动脉综合征（ACS）是指由冠状动脉病变引起的急性心肌缺血的临床综合征。ACS 按胸痛时的表现分为两大类：ST 段抬高型急性心肌梗死（STEMI）和非 ST 段抬高型急性冠状动脉综合征（NSTE-ACS）。根据心肌损伤血清生物标志物是否升高，NSTE-ACS 又进一步分为不稳定型心绞痛（UA）和非 ST 段抬高型心肌梗死（NSTEMI）。STEMI 常由冠状动脉完全闭塞所导致，UA/NSTEMI 常由冠状动脉严重梗阻但非完全闭塞引起。

一、病因和发病机制

（1）ACS 的共同病理生理基础是斑块溃疡、裂缝和破裂为不稳定的易损斑块。斑块破裂的动态变化过程可以发展到血栓，使冠状动脉完全或不完全闭塞。NSTE-ACS 斑块破裂诱发血小板聚集及血栓形成，血栓是以血小板成分为主的“白色”血栓，多为非闭塞性病变，因此治疗主要为减少血栓负荷、稳定破裂的斑块、促进破裂斑块愈合。而 STEMI 是以纤维蛋白和红细胞成分为主的“红色”血栓，多为完全闭塞的病变，治疗主要为尽快开通闭塞的冠状动脉血管。

（2）动力性阻塞冠状动脉。在冠状动脉病变基础上，病变局部的冠状动脉发生异常收缩、痉挛导致冠状动脉进一步狭窄，加重心肌缺血。在 UA/NSTEMI 时“罪犯”病灶对缩血管刺激的反应明显增强，这可能与炎症所致“罪犯”病灶处内皮素含量较高有关。在实验状态下，血管收缩的程度直接与血小板沉积的数量有关。血小板聚集和血栓形成过程释放强力的缩血管因子如 TXA2 和 5-羟色胺。因此，血管收缩或缺乏适当的血管舒张可能与 ACS 时缺血发作的发生有关，是一个潜在的治疗靶点。

（3）冠状动脉严重狭窄。冠状动脉斑块逐渐增大、管腔进行性狭窄。通过对 UA/NSTEMI 发作前，发作时和发作后冠状动脉造影的系列研究发现，“罪犯”病灶的造影特点是病灶进展非常明显，在其进展到引起急性冠状动脉事件以前的病变通常不是严重狭窄病变，2/3 的病变狭窄程度<50%而不需要血运重建。

（4）冠状动脉炎症。大多数 ACS 患者有多处冠状动脉炎症病灶，血清 C-反应蛋白（CRP）增高，启动 ACS 中急性炎症反应的刺激因素尚不清楚。

（5）血小板活性增高。在斑块破裂处血小板沉积是 ACS 致病中的重要一步。ACS 患者血小板活性高于稳定型心绞痛者。正常内皮分泌一氧化氮，能抑制血小板聚集。动脉硬化时这种保护功能丧失。在 ACS 时血小板被激活产生血栓素和前列腺素的代谢产物，后者反过来进一步促进血小板聚集。激活的血小板和白细胞相互作用刺激凝血系统。单核细胞释放组织因子，从而启动外源性凝血链，导致凝血酶产生增加。

（6）诱发因素。在原有冠状动脉病变的基础上，由于外源性诱发因素影响冠状动脉血流导致心肌氧供求失衡，病情加重。

二、诊断

WHO 诊断标准：典型的临床表现，特征性的心电图改变以及心肌坏死标志物增高，3 项中具备 2 项尤其后 2 项即可确诊。近年来，欧美多个学会对心肌梗死进行重新定义。根据新的标准，存在下列任何一项，即可确诊心肌梗死。

（1）心脏生物标志物（最好是 cTn）增高或增高后降低，至少有 1 次数值达正常上限，并有以下至少 1 项心肌缺血的证据：① 心肌缺血临床症状；② 心电图出现新的心肌缺血变化，即新的 ST 段改变或左束支传导阻滞；③ 心电图出现病理性 Q 波；④ 影像学证据显示新的心肌活力丧失或区域性室壁运动异常。

（2）心源性猝死，涉及心搏骤停，常伴有提示心肌缺血的症状，心电图推测为新的 ST 段抬高或左束支传导阻滞，冠状动脉造影或尸检显示新鲜血栓的证据，死亡发生在可取得血标本之前，或心肌标志物在血中出现之前。

（3）基线 cTn 正常、接受 PCI 的患者，心肌标志物升高超过正常上限的 3 倍定为 PCI 相关的心肌梗死，其中包括 1 种已经证实的支架血栓形成相关的亚型。

（4）基线 cTn 正常、行 CABG 的患者，心肌标志物升高超过正常上限的 5 倍并发生新的病理性 Q 波或新的左束支传导阻滞，或冠状动脉造影证实新移植的或自身的冠状动脉闭塞，或有心肌活力丧失的影像学证据，定为与 CABG 相关的心肌梗死。

（5）有 AMI 的病理学发现。

三、治疗

（一）现代医学疗法

（1）一般治疗

高危 UA/NSTEMI 患者需住院观察，低危或者中危 UA/NSTEMI 患者则应进行床边监护。对心力衰竭患者、血氧饱和度低于 90%时给予吸氧。

（2）药物治疗

NSTE-ACS 标准的治疗包括：抗缺血治疗、抗栓治疗、抗凝治疗和他汀药物调脂治疗。部分患者经强化的内科治疗，病情趋于稳定，另一些患者经保守治疗无效，可能需要早期介入治疗。

① 抗栓治疗。抗血小板是 NSTE-ACS 患者的基础治疗之一，对于所有患者，只要没有禁忌证，均推荐使用阿司匹林及硫酸氢氯吡格雷。具体用法如下。

阿司匹林肠溶片，急性期立即口服负荷量 300mg，然后改为 75～100mg/d 长期维持。禁忌应用阿司匹林的患者，可用硫酸氢氯吡格雷替代。

硫酸氢氯吡格雷片，急性期立即口服负荷量 300mg（保守治疗患者）或 600mg（PCI 患者），然后改为 75mg/d，至少维持 1 个月。

血小板 GPⅡb/Ⅲa 受体抑制剂，在以下情况需要应用：冠状动脉造影提示有大量血栓，慢血流或无复流和新的血栓并发症；拟行 PCI 的高危而出血风险较低的患者，对不准备行 PCI 的低危患者不推荐使用。

阿司匹林治疗的禁忌证主要包括明确的阿司匹林过敏反应，活动性出血或已知的血小板异常。当患者长期使用阿司匹林有消化不良或其他胃肠道症状时，仍可短期使用阿司匹林。对于有过敏反应或是不能耐受阿司匹林的患者，推荐使用硫酸氢氯吡格雷。有部分患者对硫酸氢氯吡格雷有抵抗或者低反应，可试用血小板聚集检测仪来检测血小板对硫酸氢氯吡格雷的反应性，从而调整那些对硫酸氢氯吡格雷抵抗或者低反应的患者的剂量。

② 抗凝治疗。对于 NSTE-ACS 患者，在无明确禁忌证时，均应当接受抗凝治疗，以减少相关心血管事件。有多种抗凝血药可选用，如普通肝素、低分子量肝素、比伐卢定。药物选择应基于初始治疗方案。肝素不良反应包括出血，特别是当 APTT 升高时，以及肝素诱导的血小板减少症，后者多见于长时间普通肝素治疗患者。低分子量肝素（LMWH）疗效稳定，不需监测凝血水平，出血、血小板减少等并发症少得到了广泛的应用，有取代普通肝素的趋势，其中依诺肝素疗效优于普通肝素。

华法林低强度或中等强度抗凝不能使 NSTE-ACS 患者受益，因而不宜使用。但如果有明确指征，如合并心房颤动和人工机械瓣，则当应用华法林。

普通肝素，起始静脉注射 60U/kg，然后以每小时 12U/kg 持续静脉滴注，并经常监测活化部分凝血酶时间（APTT），并维持 APTT 达到 50～70s。

依诺肝素，1mg/kg，皮下注射，2 次/d。

磺达肝癸钠，2.5mg，皮下注射，1 次/d。

③ 硝酸酯类药物。硝酸酯类是一种非内皮依赖性血管舒张药，能降低心肌耗氧量，增加心肌供氧，控制心绞痛发作。心绞痛发作较少的患者，可口服长效硝酸酯制剂或是含服硝酸甘油。发作频繁者应采用静脉滴注硝酸甘油或硝酸异山梨酯。

硝酸甘油片，0.5～1.0mg，舌下含服，可重复使用。

单硝酸异山梨酯片，20mg，每日 2 次。

单硝酸异山梨酯缓释片，40～60mg，每日 1 次。

硝酸甘油注射液 10～20mg+0.9%氯化钠注射液或 5%葡萄糖注射液，微泵泵入。初始剂量为 5～10μg/min，每 5～10min 增加 5～10μg/min，直至症状控制、收缩压降低 10mmHg（血压正常者）或 30mmHg（高血压者）的有效治疗剂量。

患者对硝酸甘油的个体差异很大，静脉滴注无固定适合剂量，应根据个体的血压、心率和其他血流动力学参数来调整用量。

④ β受体阻滞剂。β受体阻滞剂能降低心肌耗氧量和增加冠脉灌注，减少继发心肌梗死或再发缺血的作用。对所有无β受体阻滞剂禁忌证的 UA/NSTEMI 患者均应给予β受体阻滞剂。一般主张直接口服给药。剂量应个体化，根据症状、心率及血压情况调整剂量。

酒石酸美托洛尔片，25～100mg，每日 2 次。

琥珀酸美托洛尔缓释片，23.75～190mg，每日 1 次。

富马酸比索洛尔，2.5～10mg，每日 1 次。

禁忌证：心源性休克、病态窦房结综合征、二度及三度房室传导阻滞、不稳定的失代偿性心力衰竭患者，有症状的心动过缓或低血压以及明显的支气管痉挛或支气管哮喘的患者。外周血管疾病及严重抑郁是应用β受体阻滞剂的相对禁忌证。

⑤ 钙通道阻滞剂（CCB）。CCB 用于 NSTE-ACS 治疗的主要目的是缓解心绞痛症状或控制血压，无证据表明 CCB 可改善 NSTE-ACS 的长期预后。在应用β受体阻滞剂和硝酸酯类药物后患者仍存在心绞痛或难以控制的高血压，可加用长效的二氢吡啶

类 CCB。如患者不能耐受β受体阻滞剂，可应用非二氢吡啶类 CCB 与硝酸酯类合用。二氢吡啶类 CCB 不宜用于左心室收缩功能不良的 NSTE-ACS 患者。

⑥ 血管紧张素转换酶抑制剂（ACEI）。ACEI 显著降低冠心病高危患者的心血管死亡、非致命性心肌梗死和脑卒中的联合终点，并使全因死亡率降低 14%。因此除非不能耐受，所有 NSTE-ACS 患者应接受 ACEI 治疗，对不能耐受者，可考虑应用血管紧张素受体拮抗剂（ARB）。

⑦ 调脂治疗。NSTE-ACS 患者应在入院 24h 内测定空腹血脂水平，如无禁忌，无论基线低密度脂蛋白（LDL-C）水平如何，所有患者均应给予他汀类药物，使 LDL-C 达到小于 2.6mmol/L，并可进一步降到 1.82mmol/L。LDL-C 达标后，长期维持治疗。

阿托伐他汀钙 20～40mg，口服，每晚一次；瑞舒伐他汀钙 10～20mg，口服，每晚一次；辛伐他汀 20～40mg，口服，每晚一次；普伐他汀 20～40mg，口服，每晚一次。

（3）侵入性检查和血运重建策略

对 NSTE-ACS 患者首先应进行危险分层，对极高危和高危的 NSTEMI-ACS 患者应及时行冠脉造影，根据是否存在明确的、有必要干预的冠脉病变，而考虑是否进行冠脉介入治疗。危险度越高的患者越应尽早行 PCI，术前、术中的用药也随着危险度的增加而适当加强；对于低危和早期未行 PCI 的患者出院前应进行必要的评估，首先考虑保守治疗。

（二）中医疗法

（1）内治法

虚血瘀证：胸闷心痛，活动则加重，乏力气短，神疲自汗，舌淡而紫，苔薄，脉沉细、结代。治法：益气活血。处方：四君子汤合桃红四物汤加减。组成：红参 15g，黄芪 20g，茯苓 15g，白术 10g，炙甘草 10g，桃仁 10g，红花 6g，赤芍 12g，生地黄 15g，枳壳 10g，丹参 15g，当归 10g。水煎服，日一剂。

心血瘀阻：胸部刺痛，痛引肩背，舌质紫暗或有瘀斑，脉细涩或结代。治法：活血化瘀。

处方：血府逐瘀汤加减。桃仁 10g，红花 6g，当归 12g，川芎 10g，赤芍 15g，柴胡 12g，枳壳 10g，桔梗 6g，牛膝 10g，丹参 30g，延胡索 12g，炙甘草 6g。水煎服，日一剂。

痰瘀痹阻：胸闷如窒而痛，或痛引肩背，气短喘促，痰多，肢体沉重，形体肥胖，舌质暗，舌苔浊腻，脉弦滑。治法：理气化痰，活血化瘀。处方：瓜蒌薤白半夏汤加减。全瓜蒌 30g，薤白 15g，法半夏 12g，陈皮 10g，桃仁 10g，红花 6g，丹参 20g，桂枝 10g，郁金 10g。水煎服，日一剂。

胸阳不振，寒凝血瘀：胸痛、胸闷较剧，遇寒加重，气短，心悸，面色苍白，形寒肢冷，舌质淡暗，舌苔薄白或白腻，脉沉无力，迟缓或结代。治法：温阳宣痹，活血化瘀。处方：参附汤合当归四逆汤、丹参饮加减。组成：红参 10g，炮附片 9g（先煎），茯苓 15g，白术 15g，桂枝 9g，丹参 20g，檀香 6g，赤芍 15g，当归 10g。水煎服，日一剂。

（2）中成药

速效救心丸 5～8 粒，每日 3 次。口服麝香保心丸 2～3 粒，每日 2 次。口服复方丹参滴丸 5～10 粒，每日 3 次，口服。

（3）灸法

适用于心阳不振、寒凝心脉者。可选关元、气海、心俞、厥阴俞。

第三节　急性心肌梗死

急性心肌梗死（AMI）是在冠状动脉病变的基础上，发生冠状动脉供血急剧减少或中断，使相应的心肌因严重而持久的急性缺血而发生的心肌急性坏死。临床主要表现为持久而剧烈的胸骨后疼痛，血清心肌标志物增高，以及心电图进行性改变，常发生心律失常、心力衰竭或休克。根据心电图 ST 是否抬高，AMI 可分为 ST 段抬高的心肌梗死（STEMI）和非 ST 段抬高的心肌梗死（NSTEMI）。本病属中医学“真心痛”的范畴，其临床表现最早见于《黄帝内经》，特点为剧烈而持久的胸前疼痛，常伴心悸、肢冷、喘促、汗出、面色苍白等症状，甚至危及生命。《灵枢·五邪》篇指出：“邪在心，则病心痛。”其并发症属“心悸”“喘证”“厥脱”等范畴，病情凶险，病死率较高，如《灵枢·厥病》言：“真心痛，手足青至节，心痛甚，旦发夕死，夕发旦死。”

一、病因和发病机制

（一）现代医学对 ST 段抬高型急性心肌梗死病因和发病机制的认识

（1）基本病因是冠状动脉粥样硬化。

（2）出血、休克或严重心律失常可致心排血量骤降，冠状动脉灌流量锐减。

（3）重度体力活动、情绪过分激动、血压剧升或用力大便可致左室负荷剧增，也可使心肌严重持久缺血，引起心肌坏死。

（4）饱餐后血脂增高，血液黏稠度增高，引起局部血流缓慢，血小板易于聚集而致血栓形成。

（5）睡眠时迷走神经张力增高，使冠状动脉痉挛。

（6）介入性诊治时操作损伤，均可加重心肌缺血而致坏死。

（7）AMI 也可因冠状动脉栓塞、炎症、先天性畸形、主动脉夹层累及冠状动脉开口或冠状动脉痉挛所致。

（二）中医学对 ST 段抬高型急性心肌梗死病因病机的认识

（1）病因

中医学认为真心痛的发生与年老体衰、七情内伤、过食肥甘或劳倦伤脾、痰浊化生、寒邪侵袭、血脉凝滞、阳气不足等原因有关。

（2）病机

其基本病机为心脉闭阻，心失所养，不通则痛，发为胸痹心痛，严重者部分心脉突然闭塞，气血运行中断而发为真心痛。

真心痛的发病基础是本虚，标实是发病条件，在本病发生过程中，可先实后虚，亦有先虚后实者，若病情进一步发展，可心胸猝然大痛，发作为真心痛（急性心肌梗死）；如心气不足，帅血无力，心脉瘀阻，心血亏虚，气血运行不利，可见心动悸、脉结代（心律失常）；若心肾阳虚，水邪泛滥，水饮凌心射肺，可出现心悸、水肿、喘促（心力衰竭），或亡阳厥脱、亡阴厥脱（心源性休克），或阴阳俱脱，最后导致阴阳离决。总之，

本病其位在心，其本在肾，总的病机为本虚标实，而在急性期则尤以标实为主。

心血瘀阻：外邪入侵，犯于心胸，心主血脉，心病不能推动血脉，则血行瘀滞，不通则痛。

痰浊痹阻：饮食不节，过食肥甘厚味，或嗜烟酒成癖，以致脾胃损伤，运化失健，聚湿成痰，痰浊之邪上犯心胸，阻遏心阳，胸阳失展，气机不畅，心脉闭阻。

寒凝心脉：寒邪入侵，寒主收引，抑遏阳气，而致心气不足，气为血帅，血脉失于温运，痹阻不畅，使血行瘀滞。

痰瘀互结：年老体虚或久病，脾气失健，津液不布，聚而为痰，痰阻血脉，则

使血行失畅，脉络不利，痰瘀互结，而致心脉痹阻，不通则痛。

气虚血瘀：年老体虚，肾阳虚衰，则不能鼓舞五脏之阳，可致心气不足，气为血帅，血脉失于温运，痹阻不畅，心失所养。

气阴两虚：久病致虚，心气不足，鼓动不力，易致气滞血瘀，肾阴亏生化乏源，心血失荣，均可引致心脉不通，拘急而痛。

阳脱阴竭：年老体衰，肾阴阳俱虚，阳虚则不鼓舞五脏之阳，可致心气不足或心阳不振，肾阴亏虚，则不能濡养五脏之阴，水不涵木，又不能上济于心，心阴耗伤，心脉失于濡养。

二、诊断和鉴别诊断

（一）诊断标准

必须至少具备下列 3 条标准中的两条：

（1）缺血性胸痛的临床病史。

（2）心电图的动态演变。

（3）心肌坏死的血清心肌标记物浓度的动态改变。

部分心肌梗死患者心电图不表现 ST 段抬高，而表现为其他非诊断性心电图改变，常见于老年人及有心肌梗死病史的患者，因此血清心肌标记物浓度的测定对诊断心肌梗死有重要价值。在应用心电图诊断 AMI 时应注意到超急性期 T 波改变、后壁心肌梗死、右心室梗死及非典型心肌梗死的心电图表现，伴有左束支传导阻滞时，心电图诊断心肌梗死困难，需进一步检查确立诊断。

（二）鉴别诊断

（1）心绞痛。尤其是不稳定型心绞痛，通常发生在胸骨上、中段之后，压榨性或窒息性不适，持续时间较短，频繁发作，含服硝酸甘油显著缓解。

（2）急性心包炎。尤其是急性非特异性心包炎可有较剧烈而持久的心前区疼痛。但心包炎的疼痛与发热同时出现，呼吸和咳嗽时加重，早期即有心包摩擦音，后者和疼痛在心包腔出现渗液时均消失；全身症状一般不如心肌梗死严重；心电图除 aVR 外，其余导联均有 ST 段弓背向下的抬高，T 波倒置，无异常 Q 波出现。

（3）急性肺动脉栓塞。可发生胸痛、咯血、呼吸困难和休克。但有右心负荷急剧增加的表现如发绀、肺动脉瓣区第二心音亢进、颈静脉充盈、肝大、下肢水肿等。心电图 Ⅰ 导联 S 波加深，Ⅲ导联 Q 波显著、T 波倒置，右胸导联 T 波倒置等改变，可资鉴别。

（4）急腹症。急性胰腺炎、消化性溃疡穿孔、急性胆囊炎、胆石症等，均有上腹部疼痛，可伴休克。仔细询问病史、体格检查、心电图检查和血清心肌酶谱测定可协助鉴别。

（5）主动脉夹层。胸痛一开始即达高峰，常放射到背、肋、腹、腰和下肢，两下肢的血压和脉搏可有明显差别。经食管超声、心电图检查、CT 或磁共振成像有助于诊断。

三、治疗

（一）现代医学疗法

（1）一般治疗

AMI 患者来院后应立即开始一般治疗，并与其诊断同时进行，重点是监测和预防 AMI 不良事件和并发症。

① 监测：持续心电、血压和血氧饱和度监测，及时发现和处理心律失常、血流动力学异常和低氧血症。

② 卧床休息：可降低心肌耗氧量、减少心肌损害。对血流动力学稳定且无并发症的 AMI 患者一般卧床休息 1～3d，对病情不稳定及高危患者卧床时间应适当延长。

③ 建立静脉通道：保持给药途径畅通。

④ 镇痛：AMI 时剧烈胸痛时患者交感神经过度兴奋，产生心动过速、血压升高和心肌收缩功能增强，从而增加心肌耗氧量，并易诱发快速性室性心律失常，应迅速给予有效镇痛剂，可给吗啡 3mg，静脉注射，必要时每 5min 重复 1 次，总量不超过 15mg。副作用有恶心、呕吐、低血压和呼吸抑制。一旦出现呼吸抑制，可每隔 3min 给予静脉注射纳洛酮 0.4mg（最多 3 次）以拮抗之。

⑤ 吸氧：AMI 患者初期即使无并发症，也应给予鼻导管吸氧，以纠正因肺瘀血和肺通气/血流比例失调所致中度缺氧。在严重左心衰、肺水肿合并有机械并发症患者，多伴严重低氧血症，需面罩加压给氧和气管插管并机械通气。

⑥ 纠正水、电解质及酸碱平衡失调。

⑦ 阿托品：主要用于 AMI 特别是下壁 AMI 伴有窦性心动过缓/心室停搏、房室传导阻滞患者，可给阿托品 0.5～1.0mg，静脉注射，必要时每 3～5min 可重复使用，总量应<2.5mg。阿托品非静脉注射和用量大小（<0.5mg）可产生矛盾性心动过缓。

⑧ 饮食和通便：AMI 患者需禁食至胸痛消失，然后给予流质、半流质饮食，逐步过渡到普通饮食。所有 AMI 患者均应使用缓泻剂，以防止便秘时用力排便导致心

脏破裂或引起心律失常、心力衰竭。

（2）再灌注治疗

溶栓治疗：① 尿激酶：150 万 U，于 30min 内静脉滴注，配合低分子量肝素皮下注射，每日 2 次。② 链激酶或重组链激酶：150 万 U 于 1h 内静脉滴注，配合肝素皮下注射 7500～10 000U，每 12h1 次，或低分子量肝素皮下注射，每日 2 次。③ 重组组织型纤溶酶原激活剂（rt-PA）：首先静脉注射 15mg，继之在 30min 内静脉滴注 0.75mg/kg（不超过 50mg），再在 60min 内静脉滴注 0.5mg/kg（不超过 35mg）。给药前静脉注射肝素 5000U，继之以 1000U/h 的速率静脉滴注，以 aPTT 结果调整肝素给药剂量，使 aPTT 维持在 60～80 秒。鉴于东西方人群凝血活性可能存在差异，以及我国脑出血发生率高于西方人群，我国进行的 TUCC 临床试验证实，应用 50mg rt-PA（8mg 静脉注射，42mg 在 90min 内静脉滴注，配合肝素静脉应用，方法同上），也取得较好疗效，出血需输血及脑出血发生率与尿激酶无显著性差异。

经皮冠状动脉介入治疗（PCI）：在 ST 段抬高和新出现或怀疑新出现左束支传导阻滞的 AMI 患者，直接 PCI 可作为溶栓治疗的替代治疗；急性 ST 段抬高/Q 波心肌梗死或新出现左束支传导阻滞的 AMI 并发心源性休克患者，年龄<75 岁，AMI 发病在 36h 内，并且血运重建术可在休克 18h 内完成者，应首选直接 PCI；适宜再灌注而有溶栓治疗禁忌证者，直接 PCI 可作为一种再灌注治疗手段；AMI 患者非 ST 段抬高，但梗死相关动脉严重狭窄、血流缓慢（TIMI 血流≤2 级），如可在 12h 内完成，可考虑进行 PCI。

（3）药物治疗

硝酸酯类药物：AMI 患者使用硝酸酯可轻度降低病死率，AMI 早期通常给予硝酸甘油静脉滴注 24～48h。对 AMI 伴再发性心肌缺血、充血性心力衰竭、需处理的高血压患者更为适宜。静脉滴注硝酸甘油应从低剂量开始，即 10μg/min，可酌情逐步增加剂量，每 5～10min 增加 5～10μg，直至症状控制、血压正常者动脉收缩压降低 10mmHg 为有效治疗剂量。在静脉滴注过程中如果出现明显心率加快或收缩压≤90mmHg，应减慢滴注速度或暂停使用。静脉滴注硝酸甘油的最高剂量以不超过 100μg/min 为宜。过高剂量可增加低血压的危险，对 AMI 患者同样是不利的。硝酸甘油持续静脉滴注的时限为 24～48h，开始 24h 一般不会产生耐药性，后 24h 若硝酸甘油的疗效减弱或消失可增加滴注剂量。静脉滴注二硝基异山梨酯的剂量范围 2～7mg/h，开始剂量 30μg/min，观察 30min 以上，如无不良反应可逐渐加量。静脉用药后可使用口服制剂如硝酸异山梨酯或5-单硝山梨醇酯等继续治疗。硝酸异山梨酯口服常用剂量10～20mg，每日3～4次，5-单硝山梨醇酯20～40mg，每日2次。硝酸酯类药物的不良反应有头痛、反射性心动过速、低血压等。该药的禁忌证为AMI合并低血压（SBP≤90mmHg）或心动过速（心率>100次/min），下壁伴右心室梗死时即使无低血压也应慎用。

抗血小板治疗：冠状动脉内斑块破裂诱发局部血栓形成是导致AMI的主要原因。在急性血栓形成中血小板活化起着十分重要的作用，抗血小板治疗已成为AMI的常规治疗，溶栓前即应使用。阿司匹林和氯吡格雷是目前临床上常用的抗血小板药物。① 阿司匹林：阿司匹林通过抑制血小板内的环氧化酶使TXA2合成减少，达到抑制血小板聚集的作用。AMI急性期阿司匹林使用剂量应在150～300mg/d，首次服用时应选择水溶性阿司匹林或肠溶性阿司匹林嚼服以达到迅速吸收的目的。3d后小剂量50～150mg/d维持。② 氯吡格雷：氯吡格雷是新型的ADP受体拮抗剂，其化学结构与噻氯匹定极为相似，与后者不同的是口服起效快，不良反应明显低于噻氯匹定，现已成为噻氯匹定的替代药物。初始剂量300mg，以后剂量75mg/d维持。

抗凝治疗：凝血酶是纤维蛋白原转变为纤维蛋白最终形成血栓的关键环节，因此抑制凝血酶至关重要。① 普通肝素：肝素作为对抗凝血酶的药物在临床应用最普遍，对于ST段抬高的AMI，肝素作为溶栓治疗的辅助用药；对于非ST段抬高的AMI患者，静脉滴注肝素为常规治疗。一般使用方法是先静脉推注5000U冲击量，继之以1000U/h维持静脉滴注，每4～6h测定一次aPTT或ACT，以便于及时调整肝素剂量，保持其凝血时间延长至对照的1.5～2.0倍。静脉肝素一般使用时间为24～72h，以后可改用皮下注射7500U每12h1次，注射2～3d。如果存在体循环血栓形成的倾向，如左心室有附壁血栓形成/心房颤动/静脉血栓栓塞史的患者，静脉肝素治疗时间可适当延长或改为口服抗凝药物。② 低分子量肝素：鉴于低分子量肝素有应用方便、不需监测凝血时间、出血并发症低等优点，建议可用低分子量肝素代替普通肝素。低分子量肝素由于制作工艺不同，其抗凝疗效亦有差异，因此应强调个体化用药，不是泛指所有品种的低分子量肝素都能成为替代静脉滴注普通肝素的药物。

β受体阻滞剂：通过减慢心率，降低体循环血压和减弱心肌收缩力来减少心肌耗氧量，对改善缺血区的氧供需平衡，缩小心肌梗死面积，降低急性期病死率有肯定的疗效。在无该药禁忌证的情况下应及早常规应用。常用的β受体阻滞剂为美托洛尔，常用的剂量为25～50mg，每日2或3次；阿替洛尔6.25～25mg，每日2次。

用药须严密观察，使用剂量必须个体化。在较急的情况下，如前壁心肌梗死伴剧烈胸痛或高血压者，β受体阻滞剂亦可静脉应用，美托洛尔静脉注射剂量为5mg/次，间隔5min后可再给予1～2次，继而口服剂量维持。β受体阻滞剂的禁忌证为：心率<60次/min；收缩压<90mmHg；中重度心力衰竭（心功能≥KillipⅢ级）；二、三度房室传导阻滞或P-R间期>0.24s；严重慢性阻塞性肺部疾病或哮喘；末梢循环灌注不良；相对禁忌证：哮喘病史；周围血管疾病；1型糖尿病。

血管紧张素转换酶抑制剂（ACEI）：主要作用机制是通过影响心肌重塑、减轻心肌过度扩张而减少充盈性心力衰竭的发生率和病死率。几项大规模临床随机试验如ISIS-4、GISSI-3、SMILE、CCS-1研究已确定AMI早期使用ACEI能降低病死率，尤其是前6周的病死率降低最明显，而前壁心肌梗死伴有左心室功能不全的患者获益最大。在无禁忌证的情况下，溶栓治疗后血压稳定即可开始使用ACEI。剂量和时限应视患者的情况而定，一般来说AMI早期ACEI应从小剂量开始逐渐增加剂量，例如初始给予卡托普利6.25mg作为试验剂量，1d内可加至12.5mg或25mg，次日加至12.5～25mg，每日2～3次。对于4～6周后无并发症或无左心室功能障碍的患者，可以停服ACEI；若AMI特别是前壁心肌梗死合并左心功能不全，ACEI治疗期应相应延长。禁忌证：AMI急性起收缩压<90mmHg；临床出现严重肾衰竭（血清Cr>265μmol/L）；双侧肾动脉狭窄；对ACEI类药物过敏；妊娠、哺乳期妇女。

钙通道阻滞剂：在AMI治疗中不作为一线用药。临床试验研究显示，无论是AMI早期、晚期、Q波、非Q波心肌梗死、是否合用β受体阻滞剂，给予速效硝苯地平不能降低再梗死率和病死率，对部分患者甚至可能有害。因此在AMI常规治疗中钙通道阻滞剂被认为不宜使用的药物。地尔硫䓬：对于无左心衰临床表现的非Q波AMI患者，服用地尔硫䓬可以降低再梗死的发生率，有一定的临床益处。AMI并发心房颤动伴快速心室率，且无严重左心功能不全的患者，可使用静脉地尔硫䓬，缓慢注射10mg（5min内），随之以5～15μg/（kg·min）维持静脉滴注，密切观察心率、血压的变化。如心率低于55次/min，应减少剂量或停用。静脉滴注时间不应超过48h。AMI后频发梗死后心绞痛以及对β受体阻滞剂禁忌的患者使用此药也可获益。对于AMI合并左心功能不全、房室传导阻滞、严重窦性心动过缓、收缩压<90mmHg者，该药为禁忌。维拉帕米：在降低AMI病死率方面无益处，但对于不适合使用β受体阻滞剂者，若无左心衰的证据，在AMI数天后开始服用此药，能降低此类患者的死亡和再梗死复合终点的发生率。禁忌证同地尔硫䓬。

洋地黄制剂：AMI 24h 内一般不使用洋地黄制剂。对于 AMI 合并左心衰的患者 24h 后常规服用洋地黄制剂是否有益也一直存在争议。目前一般认为，AMI 恢复期在 ACEI 和利尿剂治疗下仍存在充血性心力衰竭的患者，可使用地高辛。对于 AMI 左心衰竭并发快速心房颤动的患者，使用洋地黄制剂较为适合，首次静脉注射毛花苷 C 0.4mg，此后根据情况追加 0.2～0.4mg，然后口服地高辛维持。

其他：AMI 早期补镁治疗是否有益，目前仍无定论，因此目前不主张常规补镁治疗。以下情况补镁治疗可能有效：AMI 发生前使用利尿剂，有低镁、低钾的患者；AMI 早期出现与 Q-T 间期延长有关的尖端扭转性室性心动过速的患者。葡萄糖-胰岛素-钾溶液（GIK）静脉滴注：有证据显示大剂量静脉滴注[25%葡萄糖-胰岛素 50IU/L-氯化钾 80mol/L，以速率 1.5mL/（kg·h）滴注 24h]或低剂量静脉滴注 GIK[10%葡萄糖-胰岛素 20IU/L-氯化钾 50mol/L 以速率 1.0mL/（kg·h）静脉滴注]治疗 AMI，均可降低复合心脏事件的发生率。

（二）中医疗法

（1）内治法

气阴两虚：心悸，乏力，气短，胸闷，汗出，咽干烦躁，舌质红，苔少，两脉细数无力。胸痛时间较长，频发，休息可缓解。治则：益气养阴，宽胸通络。方药：生脉散加味（党参、麦冬、五味子、砂仁、杏仁、生黄芪、丹参、延胡索、甘草）。

气滞血瘀：胸痛剧烈，呈刺痛、绞痛，胸背彻痛，痛处固定或走窜，胁痛胀满，遇气加剧，口唇发绀，舌暗红或有瘀斑，脉弦或沉涩或结代等。治则：理气化瘀，通络止痛。方药：血府逐瘀汤加丹参饮（当归、生黄芪、赤芍、丹参、郁金、柏枣仁、延胡索、檀香、远志、菖蒲、砂仁、甘草）。

痰湿阻滞：胸闷气短，神疲倦怠，痰多白黏，纳差便溏，胸部隐痛，舌质暗淡，舌苔厚腻，脉滑数。治则：益气健脾，宽胸化痰。方药：参苓白术散合温胆汤加减（党参、茯苓、焦白术、山药、陈皮、枳实、姜半夏、竹茹、白蔻、丹参、桂枝、甘草）。

阳气虚脱：心悸，胸闷，气短，甚至不能卧，面色苍白或晦暗，冷汗肢厥，神志淡漠，虚烦，舌质淡或暗淡，苔薄白，脉细微欲绝或疾数结代。治则：养心温肾，回阳救逆。方药：生脉保元汤合参附汤加减（人参、麦冬、五味子、炮附片、黄芪、甘草）。加减：① 若失眠烦躁，加炒枣仁、合欢皮、生龙牡。② 若大便秘结，加大云、首乌、火麻仁、郁李仁。③ 饮食欠佳、呕恶便溏，加山楂炭、藿香，红炉渣水为引，煎服。④ 若气喘、咳嗽痰多，加南北沙参、贝母；或炙杷叶、白果、地龙。

（2）辨证使用中成药

口服制剂：① 血瘀，复方丹参滴丸，10 粒/次，3 次/d。② 痰浊中阻，冠心苏合香丸，2 丸/次，3 次/d。③ 血瘀痰浊，心通口服液，20 mL/次，3 次/d。④ 气滞血瘀，血府逐瘀口服液，20 mL/次，3 次/d。⑤ 气阴两虚兼血瘀，黄芪生脉饮，20 mL/次，3 次/d。⑥ 气虚兼血瘀，通心络胶囊，4 粒/次，3 次/d。补心气口服液，20 mL/次，3 次/d。⑦ 气阴两虚，滋心阴口服液，20mL/次，3 次/d。

注射剂：血瘀，选用丹红注射液；气阴两虚，选用生脉注射液；气虚，选用参芪注射液、益气复脉注射液；心阳虚衰（低血压、休克或心动过缓者），选用参附注射液。

四、预防与调护

（1）心理保健：心肌梗死病情具有突变性和多变性，可使患者产生多种不良心理活动，如焦虑、忧郁、紧张等。这些心理活动会使血压增高、心脏负荷加重、血脂发生变化，导致病情加重。调整情绪，一般采用支持性心理疗法，主要手段有解释、暗示、保证、鼓励和安慰等，使患者对康复充满信心。

（2）戒烟：很多患者有吸烟史。香烟中的尼古丁会增加心率，加大心肌耗氧，加重心脏负担，同时，吸烟会引起血管收缩、凝血改变、一氧化碳水平增加和血小板聚集，导致病情加重。

（3）合理安排膳食：茶、咖啡尽量不饮，因为其中的茶碱和咖啡因会使心率加快，加重心脏负担；晚上饮用还会影响睡眠，间接地影响心脏。偶尔少量饮酒对心脏不会有太大的影响，但过量会导致心脏抑制，心排血量降低。应少吃高脂肪、高胆固醇食物，如肥猪肉、动物内脏等，多进食新鲜蔬菜、水果及一些海产品如海鱼、海带等；不宜饱餐，每餐以八成饱为宜，过饱会使大量血液集中在胃部，心肌供血减少，心脏工作负荷加重。

（4）适当参加体力活动和锻炼：逐渐进行活动能加强心脏力量，活动与休息交替进行，以防止疲劳。早期的活动和锻炼可以降低发生血栓栓塞的可能，如可在床边活动，做上肢屈伸、腿屈伸等。最好的锻炼是散步。

（5）保持大便通畅：养成定时排便的习惯，防止便秘，必要时可用缓泻剂或开塞露。

第四节　无症状性心肌缺血

无症状性心肌缺血（silent myocardial ischemia,SMI）亦称隐匿性冠心病、无症状性冠心病、静息性心肌缺血，指无临床症状，但客观检查有心肌缺血表现的冠心病，是心肌缺血的表现形式之一。无症状性心肌缺血是指在冠心病患者存在心肌缺血的客观证据：如心电图的典型缺血性ST的改变；核心脏病学检查或超声心动图显示缺血性心肌灌注异常或室壁运动异常、冠脉循环血流动力学异常等，而临床无心绞痛或心绞痛其他有关症状。无症状性心肌缺血，通常有以下临床背景：一是心电图运动试验阳性，而无症状；二是冠状动脉造影显示有明显的血管狭窄而无症状；三是未被识别或无症状的心肌梗死；四是以往无症状，但有陈旧性心肌梗死；五是慢性稳定型心绞痛，心肌缺血发作时无症状。根据临床背景及表现，将无症状性心肌缺血分为三个类型。在临床上不应将无症状性心肌缺血与隐性冠心病混淆，后者是冠状动脉造影有明显的粥样硬化，而无任何临床症状。只有再做检验心肌缺血的相关检查，如核素运动心肌显像、心电图运动试验等，才能确定是否存在有无症状性心肌缺血。

Ⅰ型：心肌缺血完全无症状，在人群中大约有5%。Diamond和Forrester对非因冠心病死亡者进行调查，生前无症状但尸检发现有冠心病男性占6.4%，女性占2.6%;Exikssen调查了挪威2014名男性40岁～59岁的公务人员，经心电图运动试验筛选，其中阳性者行冠状动脉造影，证实有冠心病者占3.4%。此外，无痛性心肌梗死也是临床较常见的;Framinghan研究显示完全无症状心肌梗死男性中占28%，女性中占35%。

Ⅱ型：心肌梗死后的无症状心肌缺血，大约占心肌梗死总数的1/3。心肌梗死后，患者无症状，做轻量级心电图运动试验，其中20%～30%可以检出ST段降低，而没有症状。

Ⅲ型：心绞痛患者合并有无症状心肌缺血，大多数冠心病患者属这一类。60%～70%的稳定型、劳力性心绞痛患者可有频繁的无症状心肌缺血的发作。在不稳定型静息性心绞痛患者中，无症状性心肌缺血的发生率更高。

一、病因和发病机制

（一）心肌缺血程度及左心功能

有些学者发现，无症状性心肌缺血患者中多支血管病变的发生率较低，缺血时ST段压低持续时间较短，有显著ST段变化者较少，左室功能减退亦较轻。但更多的试验表明，不论症状有无，心肌缺血患者在下列各项比较中并未显示有明显差别：年龄、性别、冠心病易患因素、心肌梗死史、高血压、心力衰竭、冠状动脉病变、左心室射血分数、室壁运动异常及ST段压低程度等，因此不能完全用心肌缺血程度及功能解释无症状现象。

（二）心绞痛警报系统缺损

心脏有丰富的神经末梢，广泛心肌梗死或弥漫性冠状动脉疾病可使这些感觉神经末梢破坏或改变了它们对致痛物质的敏感性。糖尿病患者常有自主神经功能损害，以及神经末梢脱鞘式改变，其无症状心肌缺血发生率较高。其他神经病变、老年性退行性改变等因素也可能与之有关。

（三）痛阈改变

Droste等发现，无症状性心肌缺血患者的电疼痛比缺血性疼痛阈值为高，对冷疼痛的耐受性也较后者为好。Droste和Roskamen等在运动试验无症状性心肌缺血的患者中，用鸦片拮抗剂纳络腺（naloxone）诱发了心绞痛，因此认为痛阈增高可能与内源性镇痛物质（内啡肽类）升高有关。但Weidinger、Glazier等未能证明这一点，也未见无症状性心肌缺血患者有内啡肽物质升高。我国资料表明：在25例经冠状动脉造影及核素显影证实冠状动脉病变伴有心肌缺血的患者，无症状性心肌缺血患者中所测血浆亮氨酸脑啡肽及β内啡肽显著较有症状组为高。提示内源性镇痛物质在心肌缺血的无症状机制中可能有作用。

此外，社会的、心理的、文化程度等因素以及某些尚未认识的触发机制也可能与无症状现象有关。

二、诊断和鉴别诊断

（一）诊断

（1）临床表现

其心肌缺血的心电图表现可见于静息时或在增加心脏负荷时才出现，常为动态心电图记录所发现。根据有无心绞痛发作、心肌梗死病史，Cohn将其分为三种类型。① 完全无临床症状而偶然发现的心肌缺血，此类患者一直都没有感受心绞痛，甚至在心肌梗死发作时也无疼痛，多发生于有冠状动脉狭窄的患者。② 急性心肌梗死后存在的无症状心肌缺血，此类患者曾有心肌梗死，现有心肌缺血客观证据，但无心绞痛症状。③ 患者有心肌缺血发作但有些有症状，有些则无症状，此类患者临床最多见。

（2）诊断标准

诊断主要根据静息、动态或负荷试验的心电图检查，放射性核素心肌显像发现患者有心肌缺血的改变，而无其他原因解释，又伴有动脉粥样硬化的危险因素。进行选择性冠状动脉造影或血管内超声显像可确立诊断。

（3）辅助检查和实验室检查

临床上用于诊断 SMI 的检查方法有心电图、动态心电图、运动负荷试验、单光子发射计算体层显像和冠状动脉造影等。

① 心电图。普通心电图由于不能连续记录，因而应用价值有限。

② 运动心电图试验。可观察运动负荷增加时心电图 ST 段的变化，反映心肌缺血的发生。在确定的冠心病患者，运动心电图的典型变化可提示有症状或无症状心肌缺血发生，对发现运动诱发的 SMI 有重要意义。但运动负荷试验假阳性率高，且无法用于残疾、严重肺部疾病或不能完成足量运动负荷者。

③ 动态心电图。可同时观察运动情况下及静息状态冠脉张力增高引起的 SMI，是目前临床诊断 SMI 最常用的方法，并可对 SMI 发生规律、频率、持续时间、严重程度做全面的评估。如检查中出现水平型或下斜型 ST 段≥1mm，持续时间≥1min，对诊断心肌缺血有重要意义，但由于动态心电图记录中易受多种因素的影响，不能单凭动态心电图作为诊断、排除或筛选冠心病心肌缺血的依据。

④ 运动核素心肌显像。是诊断心肌缺血较为敏感的方法。运动核素心肌显像中心肌缺血的部位及范围可反映冠脉病变的部位及严重性，严重的灌注缺损或缺损再充盈缓慢都提示冠脉存在严重狭窄。

（二）鉴别诊断

要排除各种器质性心脏病引起的 ST 段和 T 波改变如心肌炎、心肌病、心包病等，还有其他疾病如电解质失调、内分泌疾病和药物作用等情况，也可引起心电图 ST 段和 T 波改变，诊断时要注意排除。

三、治疗

（一）现代医学疗法

（1）对于Ⅰ型患者

对于Ⅰ型患者一般采用消除危险因素，避免导致心肌缺血发作的诱因，以及采用抗心肌缺血药进行预防性治疗，如硝酸酯类、钙离子阻滞剂、β受体阻滞剂。对多支冠脉病变或冠脉主干病变者，应采用血管成形术（如 PTCA）和外科搭桥手术进行治疗。

（2）对于Ⅱ型患者

对于Ⅱ型患者β受体阻滞剂有保护心肌作用，抗心肌缺血药也有一定疗效，减少无症状性心肌缺血的发生。有前述手术指征者，应采用介入性治疗或外科搭桥手术以治疗冠脉本身的病变。

（3）对于Ⅲ型患者

对于Ⅲ型患者除积极采用抗心肌缺血药物的治疗控制心绞痛症状外，要重复进行动态心电图及运动试验观察，以了解治疗效果改善无症状性心肌缺血。由于该型发作与冠脉痉挛有密切关系，故应首选钙通道阻滞剂治疗，并根据具体情况联合用药治疗。

目前一般认为：采用药物、介入性方法和外科搭桥手术治疗均可以减轻无症状性心肌缺血发生率及其严重性。但其预防急性冠脉事件及改善预后的远期效果，尚需进一步研究证实。对于危险性高、药物治疗效果差或多支血管病变的无症状性心肌缺血患者，应积极采用冠脉介入治疗或外科搭桥手术，以改善整个心肌缺血状态。

（二）中医疗法

本病如属于第三种类型，出现心绞痛症状时可参照“稳定型心绞痛”处理。

第五节　缺血性心肌病

缺血性心肌病（ischemic cardiomyopathy,ICM）是指由于冠状动脉粥样硬化，导致心肌长期慢性缺血、坏死、弥漫性心肌纤维化。最终导致心肌损害、心脏扩大或僵硬、心脏收缩和（或）舒张功能障碍、心律失常等表现的临床综合征。

一、病因和发病机制

凡是引起心肌缺血的因素皆可导致缺血性心肌病的发生。由冠状动脉粥样硬化性病变引起者最为常见。其次为冠状动脉痉挛，较少见的原因还有冠状动脉血管炎等。显然，缺血性心肌病主要指由冠心病心肌缺血引起者。

由冠状动脉粥样硬化所引起的反复缺血发作，是本病慢性进行性损害的基础。虽然单次的短暂心肌缺血不至于引起不可逆损害，但都具有累积作用，反复缺血可导致心肌坏死，纤维化。另一方面，缺血后的“心肌冬眠”和“心肌挫抑”每可引起左室功能失常，进一步使缺血加剧或次数增多，形成恶性循环。心肌长期缺血缺氧，可导致广泛纤维化，并有瘢痕形成，致使心脏扩大及心功能不全，引起缺血性心肌病。

二、诊断和鉴别诊断

（一）诊断

（1）临床表现

① 症状。缺血性心肌病有多种临床表现，主要以心脏扩大、心力衰竭和心律失常为特征。

心脏增大：患者多有心绞痛或心肌梗死的病史，心脏逐渐增大，早期主要为左心室扩大，后期则两侧心脏均扩大。

心律失常：可出现各种心律失常，以期前收缩（房性或室性）、心房颤动、病态窦房结综合征、房室传导阻滞和束支传导阻滞多见。有些患者在心脏扩大之前就已发生心律失常。

心力衰竭：多逐渐发生，先是左心衰竭，继之出现右心衰竭，直至全心衰竭。不同程度呼吸困难、多伴有倦怠乏力，甚至出现周围性水肿、胸腹水。

② 体征

体格检查可发现心脏扩大，多为左心室扩大或全心扩大；有心力衰竭表现者可见颈静脉充盈、两肺底湿性啰音、下肢水肿、腹水等表现；听诊第一心音常低钝，有时可闻及病理性第三、第四心音。左心室扩大引起的二尖瓣反流及合并乳头肌功能不全时可出现收缩期杂音。

（2）辅助检查和实验室检查

① 心电图。可见心肌缺血的表现如病理性 Q 波、ST-T 改变及房早、房颤、室早、室速、室上性心动过速等多种心律失常表现。

② X线检查。可见心影普遍扩大，多以左心室扩大为主。冠状动脉钙化。心力衰竭者可见心脏搏动减弱、肺瘀血、肺水肿、胸腔积液。

③ 心脏超声。形态上以左心室为主的心脏普遍扩大；心功能左心室收缩功能降低；可见节段性室壁运动减弱、消失、反常运动等表现。

④ 冠状动脉造影术。可发现冠状动脉有多支血管病变。

⑤ 心肌病理检查。可同时存在顿抑心肌、冬眠心肌、存活心肌和坏死心肌。活检可见心肌细胞肥大、萎缩、肌纤维消失等，细胞损害较为广泛。

（二）鉴别诊断

（1）扩张型心肌病缺血性心肌病应与其他原因导致的扩张型心肌病相鉴别。两者均有心脏扩大、心力衰竭、心律失常，后者发病年龄多见于中青年，多无确切的冠心病史。心肌核素提示心肌普遍性而非节段性灌注缺损。冠状动脉造影常无明显的冠状动脉狭窄。

（2）高血压心肌病。患者多有明确的长期高血压病史，超声可见左心室后壁、室间隔均匀对称性肥厚，可行冠状动脉造影鉴别。

三、治疗

（一）现代医学疗法

（1）内科防治。早期甚为重要，要减少冠心病等危险因素，积极治疗各种形式的心肌缺血。应用利尿剂和正性肌力药治疗心力衰竭，但强心苷宜采用其作用和排泄快速的制剂，血管紧张素转换酶抑制剂和β受体阻滞剂长期应用可改善心功能，降低病死率。

（2）药物治疗。主要选择降低血三酰甘油的药物，同时降低胆固醇。

氯贝丁酯类：每次0.5g，口服，每日3～4次，以后酌情减少维持。其降低三酰甘油的作用强于降胆固醇，并使HDL增高，且可减少组织胆固醇沉积，降低血小板黏附性，增加纤维蛋白的活性和减低纤维蛋白原浓度，从而削弱凝血作用。与抗凝药合用时，要注意减少抗凝药的用量。少数患者有胃肠道反应、皮肤瘙痒和荨麻疹，以及一过性血清转氨酶增高和肾功能改变，宜定期检查肝、肾功能。现多用其同类药物非诺贝特100mg，每日3次，口服，其微粒型制剂200mg，每日1次，口服；益多酯250mg，每日2次，口服；吉非贝齐600mg，每日2次，口服；苯扎贝特200mg，每日2～3次，口服。

烟酸类：烟酸每次剂量由0.1g逐渐增大到最大1.0g，每日3次，口服，长期应用需注意检查肝功能，同类药物有阿昔莫司，250mg，每日 3 次，口服，烟酸肌醇 0.4g，每日 3 次，口服。副作用均较少。

（3）安置心脏起搏器。心律失常中的病态窦房结综合征和房室传导阻滞而有阿-斯综合征发作者，宜及早安置永久性人工心脏起搏器；晚期患者常是心脏移植手术的主要对象。

（二）中医疗法

（1）内治法

心肺气虚、心血瘀阻：胸闷气喘，心悸，活动后加重，神疲乏力，咳嗽，面色苍白，舌质淡或边有齿痕或紫暗、有瘀点，脉沉细、虚数结代。治法：补益心肺、活血化瘀。处方：保元汤合桃红四物汤加减。红参、黄芪、茯苓、白术、桂枝、桃仁、红花、当归、川芎、赤芍、葶苈子、甘草、大枣。水煎服，日一剂。

气阴两虚、心血瘀阻：胸闷气喘，心悸，动则加重，乏力自汗，口燥咽干，失眠多梦，或有发绀。舌红少苔，或紫暗有瘀点，脉沉细、虚数或涩、结代。

治法：益气养阴、活血通脉。处方：生脉散合血府逐瘀汤加减。红参、麦冬、五味子、黄芪、玉竹、桃仁、红花、柴胡、当归、川芎、赤芍、车前子、冬瓜皮。水煎服，日一剂。

心肾阳虚、水饮凌心：心悸气急，咳喘痰多，动则加剧，面色苍白，口唇青紫，汗出肢冷，烦躁，尿少肢肿，舌淡胖苔薄白，脉沉细。治法：温阳利水、泻肺平喘。处方：真武汤合葶苈大枣泻肺汤加减。

炮附片（先煎）、白术、白芍、猪苓、茯苓、车前子、泽泻、葶苈子、炙甘草、地龙、桃仁、煅龙骨、煅牡蛎。水煎服，日一剂。

心脾阳虚、血瘀水停：心悸气短，胸闷纳呆、咳嗽喘息，痰多色白，下肢水肿明显，恶寒肢冷，乏力，腹胀，纳少，尿少，大便溏，舌淡胖或淡暗瘀斑，苔白滑，脉沉弱结代。治法：温阳健脾、活血利水。处方：参附汤合桃红四物汤、五苓散等加减。红参、炮附片（先煎）、桂枝、茯苓、白术、当归、桃仁、红花、丹参、赤芍、泽泻、猪苓、车前草、炒葶苈子、砂仁、大腹皮、大枣、杏仁。水煎服，日一剂。

（2）中成药疗法

芪参益气滴丸 0.5g，口服 3 次/d；生脉胶囊 2 粒，口服，3 次/d；芪苈强心胶囊 3 粒，口服 3 次/d；通心络胶囊 2～4 粒，口服，一日 3 次；补心气口服液每次

10ml，一日 3 次。

附：

冠状动脉微血管疾病中西医结合诊疗专家共识

《冠状动脉微血管疾病中西医结合诊疗专家共识》项目组

关键词：冠状动脉微血管疾病；中西医结合；专家共识

1.背景、目的及意义

冠状动脉微血管疾病（coronary microvascular disease,CMVD）是在多种致病因素的作用下，冠状前小动脉（内径 0.1～0.5mm）和小动脉（内径<0.1mm）的结构和（或）功能异常所致的劳力性心绞痛或心肌缺血客观证据的临床综合征，造成冠状动脉血流储备（coronary flow reserve,CFR）下降，以心绞痛发作时心肌缺血的客观证据为主要临床表现。根据 CMVD 的不同病因，可以分为不合并阻塞性冠状动脉疾病的 CMVD、合并阻塞性冠状动脉疾病的 CMVD 以及其他类型的 CMVD 三大类。

未合并阻塞性冠状动脉疾病的 CMVD 包含微血管性心绞痛（心脏 X 综合征）和冠状动脉慢血流现象。微血管性心绞痛是指存在心绞痛症状，并伴有心肌缺血客观证据，但冠状动脉造影或冠状动脉 CT 血管成像（computed tomographic angiography,CTA）显示无心外膜下阻塞性冠状动脉病变；而冠状动脉慢血流现象则是冠状动脉造影没有发现冠状动脉存在明显病变情况下远端血流灌注延迟的现象。合并阻塞性冠状动脉疾病的 CMVD 临床常见有两种：一是冠心病稳定型心绞痛患者，心绞痛发作程度重于冠状动脉狭窄程度所预期的症状；二是急诊经皮冠状动脉介入治疗（PCI）术后，罪犯血管再通但心肌灌注未恢复，即无复流现象。其他类型的 CMVD 则参与了应激性心肌病、肥厚型心肌病、扩张型心肌 Anderson-Fabry 病、主动脉瓣狭窄、心肌淀粉样变性等疾病的部分机制。

目前尚无大样本人群的 CMVD 流行病学资料。2017 年发表的一篇涵盖了 54 项研究约 140 万例受试者的系统综述显示，不合并阻塞性冠状动脉疾病的 CMVD 在稳定型心绞痛患者中的患病率为 67%，且女性患病率显著高于男性。相对于健康人群，CMVD 患者发生主要心血管事件（MACE）的风险显著增加。此外，CMVD 与心脏舒张功能障碍的恶化独立相关，合并 CMVD 的舒张功能障碍患者，因射血分数保留型心力衰竭导致住院的风险可升高 5 倍。因此，CMVD 的诊断与治疗具有十分重要的临床意义。现阶段 CMVD 治疗方面缺少大规模的随机对照试验（randomized controlledtrial,RCT），现有的小型研究之间也存在显著的临床异质性，故亟需更多大规模的临床试验提供高质量证据。由于 CMVD 以心绞痛症状为主要临床表现，中医以“胸痹”“心痛”等病证论治，临床实践中以中医药为主的治疗效果令人满意，2019 年发布的《心脏 X 综合征（微血管性心绞痛）中医临床诊疗专家共识》，按照中医辨证论治方法推荐了治疗方案，但目前仍缺乏基于循证证据的 CMVD 中西医结合诊治建议。

本专家共识由中国中药协会心血管专业委员会、北京中医药学会络病专业委员会、北京中医药大学东直门医院共同牵头，组织全国中医、西医心血管专业临床专家及方法学专家，基于临床证据和专家意见制定形成，旨在为中医、西医专科医师及全科医师、基层医师使用口服中成药以及中医外治法治疗 CMVD 患者提供指导和参考，对合理使用中西医结合诊治方法提高 CMVD 疗效具有重要意义。

2. 共识制定方法

2.1 临床问题构建。采用线上问卷方式对全国 16 个省份共 149 名临床医师进行预调查，收集 CMVD 的临床问题、关注的结局指标，以及治疗 CMVD 的中成药推荐。邀请中医、西医心血管病专家进行临床问题决议，将专家认同率≥70%的临床问题纳入共识，并以 1～9 分制评价各结局指标，将结局指标的重要性区分为关键（7～9 分）、重要（4～6 分）、一般（1～3 分）并进行排序。综上形成本专家共识拟解决的临床问题：① CMVD 的中医病名；② CMVD 常见的中医证候；③ CMVD 的西医诊断标准；④ CMVD 临床实用的无创诊断方法；⑤ 不合并阻塞性冠状动脉疾病的 CMVD（微血管性心绞痛）患者，在西医常规治疗的基础上联合中药干预，是否能进一步改善患者临床结局？⑥ 微血管性心绞痛患者，在西医常规治疗的基础上联合针灸或其他中医外治法干预，是否能进一步改善患者临床结局？⑦ 微血管性心绞痛患者，单独应用中药、中成药、针灸或其他非药物疗法，是否能改善患者临床结局？⑧ CMVD 患者练习太极拳、八段锦、五禽戏等传统体育项目，是否能改善患者临床结局？⑨ 无法进行血运重建或不愿意进行血运重建 CMVD 患者，在西医常规治疗的基础上联合中药干预，是否能改善患者临床结局？⑩ 需要进行血运重建的患者，术前西医常规治疗的基础上应用中药干预是否可以降低患者 PCI 术后无复流率？⑪ 11 患者 PCI 术后出现无复流时，在西医常规治疗的基础上联合中药干预，是否能进一步降低患者无复流率？⑫ 12CMVD 患者采用中西医结合治疗，是否会增加不良反应？结局指标：① 关键结局指标包括 MACE、微循环阻力指数（index of microvascular resistance, IMR）、心肌灌注显像、活动耐量（平板运动持续时间、6min 步行距离）、心绞痛发作频率、心绞痛疼痛程度、西雅图心绞痛量表、中医证候积分；② 重要结局指标包括冠状动脉微血管阻力（coronary microvascular resistance,CMR）、心绞痛平均持续时间、硝酸甘油用量、左室射血分数（left ventricular ejection fraction, LVEF）。

2.2 检索及筛选　通过检索目前已发表的中成药治疗 CMVD 的 RCT 或系统评价，构建本共识的临床证据。

2.2.1 中成药遴选项目组参考国家目录，经过广泛调研后及文献检索后，筛选出 57 种中成药，包含丹蒌片、心元胶囊、心可舒胶囊、心血宁胶囊、心脉通胶囊、心脑宁胶囊、心悦胶囊、乐脉丸、地奥心血康胶囊、延丹胶囊、血府逐瘀胶囊、血脂康胶囊、血滞通胶囊、灯盏生脉胶囊、灯盏花素片、灯盏细辛颗粒、芪苈强心胶囊、芪参胶囊、芪参益气滴丸、灵宝护心丹、复方丹参片、复方丹参滴丸、复方血栓通胶囊、脉平片、养心氏片、活血通脉片、冠心丹参滴丸、哌克昔林片、冠心舒通胶囊、冠脉宁片、神香苏合丸、速效救心丸、脑心通胶囊、脑心清胶囊、益心舒胶囊、宽胸气雾剂、通心络胶囊、通脉养心丸、理气活血滴丸、银丹心脑通软胶囊、银杏叶片、葛兰心宁软胶囊、愈风宁心滴丸、愈心痛胶囊、麝香保心丸、麝香通心滴丸、大株红景天注射液、丹参注射液、瓜蒌皮注射液、血栓通注射液、血塞通注射液、红花注射液、苦碟子注射液、刺五加注射液、注射用益气复脉、哌克昔林注射液、舒血宁注射液。目前，CMVD 的长期治疗以门诊结合居家用药为主，故本共识仅纳入 46 种口服中成药进行文献检索。

2.2.2 文献纳入及排除标准

2.2.2.1 纳入标准。研究对象：CMVD 患者，包含冠状动脉微循环障碍、微血管性心绞痛（心脏 X 综合征）、冠状动脉慢血流现象、PCI 后无复流。干预与对照措施：

① 试验组采用一种中成药或中医外治法联合西医常规治疗，对照组为西医常规治疗；② 试验组采用一种中成药或中医外治法治疗，对照组为安慰剂或常规护理措施；③ 试验组采用传统体育项目（包含八段锦、太极拳、易筋经、五禽戏）联合西医常规治疗，对照组为西医常规治疗。结局指标：经专家共识会议确立的临床问题及 12 个结局指标。研究类型：RCT 或系统评价。

2.2.2.2 排除标准：① 样本量、结局指标等重要数据缺失的研究；② 组间基线资料无可比性的研究；③ 重复发表的研究；④ 无法取得报告全文的研究；⑤ 明

显违反诊疗常规的研究

2.2.3 检索策略　按照纳入标准检索中国知网（CNKI）、万方数据库、维普期刊数据库、PubMed、theCochrane Library、EMbase 等数据库自建库起至 2022 年 5 月的文献，并参考已纳入系统综述的文献进行补充检索。定义疾病的检索词包括：冠状动脉微血管疾病（coronary microvascular disease）、冠状动脉微循环障碍（coronary microvascular dysfunction）、微血管性心绞痛（microvascular angina）、微血管心绞痛、心脏 X 综合征（cardiac syndrome X）、冠状动脉慢血流（coronary slow flow phenomenon）、冠脉慢血流、无复流（no-reflow）。定义干预措施的检索词：临床医师推荐的 46 种口服中成药中文、英文名称，以及针刺（acupuncture）、艾灸（moxibustion）、针灸、贴敷（acupoint application）、拔罐（cupping）、按摩（massage）、推拿、耳穴（auricular point）、八段锦（eight trigrams boxing、Baduan Jin 或 Baduanjinexercise）、太极拳（Tai Chi 或 Tai Ji）、易筋经（Yi JinJing、Yijin Jing 或 Yijinjing）、五禽戏（Wuqinxi 或 five-animal exercises）。限定研究类型："随机（randomized）"。

2.2.4 资料提取 将检索到的文献汇入 Zotero 文献管理软件，剔除重复文献后，由工作组成员双人独立阅读文献的题目及摘要进行初筛，剔除两成员皆同意排除的文献。阅读初筛纳入文献的全文后，仅纳入两成员皆同意纳入的文献，若存在分歧，则共同讨论解决或咨询第三方。录入纳入文献的研究类型、研究对象、诊断标准、干预措施、对照措施、疗程、样本量、受试者男女比例、受试者年龄分布及结局指标。

2.2.5 纳入文献的方法学质量评价 利用质量评价工具 AMSTAR 210 对纳入的系统综述进行评价，当 AMSTAR2 评价结果显示该系统综述为中或高质量证据，且发表年份为 2 年内时，采用该系统综述的结果，否则对该系统综述进行更新。使用 Cochrane RCT 试验的偏倚风险评价工具对 RCT 进行质量评价，将每个领域的偏倚风险区分为低风险、高风险或偏倚风险不确定。每篇文献皆由 2 名工作组成员独立完成，评价意见不一致的文献经由详细讨论后取得统一意见。

2.2.6 证据综合分析 参考 Cochrane 手册，利用 Review Manager 5.4 软件对人群、干预措施、对照措施、结局指标（participants, intervention, comparisonand outcomes, PICO）相同的 RCT 进行 Meta 分析。当临床 PICO 基本一致，且异质性检验 $I^2<50\%$ 时，使用固定效应模型进行数据合并，否则使用随机效应模型进行数据合并。

当异质性检验 I^2>50%时，尝试采取亚组分析或 Meta 回归探讨异质性来源。对于合并结果的呈现，定性资料采用相对危险度（relative risk,RR）表示，定量资料采用均方差（mean difference,MD）表示。

2.3 证据体质量评价与推荐标准 参考 GRADE 手册，对综合分析后的证据进行质量评价，分为高、中、低、极低 4 个等级。本共识对证据等级及推荐级别的表述详见表 1、表 2。

表 1 证据等级

证据等级	代码	说明
高质量	A	非常确信真实的效应值接近估计值
中等质量	B	对效应估计值有中等程度信心：真实值有可能接近估计值，但仍存在二者大不相同的可能性
低质量	C	对效应估计值的确信程度有限：真实值与估计值可能有极大差别
极低质量	D	对效应估计值几乎没有信心：真实值与估计值可能有很大差别

表 2 推荐级别

推荐级别	说明
强推荐	明确显示干预措施利大于弊或弊大于利，无附带条件
弱推荐	利弊不确定，无论质量高低的证据均显示利弊相当；或有条件推荐

2.4 达成共识的方法 采用共识会议形式，咨询涵盖 11 个省份的中医、西医心血管专家。共识性意见投票采取建议、中立或不建议 3 项，当汇总后“建议”或“不建议”票数超过 50%则视为达成共识。推荐意见投票单是基于 GRADE 网格，分为强推荐、弱推荐、不明确、不推荐和强不推荐 5 项，汇总后除了“不明确”格以外的任何格票数超过 50%，则视为达成共识，可以直接确定推荐意见方向及强度；若推荐或不推荐某一侧两格总票数超过 70%，亦视为达成共识，可以确定推荐方向，推荐强度定位为“弱”。未达成共识的条目，进行充分讨论后进入下一轮投票。

3 共识意见

3.1 西医检测技术与诊断标准

3.1.1 检测技术 目前 CMVD 的诊断以测量 CFR 和 IMR 为主。参照《冠状动脉微血管疾病诊断和治疗的中国专家共识》，冠状动脉内多普勒血流导丝是测量 CFR 的创伤性技术金标准，正电子发射型计算机断层显像（positron emission computed tomography,PET）是测量 CFR 的无创性技术金标准。但是由于 CFR 容易受到冠状动脉静息血流、单位体积心肌内阻力血管的横截面积、冠状动脉血管外的压力和冠状动脉灌注压等 4 个因素的影响，临床应用时可重复性稍差。IMR 是冠状动脉最大充血时，远端冠状动脉压力乘以充血平均通过时间的乘积。患者不存在明显心外膜冠状动脉狭窄的情况下，IMR 具有比 CFR 更高的可重复性。故参考《2020 欧洲经皮心血管介入协会（European Association of Percutaneous Cardiovascular Interventions,EAPCI）非阻塞性冠状动脉缺血性疾病专家共识》，以 CFR<2.0 和/或 IMR≥25 作为诊断微血管功能障碍的界值。

由于侵入性诊断方式和 PET 通常只能在大型医疗机构开展，临床应用耗时费力，参照《冠状动脉微血管疾病诊断和治疗的中国专家共识》，可以采用经胸超声冠状动脉血流显像作为 CFR 的替代测量方法，其具有无创、省时、花费较低、可床旁检查和较好的可重复性等优点。

3.1.2 诊断标准 CMVD 可以按照是否合并心外膜冠状动脉阻塞（即是否可以确诊冠心病）区分为不合并阻塞性冠状动脉疾病的 CMVD 和合并阻塞性冠状动脉疾病的 CMVD。

3.1.2.1 不合并阻塞性冠状动脉疾病的 CMVD 参考《2020 EAPCI 非阻塞性冠状动脉缺血性疾病专家共识》，需满足存在心绞痛症状，并伴有心肌缺血客观证据，但冠状动脉造影或冠状动脉 CTA 显示无心外膜下阻塞性冠状动脉病变。详见表 3。

表 3 不合并阻塞性冠状动脉疾病的 CMVD 诊断标准

诊断标准	临床证据	详细参数
1	心肌缺血症状	劳力性或静息性心绞痛症状
2	无阻塞性冠状动脉疾病	冠状动脉造影：冠状动脉狭窄<50%，或 FFR>0.80 冠状动脉 CTA 提示：无狭窄或轻度狭窄
3	心肌缺血的客观证据	心绞痛发作时出现缺血性心电图改变，负荷 SPECT/PET/心脏 MRI/超声心动检查时，出现短暂而可逆的局部室壁运动异常或灌注缺损
4	冠状动脉微血管功能受损证据	据 CFR<2.0 和/或 IMR≥25

注：满足 1～4 项诊断标准即可诊断不合并阻塞性冠状动脉疾病的 CMVD。FFR 为血流储备分数；SPECT 为单光子发射计算机断层成像术；MRI 为磁共振成像。

3.1.2.2 合并阻塞性冠状动脉疾病的 CMVD 参考《冠状动脉微血管疾病诊断和治疗的中国专家共识》，冠心病患者进行血运重建解除心外膜冠状动脉狭窄病变后，若出现以下 5 种情况之一，即可诊断为合并阻塞性冠状动脉疾病的 CMVD:① 冠状动脉内注射腺苷或双嘧达莫后测量的 CFR<2.0；② 冠状动脉内注射乙酰胆碱后心外膜下冠状动脉无痉挛但出现典型心绞痛和心电图缺血性 ST-T 改变；③ 冠状动脉造影罪犯血管心肌梗死溶栓试验（thrombolysis in myocardialinfarction,TIMI）血流分级 0～2 级；④ 出院前 SPECT 现象显示心肌局部无灌注区；⑤ CMR 显像显示心肌灌注缺损或钆延迟显像增强。

3.2 中医证候诊断　CMVD 属于中医“胸痹”“心痛”的范畴，可参照中医“胸痹”“心痛”进行辨证论治。CMVD 常见的中医证候要素为血瘀、痰浊、气虚、气滞、阴虚、阳虚；常见的复合证型为气虚血瘀证，其次为痰瘀互结证、阳虚血瘀证、气滞血瘀证 CMVD 的主要临床症状为发作性胸闷或胸痛，在此基础上可区分为 6 种证候。① 血瘀证：患者可见胸痛，痛引胸背、臂内，舌质紫暗，或有瘀点、瘀斑，舌苔薄白，脉细涩或结代，伴见心悸、怔忡等。临床以胸痛/胸闷、口唇和/或舌质紫暗为主要特征。② 气虚证：患者可见神思恍惚、心悸、自汗、神疲乏力、胸闷气短、动辄尤甚等，舌质淡，脉虚弱或结代。临床以乏力、气短、劳则加重为主要特征。③ 气滞证：患者可见胸胁胀痛，时作时止，舌苔白，脉弦或结代，与情志相关等。临床以胸胁胀痛、与情志相关为主要特征。④ 阴虚证：患者可见心烦不宁、口咽干燥、舌质红、舌苔少、脉细数或结代，伴见盗汗、五心烦热。临床以轰热汗出、盗汗、舌红少苔为主要特征。⑤ 阳虚证：患者可见胸闷，面白、肢冷，脉弱或结代等。临床以畏寒肢冷、舌淡胖为主要特征。⑥ 痰浊证：患者可见舌苔厚腻，脉弦滑或涩，可伴见胸胁胀闷、月经不调、痛经、体型肥胖等。临床以肥胖、舌苔厚腻为主要特征。

本共识为基层医师、全科医师以及心血管专业的西医师提供了更简便易行的辨证分型方法，建议参照表 4 对确诊 CMVD 患者进行简易中医辨证。

表 4 CMVD 的简易中医辨证

主症	证候	临床表现
发作性胸闷或	血瘀证	胸痛/胸闷、口唇和/或舌质紫暗

胸痛		
	气虚证	乏力、气短，劳则加重
	气滞证	胸胁胀痛，与情志相关
	阴虚证	轰热汗出、盗汗、舌红少苔
	阳虚证	畏寒肢冷、舌淡胖
	痰浊证	胸胁胀闷、月经不调、痛经、体型肥胖

注：患者可同时兼有多个证候。

3.3 临床问题：不合并阻塞性冠状动脉疾病的 CMVD 患者，在西医常规治疗的基础上联合中药干预，是否能进一步改善患者临床结局文献研究提示中成药可以改善 CMVD 患者的 IMR、LVEF、活动耐量、心绞痛发作频率、心绞痛持续时间、硝酸甘油用量及生存质量。其中包含益气活血类 4 种、行气活血类 6 种、益气养阴类 1 种、活血化瘀类 1 种。目前尚无中成药改善 CMVD 患者的 MACE、CMR、心肌灌注显像、心绞痛发作程度等结局指标的 RCT。

3.3.1 中医辨证属于气虚血瘀证者 微血管性心绞痛患者临床除了典型心绞痛症状外，兼见乏力、气短，活动时症状明显加重者，可以应用益气活血、通络止痛类中成药治疗。

3.3.1.1 推荐意见：微血管性心绞痛辨证属气虚血瘀证患者可在西医常规治疗的基础上应用通心络胶囊、芪参益气滴丸或脑心通胶囊（强推荐）。

通心络胶囊联合西医常规治疗微血管性心绞痛患者，相对于西医常规治疗，其平板运动持续时间可延长 1.35 min[95%CI（1.05,1.95）,B 级证据]，心绞痛发作频率可减少 4.37 次/周[95% CI（-6.26,-2.49）,D 级证据]，每次心绞痛持续时间可缩短 2.20 min[95%Cl（-2.81,-1.59）,D 级证据]。

芪参益气滴丸联合西医常规治疗微血管性心绞痛患者，相对于西医常规治疗，其 IMR 可减少 3.50[95% Cl（-3.85,-3.15）,B 级证据]。此外，对于合并心力衰竭患者，LVEF 可增加 3.30%[95%Cl（2.21%,4.39%）,C 级证据]。

脑心通胶囊联合西医常规治疗微血管性心绞痛患者，相对于西医常规治疗，其心绞痛发作频率可减少 2.80 次/周[95%Cl（-4.38,-1.22）,D 级证据]，每次心绞痛持续时间可缩短 5.20 min[95%Cl（-6.00,-4.40）,D 级证据]，硝酸甘油用量可减少 2.10 片/周[95%Cl（-2.88,-1.32）,D 级证据]。

3.3.1.2 推荐意见：微血管性心绞痛辨证属气虚血瘀证患者可在西医常规治疗

的基础上应用麝香通心滴丸（弱推荐）。

麝香通心滴丸联合西医常规治疗微血管性心绞痛患者，相对于西医常规治疗，其平板运动持续时间可延长 0.81min[95%CI（0.04,1.58）,D 级证据]，心绞痛发作频率可减少 0.81 次/周[95%Cl（-1.22,-0.40）,D 级证据]。

3.3.2 中医辨证属于气滞血瘀证者 微血管性心绞痛患者临床除典型心绞痛症状外，兼见胸胁胀痛、病情随着情绪变化而加重者，可以应用行气活血、通络止痛类中成药治疗。

3.3.2.1 推荐意见：微血管性心绞痛辨证属气滞血瘀证患者可在西医常规治疗的基础上应用麝香保心丸、复方丹参滴丸、宽胸气雾剂、速效救心丸、血府逐瘀胶囊（强推荐）。

麝香保心丸联合西医常规治疗微血管性心绞痛患者，相对于西医常规治疗，其 IMR 可减少 7.40[95% Cl（-10.86,-3.93）,C 级证据]，平板运动持续时间可延长 1.37min[95%Cl（0.78,1.96）,C 级证据]，心绞痛发作频率可减少 2.31 次/周[95%Cl（-3.24,-1.38）,D 级证据]。

复方丹参滴丸联合西医常规治疗微血管性心绞痛患者，相对于西医常规治疗，其心绞痛发作频率可减少 6.00 次/周[95%CI（-7.63,-4.37）,D 级证据]。

微血管性心绞痛患者在冠状动脉造影期间喷服宽胸气雾剂，5min 后校正 TIMI 帧数（corrected TIMI framecount,CTFC）可减少 17.39 帧[95%Cl（-25.72,-9.06),C 级证据]。

速效救心丸联合西医常规治疗微血管性心绞痛患者，相对于西医常规治疗，其心绞痛发作频率可减少 3.00 次/周[95%CI（-3.61,-2.39）,D 级证据]。

血府逐瘀胶囊联合西医常规治疗微血管性心绞痛患者，相对于西医常规治疗，其平板运动持续时间可延长 1.11 min[95%CI（0.59,1.63）,C 级证据。

3.3.2.2 推荐意见：微血管性心绞痛辨证属气滞血瘀证患者可在西医常规治疗的基础上应用银丹心脑通软胶囊（弱推荐）银丹心脑通软胶囊联合西医常规治疗微血管性心绞痛患者，相对于西医常规治疗，其 IMR 可减少 5.10 [95% CI（-6.74,-3.46）,C 级证据]，心绞痛发作频率可减少 3.00 次/周[95%CI（-4.04,-1.96）,D 级证据]。

3.3.3 中医辨证：属于气阴两虚证者微血管性心绞痛患者临床除典型心绞痛症状外，兼见乏力、气短、劳则加重等气虚症状，且具有轰热汗出、盗汗、舌红少苔等阴虚表现者，可以应用益气养阴、通络止痛类中成药治疗。

推荐意见：微血管性心绞痛辨证属气阴两虚证患者可在西医常规治疗的基础上应用通脉养心丸（强推荐）。通脉养心丸联合西医常规治疗微血管性心绞痛患者，相对于西医常规治疗，其平板运动阳性率可降低 22%[RR=0.78，95%CI（0.62，0.97），B 级证据]。

3.3.4 中医辨证属于心血瘀阻证者微血管性心绞痛患者临床表现胸痛、胸闷、口唇和（或）舌质紫暗者，可以应用活血化瘀、通络止痛类中成药治疗。

推荐意见：微血管性心绞痛辨证属心血瘀阻证患者可在西医常规治疗的基础上应用丹参片（弱推荐）。丹参片联合西医常规治疗微血管性心绞痛患者，相对于西医常规治疗，其平板运动持续时间可延长 2.80min[95%CI（1.92，3.68），C 级证据]，心绞痛发作频率可减少 3.60 次/周[95%CI（-4.85，-2.35），D 级证据]，硝酸甘油用量可减少 2.68 片/周[95%CI（-5.02，-0.34），D 级证据]。

3.4 临床问题：不合并阻塞性冠状动脉疾病的 CMVD（微血管性心绞痛）患者，单独应用中药、中成药、针灸或其他非药物疗法，是否能改善患者临床结局文献研究提示麝香通心滴丸可以改善 CMVD 患者的 IMR。目前尚无中成药改善 MACE、CMR、心肌灌注显像、LVEF、活动耐量、心绞痛发作频率、心绞痛持续时间、硝酸甘油用量、心绞痛程度和生存质量等结局指标的 RCT。

推荐意见：微血管性心绞痛辨证属气虚血瘀证患者可单独应用麝香通心滴丸（强推荐）。单独应用麝香通心滴丸治疗微血管性心绞痛，相比于未用药干预者，IMR 可减少 4.30[95%CI（-6.79，-1.81），C 级证据]。

3.5 临床问题：不合并阻塞性冠状动脉疾病的 CMVD（微血管性心绞痛）患者，在西医常规治疗的基础上联合针灸或其他中医外治法干预，是否能进一步改善患者临床结局文献研究提示温针灸可以改善 CMVD 患者的活动耐量以及心绞痛发作频率。目前尚无针灸或其他中医外治法改善 CMVD 患者的 MACE、CMR、IMR、心肌灌注显像、LVEF、活动耐量、心绞痛持续时间、硝酸甘油用量、心绞痛程度和生存质量等结局指标的 RCT。

推荐意见：温针灸联合常规西药可用于治疗微血管性心绞痛的患者（弱推荐）。温针灸联合西医常规治疗微血管性心绞痛患者，相对于西医常规治疗，其心绞痛发作频率可减少 1.20 次/周[95%CI（-1.73，-0.67），D 级证据]。主穴取心俞、内关、膻中，并依照证型配穴：心血瘀阻证加血海及膈俞；寒凝心脉证加关元及足三里；

痰瘀阻络证加丰隆及阴陵泉；气虚血瘀证加气海及关元；气阴两虚证加肾俞及巨阙；阳虚血瘀证加阳陵泉。

3.6 临床问题：CMVD 患者，练习太极拳、八段锦、五禽戏等传统体育项目，是否能改善患者临床结局？

无相关临床证据。

3.7 临床问题：无法进行血运重建或不愿意进行血运重建的 CMVD 患者，在西医常规治疗的基础上联合中药干预，是否能改善患者临床结局？

无相应临床证据。

3.8 临床问题：需要进行血运重建的患者，术前西医常规治疗的基础上应用中药干预是否可以降低患者 PCI 术后无复流的发生率？

推荐意见：通心络胶囊联合常规西药可用于治疗急性心肌梗死患者并降低无复流率（强推荐）。对于 ST 段抬高型急性心肌梗死（ST-elevation myocardial infarction, STEMI）患者，急诊 PCI 术前在西医常规治疗的基础上联合应用通心络胶囊 1.04g，相对于西医规治疗，可进一步降低 24h 内无复流率 37%[RR=0.63, 95%CI（0.46, 0.87）, A 级证据]。

3.9 临床问题：患者 PCI 术后出现无复流时，在西医常规治疗的基础上联合中药干预，是否能进一步降低患者无复流率？推荐意见：复方丹参滴丸联合常规西药可用于改善 PCI 术后冠状动脉无复流患者的冠状动脉血流（强推荐）。对于 PCI 术后冠状动脉无复流的患者，相对于西医常规治疗，术后在西医常规治疗的基础上联合应用复方丹参滴丸 270mg，每日 3 次，3 个月后可以降低 39%无复流发生率[RR=0.61, 95%CI（0.49, 0.79）, B 级证据]。

3.10 临床问题：CMVD 患者，采用中西医结合治疗，是否会增加不良反应？

推荐意见：中药联合常规西药治疗冠状动脉微循环疾病未明显增加不良反应率。8 项研究共纳入 664 例受者，Meta 分析结果提示，中药联合西医常规治疗微血管性心绞痛，与西医常规治疗相比，不良反应发生率差异无统计学意义[RR=0.81, 95%CI（0.47, 1.38）, C 级证据]。此外，没有研究报告本专家共识纳入的中成药是否增加患者的出血风险。

3.11 其他用于胸痹心痛的中成药。由于目前 CMVD 的中成药临床证据有限，部分证型无相应的中成药推荐，临床诊疗中医师可参照“胸痹心痛”辨证论治。

3.11.1 推荐意见：养心氏片、灵宝护心丹可应用于胸痹心痛辨证属气虚血瘀证患者（弱推荐）养心氏片联合西医常规治疗胸痹心痛患者，相对于西医常规治疗，其心绞痛发作频率可减少 2.58 次/周[95%CI（-4.11,-1.04）,D 级证据]，每次心绞痛持续时间可缩短 2.01min[95%CI（-2.72,-1.29）,D 级证据],6min 步行距离可增加 35.57m[95%Cl（12.92,58.22）,D 级证据]，硝酸甘油停减率可提高

129%[RR=2.29,95%CI（1.37,3.85）,D 级证据]。灵宝护心丹联合西医常规治疗胸痹心痛患者，相对于西医常规治疗，其心绞痛疗效可提高 24%[RR=1.24,95%CI（1.09,1.40）,D 级证据]。

3.11.2 推荐意见：冠心丹参滴丸、复方丹参片、延丹胶囊可应用于胸痹心痛辨证属气滞血瘀证患者（弱推荐）

冠心丹参滴丸联合西医常规治疗胸痹心痛患者，相对于西医常规治疗，其心绞

痛发作频率可减少 0.83 次/周[95%CI（-1.24,-0.42）,D 级证据]，每次心绞痛持续时间可缩短 0.79min[95%Cl（-1.28,-0.30）,D 级证据]，硝酸甘油用量可减少 0.62 片/周[95%Cl（-1.10,-0.15）,D 级证据]。

复方丹参片联合西医常规治疗胸痹心痛患者，相对于西医常规治疗，其心绞痛发作频率可减少 1.90 次/周[95%CI（-2.62,-1.18）,D 级证据]，每次心绞痛持续时间可缩短 2.04min[95%CI（-2.82,-1.26）,D 级证据]，硝酸甘油用量可减少 1.70 片/周[95%Cl（-2.20,-1.20）,D 级证据]。

延丹胶囊联合西医常规治疗胸痹心痛患者，相对于西医常规治疗，其心绞痛发作频率可减少 2.63 次/周[95%CI（-3.15,-2.10）,D 级证据]，每次心绞痛持续时间可缩短 1.88min[95%CI（-2.18,-1.58）,D 级证据]。

3.11.3 推荐意见：复方血栓通软胶囊可应用于胸痹心痛辨证属气阴两虚证患者（弱推荐）

复方血栓通软胶囊联合西医常规治疗胸痹心痛患者，相对于西医常规治疗，其心绞痛发作频率可减少 3.10 次/周[95%CI（-3.86,-2.34）,D 级证据]，心绞痛持续时间可缩短 3.96min[95%Cl（-5.33,-2.59）,D 级证据]，硝酸甘油停减率可提高 171%[RR=2.71,95%CI（1.34,5.48）,D 级证据]。

3.11.4 推荐意见：葛兰心宁软胶囊、冠心舒通胶囊、哌克昔林片可应用于胸痹心痛辨证属心血瘀阻证患者（弱推荐）

葛兰心宁软胶囊联合西医常规治疗胸痹心痛患者，相对于西医常规治疗，其心绞痛发作频率可减少 1.90 次/周[95%CI（-2.31,-1.49）,D 级证据]，每次心绞痛持

续时间可缩短 2.30min[95%CI(-2.63,-1.97),D 级证据]，硝酸甘油用量可减少 1.80 片/周[95%CI（-2.07,-1.53）,D 级证据]。

冠心舒通胶囊联合西医常规治疗胸痹心痛患者，相对于西医常规治疗，其心绞痛发作频率可减少 3.77 次/周[95%CI（-5.58,-1.95）,D 级证据]，每次心绞痛持续时间可缩短 2.11min[95%CI（-2.66,-1.55）,D 级证据]，心绞痛程度[视觉模拟评分法（VAS）]可减少 2.00 分[95%CI（-2.28,-1.72）,D 级证据]，硝酸甘油用量可减少 0.80 片/周[95%CI（-1.48,-0.11）,D 级证据]。

哌克昔林片联合西医常规治疗胸痹心痛患者，相对于西医常规治疗，其平板运动持续时间可延长 1.40min[95%CI（1.11,1.69）,D 级证据]，心绞痛发作频率可减少 2.01 次/周[95%CI（-3.29,-0.74）,D 级证据]，心绞痛持续时间可缩短 1.17min[95%CI（-2.12,-0.22）,D 级证据]，硝酸甘油用量可减少 3.24 片/周[95%CI（-3.56,-2.92）,D 级证据]。

3.11.5 推荐意见：神香苏合丸可应用于胸痹心痛辨证属寒凝血瘀证患者（弱推荐）神香苏合丸联合西医常规治疗胸痹心痛患者，相对于西医常规治疗，其心绞痛发作频率可减少 8.96 次/周[95%CI（-12.23,-5.69）,D 级证据]，心绞痛持续时间可缩短 1.68min[95%CI（-2.37,-0.99）,D 级证据],6min 步行距离可增加 51.80m[95%CI（33.27,70.33）,D 级证据]。

3.11.6 推荐意见：血滞通胶囊可应用于胸痹心痛辨证属痰瘀互结证患者（弱推荐）血滞通胶囊联合西医常规治疗胸痹心痛患者，相对于西医常规治疗，可改善血瘀痰阻所致的胸闷、乏力等症状，干预 3 个月后还可以使低密度脂蛋白胆固醇（LDL-C）降低 0.58mmol/L[95%Cl（-0.73,-0.43）,B 级证据]。

4 局限性及不足

本专家共识项目组通过专家问卷广泛地征询了临床中、西医医师的意见，并通过专家共识会议确立临床问题及结局指标。中医药治疗 CMVD 患者可以较好地改善心绞痛症状，但目前高质量临床研究较少，部分结局指标尚未得到充分的循证证据支持，纳入的部分研究对样本量估算、随机分配隐藏方案、盲法设计及脱落率的描述不清楚，影响了最终的证据级别以及推荐强度。

项目组经过文献检索及广泛调研后，收集了临床医师推荐的中成药共 57 种。考虑到目前 CMVD 的长期治疗以门诊结合居家用药为主，仅纳入口服中成药，并剔除适应证非“冠心病”“心绞痛”的中成药。项目组在对证据进行分析后，剔除结局指标之间存在矛盾的中成药，以及结局指标的改善程度不显著的中成药，最后纳入 12 种治疗 CMVD 的中成药进入共识推荐。其中以治疗气虚血瘀证及气滞血瘀证的中成药占大多数，对 CMVD 其他证型的治疗有所不足。为了方便临床用药，项目组基于 CMVD 可以参照胸痹心痛进行辨证论治”的前提下，推荐了其他 11 种中成药以供临床医师选择。详见表 5。

本专家共识严格按照说明书进行分类，由于部分中成药的说明书存在不规范的情况，故对于推荐意见有一定的限制。由于 CMVD 概念较新，纳入的部分中成药仅含有“冠心病”适应证或未有详细的治法、主治证候说明，今后会在更新中详加讨论，并希望本专家共识能对相应药品说明书的更新提供一定的依据。

表 5 中成药治疗 CMVD 推荐意见简表

疾病	证型	简易辨证	推荐中成药
微血管性心绞痛	气虚血瘀	典型心绞痛症状+乏力、气短、劳则加重通心络胶囊（强推荐）	通心络胶囊（强推荐） 芪参益气滴丸（强推荐） 脑心通胶囊（强推荐） 麝香通心滴丸（弱推荐）
	气滞血瘀	典型心绞痛症状+胸胁胀痛、与情志相关	麝香保心丸（强推荐） 复方丹参滴丸（强推荐） 宽胸气雾剂（强推荐） 速效救心丸（强推荐） 血府逐瘀胶囊（强推荐） 银丹心脑通软

		胶囊（弱推荐）
气阴两虚	典型心绞痛症状+气虚症状+轰热汗出、盗汗、舌红少苔	通脉养心丸（强推荐）
心血瘀阻	胸痛、胸闷、口唇和（或）舌质紫暗	丹参片（弱推荐）
	典型心肌梗死症状	通心络胶囊（强推荐）
气滞血瘀	典型心绞痛症状+胸胁胀痛、与情志相关	复方丹参滴丸（强推荐）
气虚血瘀	典型心绞痛症状+乏力、气短、劳则加重	养心氏片（弱推荐）
		灵宝护心丹（弱推荐）
气滞血瘀	典型心绞痛症状+胸胁胀痛、与情志相关	冠心丹参滴丸（弱推荐）
		复方丹参片（弱推荐）
		延丹胶囊（弱推荐）
气阴两虚	典型心绞痛症状+气虚症状+轰热汗出、盗汗、舌红少苔	复方血栓通胶囊（弱推荐）
心血瘀阻	胸痛、胸闷、口唇和（或）舌质紫暗	葛兰心宁软胶囊（弱推荐）
		冠心舒通胶囊（弱推荐）
		哌克昔林片（弱推荐）
		哌克昔林注射液（弱推荐）

寒凝血瘀	典型心绞痛症状+症状遇寒加重	神香苏合丸（弱推荐）
痰瘀互结	典型心绞痛症状+胸胁胀闷、月经不调、痛经、体型肥胖	血滞通胶囊（弱推荐）

利益冲突：为防止在专家共识编制过程中出现其他利益冲突，凡参与专家共识制定工作的所有成员均于相关工作前签署利益冲突声明，申明无所有与本专家共识

相关的任何商业的、专业的或其他方面的利益，和所有可能被本专家共识成果影响的利益。

专家共识项目成员

组长（按姓氏笔画排序）：林谦（北京中医药大学东直门医院）、吴宗贵（上海长征医院）、张立晶（北京中医药大学东直门医院）、霍勇（北京大学第一医院）。

临床专家（按姓氏笔画排序）：马晓昌（中国中医科学院西苑医院）、王肖龙（上海中医药大学附属曙光医院）、王国宏（首都医科大学附属北京同仁医院）、毛威（浙江省中医院）、毛静远（天津中医药大学附属第一医院）、邓悦（长春中医药大学附属医院）、卢健棋（广西中医药大学第一临床医学院）、史大卓（中国中医科学院西苑医院）、邢文龙（首都医科大学附属北京中医医院）、朱明军（河南中医药大学第一附属医院）、刘中勇（江西中医药大学附属医院）、刘红旭（首都医科大学附属北京中医医院）、安冬青（新疆医科大学附属中医医院）、李应东（甘肃中医药大学附属医院）、吴永健（中国医学科学院阜外医院）、吴旸（北京中医药大学东方医院）、张健（中国医学科学院阜外医院）、张敏州（广东省中医院）、陈红（北京大学人民医院）、胡元会（中国中医科学院广安门医院）、施海明（复旦大学附属华山医院）、徐凤芹（中国中医科学院西苑医院）、徐浩（中国中医科学院西苑医院）、梁春（第二军医大学附属长征医院）、彭建军（首都医科大学附属世纪坛医院）、韩晶岩（北京大学中西医结合研究院）、戴小华（安徽中医学院第一附属医院）。

方法学专家：陈薇（北京中医药大学）。

其他成员（按姓氏笔画排序）：毛天诗（北京中医药大学）、冯汝丽（北京中

医药大学）、曲信彦（北京中医药大学）、庄锐（北京中医药大学东直门医院）、纪翔（北京中医药大学）、张若瞳（北京中医药大学）、张蓉（北京中医药大学）、

陈雅琚（北京中医药大学）、高群（北京中医药大学东直门医院）、湛楠楠（北京中医药大学）、蔡芸（北京中医药大学）、潘熠（北京中医药大学东直门医院）、魏大为（北京中医药大学）。

参考文献：（略）

稳定性冠心病中西医结合康复治疗专家共识

中国中医药研究促进会中西医结合心血管病预防与康复专业委员会

关键词：稳定性冠心病；中西医结合；康复治疗；专家共识

目前，我国心血管病患病率及死亡率仍处于上升阶段，心血管病占人群疾病死亡构成的40%以上，为我国居民的首位死因。冠心病具有慢性迁延性和高复发性特点，管理的重点应关注发病前的预防及发病后的康复，不能仅关注缓解心绞痛发作和急性心肌梗死的血运重建。心脏康复是以医学整体评估为基础，联合相关药物、介入等干预措施，为患者提供生理、心理和社会的全面、全程服务。

目前，心脏康复使用的评估及康复手段多为西医方法。我国中医养生、康复理念与技术源远流长，在实践中逐渐形成的中医康复学是以中医基础理论为指导，运用中医心理、中药、针灸、推拿、传统运动等方法，进行辨证干预的综合应用学科。中医康复学具有丰富多彩的康复方法和行之有效的实践经验，具有区别于西方医学的中华民族特色。充分发挥中医药的优势，形成规范的中西医结合心脏康复新模式，对我国冠心患者群预后的改善、生活质量的提高和医疗资源成本的降低皆具有重大意义。

中国中医药研究促进会中西医结合心血管病预防与康复专业委员会组织国内部分中医、中西医结合和西医专家，结合心脏康复实践、相关进展，制定了稳定性冠心病患者中西医结合康复治疗的实施方案，经过广泛讨论后形成本共识。本共识的形成来源于如下几个方面：① 中医药及康复方法的挖掘和文献检索；② 我国心脏康复相关指南；③ 相关领域专家的经验与意见；④ 部分中西医结合心脏康复中心

的临床经验及工作实践。中西医结合心脏康复在我国尚处于起步阶段，随着相关临床实践、研究和理论的不断深入发展，本共识内容将不断进行完善和更新。

1. 适用人群

本共识的适用人群是稳定性冠心病患者。稳定性冠心病的定义人群，包括慢性稳定性劳力性心绞痛、急性冠脉综合征后稳定期、无症状型心肌缺血、无症状冠状动脉粥样硬化、冠状动脉痉挛、冠状动脉微血管病性心绞痛患者。

2. 康复前评估

在心脏康复前进行全面评估，是安全、有效、可持续开展心脏康复的基础，是制定科学和个体化心脏康复处方的必要条件。通过评估对患者进行危险分层，制定相应的心脏康复方案，了解运动康复过程中的风险，给予针对性的监护手段。评估内容主要包括如下 6 个方面。

2.1 一般项目评估　包括采集患者一般信息、主诉症状及现病史、既往史、个人史和体格检查，以及目前服药种类、剂量、服药方法、睡眠情况等。

2.2 中医评估　辨证施治是中医对患者进行治疗和康复的前提。疾病发生于不同个体、不同时期会表现出不同的证候。辨疾病的病因、性质、部位以及邪正之间的关系，从而选择相应的预防、养生和治疗措施。目前认为，冠心病病机多为本虚标实：本虚为气、血、阴、阳亏虚，心脉失养；标实为寒凝、气滞、血瘀、痰浊等痹阻胸阳、阻滞心脉。冠心病相关证候要素以血瘀、气虚、痰浊、阴虚、气滞、阳虚为多见，稳定性冠心病患者心脏康复的中医证候辨证和量化诊断，本共识推荐采用“介入术后冠心病主要证候辨证标准”；可结合应用“冠心病稳定期因毒致病辨证诊断及量化标准”，用于冠心病稳定期高危患者的辨识。

2.3 循环系统及呼吸系统评估　了解心脏和血管结构、功能，冠状动脉供血情况以及肺功能。评估方法包括问诊、体格检查、实验室检查、心电图、心脏超声、冠状动脉血管成像、冠状动脉造影、胸部 X 线等。根据各项评估结果综合评价心血管事件危险程度，为运动康复方案的制定提供依据。

无禁忌证患者可进行运动负荷试验，用于诊断、预后判断、日常生活指导、运动康复方案制定以及疗效评定。目前临床常用的心肺功能器械评估手段是心肺运动试验，徒手评定方法为 6min 步行试验。心肺运动试验可获取峰值耗氧量、无氧代谢阈值、呼吸交换率等指标，可用以精确指导运动康复。

2.4 运动系统评估　神经、骨骼、关节、肌肉功能状态可影响柔韧、平衡、共济协调能力以及运动能力，应对其进行评估。肌肉功能状态常用评估方法]:① 最大力量测试（1-RM）；通过测定单次能够克服的最大负荷来反映最大力量，该方法对心血管疾病患者风险较高。对于心血管疾病患者，可使用通过最大努力完成的 10～15 次标准动作的重量，经过转化而得到 1-RM。② 徒手肌肉适能评定。利用自身重量或简单工具进行，用于评估康复治疗效果。主要方法包括俯卧撑、30s 手臂屈曲试验、30s 椅子站立试验等。③ 柔韧性适能评估，包括评估下肢、下背部柔韧性的坐椅式前伸试验，评估肩关节柔韧性的抓背试验，评估躯干核心肌群柔韧性的改良转体试验等.④ 平衡适能评估，分仪器评定法和徒手评定法。遵循难度递增原则实施。常用徒手评估法为单腿站立试验。该试验操作简单易行、风险低，对于有氧运动过程中的平衡需求有一定的针对性。

2.5 生活质量评估　心血管疾病的治疗目的不仅要减轻身体的痛苦，还要最大限度恢复生活/工作的社会能力，提高生活质量。可选用生活质量相关量表对患者进行生活质量评估。日常生活活动评估普适性量表包括：简明健康调查问卷（SF-36）、健康相关生命质量量表（SF-12）、欧洲五维健康量表（EQ-5D）、世界卫生组织生存质量测定量表等。目前使用较多的西雅图心绞痛量表是针对冠心病心绞痛患者生活质量的特异性量表。

2.6 危险因素评估　包括心血管疾病高危因素的筛查和评估，如高血压、高血脂、高血糖、超重、烟草依赖、心理问题等。

2.6.1 血压评估　血压水平与心血管病发病和死亡风险之间存在密切的因果关系，需进行以下评估：确定血压水平和其他心血管危险因素；判断高血压的原因，明确有无继发性高血压；寻找靶器官损害以及相关临床情况。

2.6.2 血脂评估　检测总胆固醇、低密度脂蛋白胆固醇、高密度脂蛋白胆固醇、三酰甘油水平，结合患者其他心血管危险因素进行血脂目标的确定。

2.6.3 血糖评估　糖尿病与冠心病关系密切，应注重监测血糖和相关指标。常规监测空腹血糖；糖尿病高危人群或空腹血糖增高者，应进行口服葡萄糖耐量试验、糖化血红蛋白和尿常规等检测。

2.6.4 心理/睡眠状态评估　传统的单纯医学模式常忽视精神心理因素对冠心病患者的影响，使治疗依从性、临床预后和生活质量明显降低。应对患者是否存在常见心理问题的核心症状进行评估。自评量表可作为辅助评价方法，如躯体化症状自评量表、患者健康问卷 9 项（PHQ-9）、广泛焦虑问卷 7 项（GAD-7）、综合医院焦虑抑郁量表（HAD）等。可使用匹兹堡睡眠质量指数对睡眠状态进行评估。

2.6.5 烟草依赖评估　对患者是否存在烟草依赖及其烟草依赖程度进行评估，对戒烟处方的制定有指导性意义。烟草依赖程度可根据国际通用的尼古丁依赖量表得分来确定。充分了解吸烟者戒烟意愿及有无戒烟顾虑、有无戒烟的历史、在戒烟过程中遇到的困难、曾使用何种戒烟药物等，从而鉴别患者是否可能具备戒烟意愿，是否可能发生难以忍受的戒断症状，是否需要接受戒烟药物治疗等。

2.6.6 膳食营养评估　合理科学膳食可降低心血管疾病风险。使用膳食回顾法或食物频率问卷，结合体格检查、生化指标，了解、评估每日摄入的总能量、总脂肪、饱和脂肪、钠盐和其他营养素摄入水平以及饮食习惯和行为方式，评估身体活动水平和运动功能状态。也可根据我国成年人营养状态分级的身体质量指数标准粗略评估，或使用简化的微型营养评估简易法进行评估。

3. 心脏康复的实施

3.1 药物治疗　药物治疗是冠心病治疗的基础，是心脏康复过程中最重要、最基础的干预方法。在心脏康复过程中应不断进行药物治疗必要性的宣教及随访督导。稳定性冠心病患者心脏康复的药物处方应注重用药规范化、个体化、合理性、安全性以及依从性，并关注不同药物对运动耐量的影响。

3.1.1 西医药物治疗　本共识的用药推荐主要参照“慢性稳定型心绞痛诊断与治疗指南”及“稳定性冠心病心脏康复药物处方管理专家共识”。对于指南推荐的改善预后药物（阿司匹林/氯吡格雷、β受体阻滞剂、血管紧张素转换酶抑制剂/血管紧张素Ⅱ受体拮抗剂、他汀类药物）以及改善心绞痛症状药物，参考相关指南具体应用。对于合并高血压者，推荐参照“中国高血压基层管理指南（2014 年修订版）”；合并高脂血症者，参照“中国成人血脂异常防治指南（2016 年修订版）”；合并糖尿病者，参照“中国 2 型糖尿病防治指南（2013 年版）”。

3.1.2 中医药物治疗　中医药物干预具有“治未病”“整体观”“辨证施治”的特色。冠心病属“胸痹”范畴，基本病机为“本虚标实”，“调畅气机、活血化瘀、宣痹化痰、辛温通阳”可作为针对“气滞、血瘀、痰浊、寒凝”的治疗方法；本虚则根据气、血、阴、阳亏虚的不同，予以“补气、养血、滋阴、温阳”等。

现代研究显示，中西医结合药物治疗能够延缓动脉粥样硬化斑块的进展、预防支架内再狭窄、减少再发心血管事件、维持心功能。另外，中医药在调节血脂，控制血压、血糖方面都有一定作用。临床多用活血化瘀、行气化痰、益气养阴、温通心阳类中药进行辨证施治。中医经典方剂包括血府逐瘀汤（《医林改错》）、瓜蒌薤白半夏汤（《金匮要略》）、补阳还五汤（《医林改错》）、生脉散（《内外伤辨惑论》）、黄连温胆汤（《六因条辨》）等针对不同证候进行治疗。近年来，中成药干预稳定性冠心病的研究与应用日渐增多，如血脂康胶囊、血府逐瘀胶囊、麝香保心丸、通心络胶囊等，皆证明对冠心病有良好疗效。稳定性冠心病辨证论治推荐如下。

3.1.2.1 心血瘀阻　症见胸部固定性疼痛，面色紫暗，口唇及舌质暗，舌体可有瘀点或瘀斑，舌下静脉紫暗，脉涩或结代。治以活血化瘀、通络止痛。方药推荐冠心 2 号方加减。

3.1.2.2 气虚血瘀　症见乏力、气短、胸闷、胸痛，舌质淡暗，苔薄白，脉弱。治以益气活血立法。方药推荐保元汤合丹参饮加减。中成药可用通心络胶囊、脑心通胶囊、芪参益气滴丸等。

3.1.2.3 痰瘀痹阻　症见胸闷、胸痛，形体偏胖，纳可，腹胀，大便黏腻不爽，舌淡胖色暗，苔白腻，脉滑。治以化痰活血通络立法。方药推荐：瓜蒌薤白半夏汤合丹参饮加减。中成药可用丹蒌片等。

3.1.2.4 气滞血瘀　症见抑郁、焦虑、易怒、忧思、胸闷、胸痛、纳呆，舌淡红或淡暗，苔薄白，脉弦。治以理气活血立法。方药推荐：柴胡疏肝散合血府逐瘀汤加减。中成药可用血府逐瘀胶囊、心可舒片、速效救心丸、复方丹参滴丸、麝香保心丸等。

3.1.2.5 气阴两虚　症见乏力、气短、口干、胸闷、胸痛、失眠、心烦，舌红少苔，脉细。治以益气养阴，活血化瘀立法。方药推荐生脉饮加减。中成药可用益心舒胶囊、参松养心胶囊等。

3.1.2.6 心肾阳虚　症见胸闷、胸痛、心悸、气短、全身怕冷，自汗，面色苍白，四肢欠温，下肢肿胀，舌淡胖，边有齿痕，苔白腻，脉沉细迟。治以温补心肾立法。方药推荐：参附汤加减。

合理联用中西药具有协同增效、减少药物用量、减轻不良反应等益处。但中西药联用应建立在中西药各自的药理作用、理化性质、毒性反应以及中西药相互作用的药代动力学、药效学的基础上，并且中药需辨证使用，才能增加疗效，尽可能避免或减少联用所带来的不良反应。

3.2 运动康复　运动可提高心肺功能、改善血管内皮功能、延缓动脉粥样硬化发展进程、减少心肌重塑、降低血栓栓塞风险、改善心肌缺血、降低猝死风险。稳定性冠心病患者在康复前评估基础上，制定个体化的治疗目标与循序渐进的康复治疗方案。低危患者至少参加心电监护下运动 6～18 次（或出院后 1 个月），中危患者至少参加心电监护下运动 12～24 次（或出院后 2 个月），高危患者至少参加心电监护下运动 18～36 次（或出院后 3 个月）。在运动过程中，应密切关注心电情况和运动强度。运动康复基本内容包括：运动方式、运动强度、运动时间、运动频率。

3.2.1 运动程序　为保证运动过程安全，降低运动相关的不良事件风险，运动程序一般包括以下三个步骤：① 准备活动，即热身运动，目的是减少运动损伤风险，方法是自上而下活动全身主要关节和针对性低水平有氧运动，时间 5～10min;② 训练阶段，包含有氧运动、抗阻运动、柔韧性运动和平衡运动训练。其中有氧运动是核心，抗阻运动和柔韧性运动是重要补充；③ 放松运动，目的是消除疲劳、促使体力恢复，使高血流动力学状态趋于缓和。根据风险高低，其持续时间为 5～10min，风险越高持续时间越长。

3.2.2 有氧运动　有氧运动可通过改善血管内皮功能、促进抗炎、延缓动脉硬化、减少心肌重构、降低血栓栓塞风险、改善心肌缺血、降低猝死风险使冠心病患者获益。有氧运动为低至中等强度、大肌群、动力群、动力性、周期性的运动，常用运动方式有行走、慢跑、踏车、游泳、爬楼梯、太极拳等。运动频率建议 3～5 次/周，每次运动时间建议 30～60min。建议初始从 10min 开始，循序渐进，逐步增加有氧运动时间。运动强度因人而异，其确定方法包括心率储备法、无氧阈法、峰值摄氧量法、目标心率法、峰值心率法和自我感知劳累程度分级法。其中，无氧阈水平相当于最大摄氧量的 60%左右，此水平的运动是冠心病患者最佳运动强度。前 3 种方法的相关参数可经过运动负荷试验得到，无氧阈法和峰值摄氧量法可参考心肺运动试验得到的数据。如无心肺运动试验或心电图负荷试验条件，可采用目标心率法、峰值心率法确定目标心率。目标心率法是在静息心率的基础上增加 20～30 次/min，此法欠精确。峰值心率法中，目标心率=年龄推测的最大心率×运动强度，强度范围为 50%～85%。体能差或危险程度高者可设定运动强度 50%为目标心率，并逐步增加；体能好或危险程度低者可达到 85%最大心率。自我感知劳累程度分级法多采用 Borg 评分表，通常建议患者的运动强度在 11～16 分范围内运动。对于有劳力诱发的心肌缺血患者，运动靶心率应为心肌缺血诱发心率值减去 10 次/min。对于心脏康复评估高危及中危的患者建议使用精确的评估方法制定运动康复方案，以保证运动的安全。心率、代谢当量以及自我感知劳累程度分级是常用且可靠的评估运动强度的变量，推荐在运动中联合应用。

3.2.3 抗阻运动　抗阻运动可以增加心内膜下血流灌注，增强骨骼肌力量，提高运动耐力。抗阻训练在运动康复中是有氧运动重要的补充形式。训练以多肌群、多关节训练为主。推荐抗阻运动方案的制定：① 常用方法：俯卧撑、哑铃、弹力带等。躯体上部和下部肌群可交替训练，每周 2～3 次或隔天 1 次。初始推荐强度为：

上肢为1-RM的30%～40%，下肢为1-RM的50%～60%，或Borg评分11～13分。循序渐进。② 训练前，必须有5～10min的有氧运动和拉伸运动作为热身；最大运动强度不超过1-RM的50%～80%；切记运动过程中用力时呼气，放松时吸气，不要憋气，避免Valsalva动作。③ 时期选择，冠状动脉介入治疗术后至少3周，且应在连续2周有医学监护的有氧训练之后进行；心肌梗死或冠状动脉旁路移植术后至少5周，且应在连续4周有医学监护的有氧训练之后进行；冠状动脉旁路移植术后3个月内不应进行中到高强度上肢力量训练，以免影响胸骨的稳定性和胸骨伤口的愈合。抗阻训练是有氧训练的有力补充，但不能代替有氧训练。

3.2.4 柔韧性运动　为保证运动安全、减少运动损伤，柔韧性训练必不可少。以缓慢、安全、可控方式进行，逐渐加大动作幅度。训练方法：每一部位拉伸时间6～15s，逐渐增加到30s，如可耐受可增加到90s，其间正常呼吸，避免屏气动作，强度为有牵拉感觉但不感觉疼痛，每个动作重复3～5次，每次训练8～10个主要肌群，总时间10min左右，每周重复3～5次。

3.2.5 平衡适能与协调性运动　冠心病患者多为老年人，为保证运动安全和减少运动跌倒风险，需进行平衡适能与协调性训练。训练原则：双足至单足、睁眼至闭眼、静态至动态，强度由易至难，运动频率为5～10min/次、3～5组/d、2～3d/周。

3.2.6 中医传统运动　中医健身气功是将人体的形体活动、呼吸吐纳、心理调节相结合的传统运动方法。太极拳、八段锦、五禽戏等中医健身锻炼方法结合了传统导引、吐纳的方法，注重练身、练气、练意三者之间的紧密协调，动作平稳缓和，对提高心脏病患者的活动耐量，提高生活质量有着积极的作用。太极拳：属于小到中等强度的有氧运动，并且能提高机体平衡、柔韧功能，在一些国家，太极拳被列为改善平衡功能的运动项目之一。太极拳可增加老年人身体的伸展性和柔韧性，可缩短改变或调整姿势所需要的时间，加强身体重心的控制与动态平衡能力，从而有效防止跌倒。研究显示，太极拳可通过提高下肢肌力提高平衡及运动能力。在心肺功能方面，太极拳可改善心脏的泵血功能、降低心肌耗氧量、改善心肺功能。另外，由于太极拳具有舒缓和心神合一的运动特点，在情绪调整方面也有较好作用。荟萃分析表明，太极拳是一种安全的防治冠心病的运动形式。因此，可以把太极拳作为集有氧、平衡、柔韧多项功能于一体的综合性运动项目。

操练太极拳过程中应做到：① 心静体松，即练习太极拳时，思想上排除杂念，让全身关节、肌肉以及内脏等达到最大限度的放松状态；② 圆活连贯，指肢体的连贯以及动作之间的衔接，是对柔韧性及协调性的训练；③ 呼吸自然，指呼吸自然、匀细，徐徐吞吐，与动作自然配合。在心脏康复中，太极拳适用于有一定学习能力且无明显膝关节疾病的患者。推荐太极拳运动每日 1 次，可于有氧运动之后进行，强度以自我感知劳累程度分级 11～13 分为宜。

八段锦：是一套独立而完整的健身功法，可以起到调理脏腑和经络气血的作用。八段锦功法分为八段，每段一个动作，练习无须器械，无须场地，简单易学。研究显示，练习八段锦可增强老年人的心脏射血功能，提高心排血量和每搏输出量，并减低静息状态下的心肌耗氧量，改善血管弹性，对血压、血糖、血脂亦可产生积极的影响；另外，八段锦又兼具调神、调心的特点，在一定程度上可改善睡眠、缓解不良情绪。通过练习八段锦可以使身体出现轻松舒适、呼吸柔和、意守绵绵的状态，因此，国内部分心脏康复中心将八段锦用于冠心病运动康复方案的整理恢复部分，使患者调整呼吸、放松肌肉、舒缓情绪。八段锦有坐式八段锦和站式八段锦，体质严重衰弱和不便站立行走者可练习坐式八段锦。推荐时间 10～15min 左右，强度以自我感觉用力分级 8～10 分为宜。

3.2.7 其他中医外治方法在运动康复中的应用　① 推拿疗法：具有扩张血管，增强血液循环的作用。膝关节是人体最大的承重关节，国内部分心脏康复中心采用擦、揉、点、按等手法，在运动康复后进行推拿按摩，以达到保护膝关节的目的。推荐穴位：膝阳关、血海、曲泉、内外膝眼、足三里、阳陵泉、阴陵泉、委中、梁丘；每天 2 次，每次 10min。② 熏洗及中药热罨包疗法：借助热力与药力，使局部的毛细血管扩张，血液循环加速，达到疏通腠理、散风除湿、透达筋骨、活血理气的作用。可用于运动相关系统疾患（如关节、肌肉）的辅助治疗。

3.2.8 运动中的注意事项　① 若患者出现身体不适应及时给予评估和治疗；② 严格控制运动强度：运动强度不超过目标心率及设定的自感用力程度目标。③ 热身运动和整理运动极其重要，与运动安全性有关。④ 运动前要评估患者身体健康状况、体质量、血压、服药情况等。根据运动前状态决定是否调整运动方案的强度和持续时间。⑤ 根据危险分层决定运动中的心电和血压等医学监护强度。⑥ 高危患者宜选择较为缓和的运动方式，运动强度宜小，进度相对宜缓慢。

3.3 心理康复　根据心理评估结果制定稳定性冠心病患者心理康复方案。轻度异常，由心脏康复中心医护人员给予健康教育、心理疏导、运动训练、放松训练、中医音乐疗法等；中度异常者，建议由心理科医生进一步专业评估及干预。重度异常者，转至精神心理专科联合治疗。康复过程中观察患者情绪状态，必要时重新评估或请专科测评。

3.3.1 健康教育及心理支持 对患者进行心血管疾病知识教育，使之了解疾病的发生和预后，减少误解和不了解造成的心理障碍，恢复战胜疾病的勇气和信心；帮助患者正确判断其心血管疾病的严重程度，客观评价患者临床症状与心血管疾病之间的关系。

3.3.2 随访及社会支持 定期随访可了解患者病情变化和指导患者进一步治疗，可提高治疗依从性，提高患者对治疗的信心。我国专家推荐，随访从患者接受治疗开始，1～2 周随访 1 次，之后适当延长随访时间。随访中观察患者治疗的效果及药物反应，并根据随访情况调整用药及支持性治疗内容。家庭、社会的支持对患者精神健康有直接促进作用，要对患者家属进行适当健康教育，提醒患者家属关注患者，并避免过度紧张给患者造成更大精神压力，帮助患者更好应对应激事件及困难。

3.3.3 运动治疗 运动治疗可降低合并抑郁障碍冠心病患者的病死率，改善患者的焦虑和抑郁状态，对心血管疾病和负性心理应激都有肯定疗效。对合并心理问题的患者，可在评估后给予运动治疗。运动治疗的强度、频率、时间及方式的确定参考上述运动康复方案。中医运动中，太极拳、八段锦可通过调理气血而疏导情志。同时，传统运动是意、气、形的整体运动，将形神结合起来，在一招一式中调动全身气血，促进身心健康。推荐无禁忌证情况下太极拳或八段锦每日 1 次。

3.3.4 药物治疗 ① 西药治疗：目前有安全性证据用于心血管病患者的抗抑郁焦虑药物包括以下几种：选择性 5-羟色胺再摄取抑制剂、苯二氮卓类、氟哌噻吨美利曲辛。具体使用方法及注意事项参见《在心血管科就诊患者的心理处方中国专家共识》。② 中药治疗：冠心病患者合并的抑郁和（或）焦虑，多属于中医“郁证”范畴，理气开郁、调畅气机、怡情易性是治疗郁证的基本原则。对于心血管疾病合并心理问题，当以辨证施治，对于实证者应理气开郁，虚证者则或养心安神、或补益心脾、或滋养肝肾；虚实夹杂者则视虚实的偏重而虚实兼顾。针对气郁、痰郁、血郁、火郁、湿郁可分别选用柴胡疏肝散（《医学统旨》）、半夏厚朴汤（《金匮要略》）、血府逐瘀汤（《医林改错》）、丹栀逍遥散（《内科摘要》）、平胃散（《简要济众方》）加减治疗。对于心气虚、脾气虚、心血虚、心阴虚、肝血虚、肾阳虚等虚证者可分别使用甘麦大枣汤（《金匮要略》）、补中益气汤（《脾胃论》）、归脾汤（《正体类要》）、天王补心丹（《校注妇人良方》）、四物汤（《仙授理伤续断秘方》）、肾气丸（《金匮要略》）加减治疗。

目前一些临床研究证明，部分中成药对抑郁或焦虑有较好的治疗效果，如乌灵胶囊、舒肝胶囊、舒肝解郁胶囊、舒肝颗粒、心可舒片等，但由于大部分中成药临床研究缺乏终点指标，远期疗效和安全性尚有待进一步评价。常用药物如下：① 舒肝颗粒，对轻、中度焦虑患者有一定的治疗作用；② 疏肝解郁胶囊，适用于轻、中度单相抑郁症属肝郁脾虚证者，临床以情绪低落、兴趣下降、反应迟滞为主要表现；③ 舒肝胶囊，滋阴养血，舒肝解郁，主治肝气郁结型郁证，主要表现为失眠多梦、急躁易怒者；④ 乌灵胶囊，除湿镇惊，利小便，补心肾。用于治疗失眠、心悸等，可改善记忆障碍，具有益智健脑功效；⑤ 精乌胶囊，补肝肾，益精血，壮筋骨。用于肝肾亏虚、精血不足引起的以失眠多梦、耳鸣健忘、须发早白为特点的郁证。

3.3.5 其他中医疗法　① 情志相胜疗法：中医学在长期发展过程中创造了许多独特的心理疗法，如情志制约法等。阴阳情志制约法是通过辨别病态情志的阴阳属性，并设法使患者产生相反属性的情志以制约病态情志的治疗方法。五脏情志制约法是利用情志以及情志与五脏之间的相互制约关系，通过一种情志活动来调节另一种不正常情志活动，使其恢复正常，治疗情志与躯体疾病的方法，常用的有怒胜思、思胜恐、恐胜喜、喜胜悲、悲胜怒等。② 针刺疗法：常用穴位有百会、神门、内关、章门、三阴交、太冲、印堂、阳陵泉、太溪、肝俞、肾俞、心俞、足三里、神庭、本神、四神聪等。可选的治疗方法包括电针、单纯体针、穴位注射、耳针、埋线、离子透入等。③ 五行音乐疗法：是建立在传统中医阴阳五行学说理论基础上，用音乐治疗或辅助治疗疾病的方法。它根据人体五行的差异，运用音乐来调节人的心情，把音乐与人体的脏腑、心理有机地结合起来，从而达到防病、治病的目的。研究显示，治疗抑郁症或躯体疾病伴有抑郁表现的患者时，在使用中西药治疗的同时，采用五音疗法可提高临床疗效。推荐每日 1 次，每次 20min 左右。

3.4 戒烟　吸烟是急性冠状动脉事件、急性缺血性卒中的独立危险因素之一。戒烟可降低心血管疾病的发病和死亡风险，是挽救生命最经济有效的干预手段。

3.4. 宣教　是戒烟心理支持及行为指导的重要干预内容，应贯穿于整个戒烟过程。通过宣教使患者了解吸烟危害和戒烟获益的相关知识是吸烟者成功戒烟的强动力。建议以多种形式、多种渠道对患者进行戒烟宣教。

3.4.2 生活方式调整　包括调整饮食结构、加强运动、远离吸烟环境、调畅情志等内容。研究发现，中等强度有氧运动有利于戒烟。在心脏康复中帮助吸烟者制定中等强度有氧运动计划，不仅可改善患者心肺功能，而且可改善戒烟后带来的各类伴随症状，如戒断症状、体质量增加、忧郁、失眠等。

3.4.3 西药治疗　除存在禁忌证或缺乏有效性充分证据的某些人群外（如妊娠女性、无烟草使用者、轻度吸烟者、青少年），可应用戒烟药物减轻戒断症状。我国专家推荐的一线戒烟药物包括尼古丁替代治疗相关制剂、安非他酮和伐尼克兰，单用一种戒烟药物疗效不佳时，长效制剂和短效制剂可以联合应用，但应注意不良反应。

3.4.4 中医治疗　中医药治疗烟瘾历史悠久，以整体观及辨证论治为基础进行个体化治疗可取得良好疗效。部分中医传统外治疗法在辨证的基础上，通过整体调节，可在多环节发挥作用。

中药治疗：中药代茶饮对戒烟有一定疗效。

推荐代茶饮组方：鱼腥草 10g，远志 10g，地龙 6g，藿香 10g，薄荷 10g。沏茶每日一剂。口服中药汤药者，可根据患者中医证候，辨证用药。

中医外治疗法：针刺治疗通过诱发内源性阿片样物质释放，能够逐渐替代尼古丁成瘾性，达到戒烟目的。耳穴戒烟具有易操作、依从性好等特点。对针刺耳穴戒烟文献统计显示，针刺、耳穴戒烟的总体戒断率为 34.08%，其中耳穴贴压的戒断率最高为 53.46%。统计相关文献中选用的 56 个穴位，选用率最高的 5 个腧穴为甜美穴、足三里、合谷、列缺、百会。耳穴选用率最高的 4 个穴位为肺、神门、口、皮质下。针刺及耳穴对戒烟戒断综合征具有良好的调节作用，但远期疗效尚待研究。本共识推荐耳穴治疗选穴：口、肺、神门、内分泌、交感、脾、胃。方法：王不留行籽按压，每日 3～4 次，每个穴位按压 50 次，按压程度以酸麻胀痛能承受为度，每周换 1 次，两耳交替治疗（根据患者耐受情况调整）。针刺治疗推荐主穴：甜美、列缺。根据病情辅以迎香等配穴。每日 1 次，5 次 1 个疗程，推荐 4 个疗程（根据患者耐受情况调整）。另外，部分研究显示中药穴位贴敷、穴位埋线、穴位激光治疗对戒烟也有一定疗效。目前，中医外治方法戒烟研究临床文献多为单样本观察，缺少随机对照试验。

3.4.5 随访　对于存在中高度尼古丁依赖的稳定性冠心病患者，随访时间至少 6 个月。在戒烟日之后的第 1 周、第 2 周和 1 个月、3 个月和 6 个月进行随访，总随访次数不少于 6 次。可通过戒烟门诊复诊、电话、短信或邮件等多种形式实施。随访内容包括强化戒烟的获益、及时解决戒烟过程中的疑惑、强化患者家属的无烟意识及构建无烟环境等。

3.5 营养康复 合理膳食是冠心病二级预防与治疗的重要组成部分，对冠心病患者进行营养干预有助于控制危险因素、降低死亡风险。

3.5.1 营养处方原则。制定营养处方原则如下：① 食物多样化，粗细搭配，平衡膳食；② 总能量摄入与身体活动保持平衡：保持健康体质量，体质量指数在 18.5～24.0kg/m²；③ 低脂肪、低饱和脂肪膳食：膳食中脂肪提供的能量不超过总能量的 30%，其中饱和脂肪酸不超过总能量的 10%；④ 减少反式脂肪酸的摄入：控制其不超过总能量的 1%；⑤ 摄入充足的多不饱和脂肪酸：占总能量的 6%～10%；⑥ 适量的单不饱和脂肪酸：占总能量的 10%左右，适量选择富含油酸的烹调用油；⑦ 膳食胆固醇摄入量不应超过 300mg/d。限制富含胆固醇的动物性食物；⑧ 限盐，每天食盐不超过 6g；⑨ 适当增加钾的摄入，每天摄入大量蔬菜水果获得钾盐；⑩ 足量摄入膳食纤维，每天摄入 25～30g，从蔬菜、水果和全谷类食物中获取；⑩ 足量摄入新鲜蔬菜（400～500g/d）和水果（200～400g/d）。

3.5.2 中医食疗的应用。目前，常用药膳形式有菜肴药膳、药粥、药茶、药酒等。我国现存最早的医学论著《黄帝内经》提出："五谷为养，五果为助，五畜为益，五菜为充"。不同性味的膳食不仅能提供能量，还有助于调整机体阴阳平衡。另外，中药和食物在某些属性上相通，"药膳"既非单纯药疗，亦非纯粹食养，是药性食味兼而取之，变药为食，以食代疗，药借食味，食助药效，发挥协同作用。辨证施膳是中医食疗的特色，根据患者证候、体质特征，制定个体化的饮食指导，有益于调和气血、平衡阴阳，达到防治疾病的目的。稳定性冠心病患者中医食疗的原则如下。

3.5.2.1 辨证施膳　运用食物达到补虚、泻实、调整阴阳的目的。"虚则补之""实则泻之""寒者热之""热者寒之"。如痰湿体质应忌食油腻，以免碍湿难化，可用祛湿健脾的食物；木火体质应忌食辛辣；心肾阴虚者可多给予滋养心肾食物；气阴两虚者可选用益气养阴食物；气虚型者宜温性食物，忌食生冷瓜果、冷饮等；气郁者宜食有理气作用的食品，忌食壅气的食品。另外，食物搭配注重食物的阴阳属性配伍，如烹调寒性食物时配以温性调料等。

3.5.2.2 审因用膳　因时、因人、因地、因病进行饮食调整。根据天气的变化做出相应食物的改变。春季适宜升补、清淡可口，不宜辛温；夏季宜清热解暑、健运脾胃，忌辛热；秋季宜润燥平补；冬季宜温补。同时，食疗还应注重地域、性别、年龄、形体的差异。

3.5.2.3 食药一体 根据体质特点及病情将药疗和食疗有机结合，以达到祛除病邪、恢复健康的目的。如：益气可适当加用党参、黄芪、白术、山药、扁豆、大枣等；养血可加用熟地黄、龙眼肉、当归等；滋阴加用麦冬、石斛、玉竹、鳖甲等；消食可用山楂、鸡内金、麦芽、莱菔子等；清热解毒可用薄荷、菊花、桑叶、芦根、莲子心、生地黄、牡丹皮、蒲公英等；活血通络可用三七、川芎、丹参、牛膝等；利水消肿可用茯苓、薏苡仁、赤小豆、车前草、猪苓等。

目前中医食疗多为文献整理和简单临床验案报道，缺乏科学的实验研究，将中医食疗和现代营养学有机结合，可为冠心病康复带来更多获益。

3.6 冠心病治疗的其他中医康复措施　针刺疗法：临床研究显示，针刺联合西药治疗可进一步改善心绞痛症状。常用穴位有内关、心俞、膻中、膈俞、足三里、心俞、膈俞、厥阴俞、肾俞、脾俞、太冲、三阴交、太溪、丰隆、关元、巨阙、气海等。临床应用时应根据患者体质及合并病、兼夹症状，辨证选穴治疗。

艾灸疗法：灸法是中医治疗心绞痛的特色疗法之一，临床应用广泛。研究显示，艾灸具有清除自由基，提高免疫功能，调整脂质代谢，调节内分泌等作用。常用于气虚、阳虚、痰湿、血瘀证型的心脏病患者。推荐穴位：神阙、关元、膻中、肾俞、命门、足三里、厥阴俞、气海、心俞等，根据患者证候、病位、主症不同，辨证取穴治疗。

推拿疗法：循经络按摩能够疏通经络，减少冠心病心绞痛发作，提高生活质量。推荐部位和穴位：胸部、背部（心俞、膈俞、厥阴俞、内关、间使、三阴交）；心前区（阿是穴）。

耳压疗法：耳穴疗法对改善心绞痛、负性情绪、睡眠等皆有一定作用。推荐穴位：主穴为心、皮质下、神门、交感；配穴选用内分泌、肾、胃。

中药穴位贴敷疗法：穴位贴敷可减少心绞痛发作次数、减轻疼痛程度，改善患者临床症状，可用于稳定性冠心病的康复治疗。推荐穴位：心俞、膻中、内关、厥阴俞、至阳、通里、巨阙、足三里、三阴交、脾俞、肺俞、关元等。根据患者的病位辨证取穴，根据病情辨证选用活血化瘀、芳香开窍等药。

经穴体外反搏疗法：无体外反搏禁忌证，将中药颗粒（或替代品）置于丰隆、足三里等穴位，借助体外反搏袖套气囊，通过心电反馈，对穴位进行有效刺激，有舒通气血、化瘀通络的作用。推荐穴位：丰隆、足三里等。1 次/d，每次 30min，疗程 10d。

4. 康复后评估

康复过程中，随着患者一般情况和心肺功能的变化，为了使心脏康复方案保持持续的合理性和有效性，需定期对患者进行综合评估。初次复评一般在标准运动康复 12 次后，再次评估在完成运动康复 25～36 次后。

稳定性冠心病患者的中西医结合心脏康复治疗目标是提高生活质量和改善预后。心脏康复过程中，对患者进行科学评估，指导患者建立良好的生活方式，为患者制定合理的中西医结合药物、运动、心理、营养干预方案，同时进行血压、血脂、血糖、烟草等危险因素管理，才能获得满意的康复治疗效果。

共识学术顾问：陈可冀

共识执笔专家：李瑞杰、史大卓、姜红岩、杜廷海、丁荣晶、付长庚

专家组成员（按姓氏拼音）：毕鸿雁、车琳、陈启兰、陈琦玲、程吉东、褚熙楚、新梅、崔现军、代国方、戴若竹、邓兵、邓中龙、丁荣晶、杜廷海、冯新庆、付长庚、高海青、耿敖、郭家娟、郭琪、郭莹、韩云、洪军、洪兰、侯煜、胡镜清、黄斌、黄力、霍艳明、姜红岩、金艳蓉、孔永梅、李海霞、李慧、李军、李然、李荣、李瑞杰、刘华峰、刘慧、刘梅颜、刘新灿、刘新宇、刘艳玲、刘艳萍、纳顺达来、牛琳琳、彭锦、朴春杰、任蒙强、尚菊菊、史大卓、斯琴高娃、宋庆桥、孙艳玲、孙艺红、谭学瑞、田相同、王斌、王东伟、王国栋、王吉云、王家宏、王金萍、王骏、王磊、王若琦、王硕仁、王贤良、王晓峰、王肖龙、王亚红、王彦辉、王宜、王植荣、魏莹、吴焕林、吴旸、肖长江、谢萍、徐浩、杨瑞华、尹荣秀、喻鹏铭、张虹、张鸿雁、张立晶、张兆国、张振鹏、赵明中、赵晓华、赵英强、郑铁

参考文献：（略）

第十九章　心脏瓣膜病

心脏瓣膜病（valvular heart disease）是由于炎症、黏液样变性、退行性改变、先天性畸形、缺血性坏死、创伤等原因引起的单个或多个瓣膜结构（包括瓣叶、瓣环、腱索或乳头肌）的功能或结构异常，导致瓣口狭窄及（或）关闭不全。二尖瓣最常受累，其次为主动脉瓣。

一、病因和发病机制

（一）二尖瓣狭窄

正常二尖瓣瓣口面积 4～6cm^2，瓣孔长径 3～3.5cm。风湿性瓣膜病变包括前后瓣叶交界粘连、融合；瓣膜增厚、粗糙、硬化、钙化、结疤；腱索缩短、黏着；左心房扩大血液潴留。风湿性炎症也可使左心房扩大，左心房壁纤维化及心房肌束排列紊乱，导致传导异常、并发心房纤颤和血栓形成。心房颤动使心排血量减少 20%；血栓一般始于心耳尖，沿心房外侧壁蔓延。瓣口缩小可致左心房压上升，左心房扩张；由于左心房与肺静脉之间无瓣膜，因此肺静脉压也上升而迫使支气管静脉间交通支扩大，血液从肺静脉转入支气管静脉而引起怒张，可能发生大咯血。同时肺毛细血管扩张淤血及压力上升，导致阻塞性肺瘀血、肺顺应性下降、通气/血流比减少、血氧合不全、血氧饱和度下降。肺毛细血管压超过血胶体渗透压（2.6～3.6kPa），可致肺间质液淤积而出现肺水肿。肺静脉高压先引起被动性肺动脉压上升，以后肺小动脉痉挛，属代偿性机制；但随时间延长，肺小动脉由功能性痉挛演变为器质性改变，包括内膜增生、中层增厚、血管硬化和狭窄、肺血管阻力增加、肺血流量减少，肺循环阻力增高可高达接近体循环压力，右心负荷增加，肺动脉干扩大，右心室肥厚扩大，右心房压上升，甚者可致三尖瓣相对关闭不全而导致右心衰竭及外周静脉淤血；另外由于心肌炎或心肌纤维化也可导致右心功能不全。二尖瓣狭窄患者的左心室功能大部分保持正常，但 1/3 患者的射血分数低于正常；由于右心室功能

不全，或室间隔收缩力减低，也影响左心功能，长期的前负荷减少可使左心室心肌萎缩和收缩力减低。二尖瓣狭窄的病理生理特点为：左心室充盈不足，心排血量受限；左心房压力及容量超负荷；肺动脉高压；右心室压力超负荷致功能障碍或

衰竭；多伴心房纤颤，部分有血栓形成。

（二）二尖瓣关闭不全

二尖瓣结构包括瓣叶、瓣环、腱索、乳头肌、左心房和左心室。二尖瓣任何结构发生病变时，即可引起二尖瓣关闭不全。主要系风湿热引起的瓣膜后遗症包括瓣叶缩小、僵硬、瘢痕形成；瓣环增厚、僵硬；腱索缩短、融合或断裂；乳头肌结节变和淀粉样变、缩短、融合、功能失调。此外，当二尖瓣后叶黏着于二尖瓣环而与左心房相连，导致左心房扩大可牵引后叶移位而发生关闭不全。左心室扩张使乳头肌向外下移位，导致二尖瓣环受牵拉和扩张，也可发生反流。二尖瓣关闭不全时，左心室收缩期血液除向主动脉射出外，部分血液反流回左心房，重者可达 100mL，因此左心房容量和压力增高；最初左心泵功能增强，肌节数量增加，容量和重量增大。左心房扩大时，75%发生心房纤颤。一旦左心室功能下降，每搏量减少，反流增剧、肺淤血，可引起肺动脉高压、右心室过负荷及心力衰竭。临床症状主要来自肺静脉高压和低心排量。在慢性二尖瓣关闭不全时，只要维持左心功能，左心房与肺静脉压可有所缓解，临床症状较轻。急性二尖瓣关闭不全时，由于发病急而左心房、左心室尚未代偿性扩大，此时容易出现左心房功能不全，左心室舒张末压增高和左心房压顺应性降低，临床上可早期出现肺水肿。急性二尖瓣关闭不全多因腱索或乳头肌断裂或功能不全引起。腱索断裂可在原有瓣膜病基础上发生；也可因二尖瓣脱垂、外伤及感染性心内膜炎引起；也可因冠心病供血不足、心肌梗死引起。二尖瓣关闭不全的病理生理特点为：左心室容量超负荷；左心房扩大；右心衰竭、肺水肿；左心室低后负荷；多伴有心房纤颤。

（三）主动脉瓣狭窄

正常主动脉瓣口面积 3～4cm^2，孔径 2.5cm。主动脉瓣狭窄可因风湿、先天畸形或老年退变而引起。风湿炎症使瓣叶与结合处融合，瓣沿回缩僵硬，瓣叶两面出现钙化结节，使瓣口呈圆形或三角形，在狭窄的同时多数伴有关闭不全。瓣口狭窄后，左心室与主动脉压>0.66kPa（系正常值）；随着狭窄加重，压差也增大，重者可>6.6kPa。由于左心室射血阻力增加，左心室后负荷加大，舒张期充盈量上升，心肌纤维伸展、肥大、增粗呈向心性肥厚，心脏重量可增达 1 000g，致心肌耗氧增加，但心肌毛细血管数量并不相应增加。因左心室壁内小血管受到高室压及肥厚心肌纤维的挤压，血流量减少；左心室收缩压增高而舒张压降低，可影响冠状动脉供血，严重者可因心肌缺血而发作心绞痛。当左心室功能失代偿时，每搏输出量和心排出量下降，左心室与主动脉间压差减小，左心房压、肺毛细血管压、肺动脉压、右心室压及右心房压均相应升高，临床上可出现低心排综合征。如果伴发心房纤颤，心房收缩力消失，则左心室充盈压下降。主动脉狭窄的病理生理特点为排血受阻，左心室压超负荷，心排出量受限；左心室明显肥厚或轻度扩张；左心室顺应性下降；心室壁肥厚伴有心内膜下缺血；心肌做功增大，心肌需氧增高。

（四）主动脉瓣关闭不全

主动脉瓣或主动脉根部病变均可引起主动脉瓣关闭不全。慢性主动脉瓣关闭不全的60%～80%系风湿病引起，瓣叶因炎症和肉芽形成而增厚、硬化、挛缩、变形；主动脉瓣叶关闭线上有细小疣状赘生物，瓣膜基底部粘连。其他病因有先天性主动脉瓣脱垂、主动脉根壁病变扩张、梅毒、马方综合征、非特异性主动脉炎以及升主动脉粥样硬化等。主动脉瓣关闭不全时，左心室接纳从主动脉反流的血液每分钟可达2～5L之多，致使舒张期容量增加，左心室腔逐渐增大，肌纤维被动牵长，室壁增厚，左心室收缩力增强，左心室收缩期搏出量较正常高，此时左心室舒张末压可暂时不上升。但一旦左心失代偿，即出现舒张末压上升，左心室收缩力、顺应性及射血分数均下降；左心房压、肺小动脉楔压、右心室压、右心房压均随之上升，最后发生左心衰竭，肺水肿，继后出现右心衰竭。因主动脉舒张压下降可直接影响冠脉供血，可出现心绞痛症状。急性主动脉瓣关闭不全可因感染性心内膜炎、主动脉根部夹层动脉瘤或外伤引起，由于心脏无慢性关闭不全过程的代偿性左心室心肌扩张和肥厚期，因此首先出现左心室容量超负荷，最初通过增快心率、外周阻力和每搏量取得代偿，但心肌氧耗剧增；随后由于左心室充盈压剧增，左心室舒张压与主动脉压缩小，收缩压及舒张压均下降，同样冠脉血流量也下降而致心内膜下缺血加重，最后出现心力衰竭。主动脉关闭不全的病理生理特点为左心室容量超负荷；左心室肥厚、扩张；舒张压下降，降低冠状动脉血流量；左心室做功增加。

（五）三尖瓣狭窄

三尖瓣狭窄多系风湿热后遗症，且多数与二尖瓣或主动脉瓣病变并存，由瓣叶边沿融合，腱索融合或缩短而造成。其他尚有先天性三尖瓣闭锁或下移Ebstein畸形。因瓣口狭窄致右心房淤血、右心房扩大和房压增高。由于体静脉系的容量大、阻力低和缓冲大，因此右心房压在一段时间内无明显上升，直至病情加重后，静脉压明显上升，颈静脉怒张，肝大，可出现肝硬化、腹水和水肿等大循环淤血症状。由于右心室舒张期充盈量减少，肺循环血量、左心房左心室充盈量均下降，可致心排出量下降而体循环血量不足。由于右心室搏出量减少，即使并存严重二尖瓣狭窄，也不致发生肺水肿。

（六）三尖瓣关闭不全

三尖瓣关闭不全多数属于功能性，继发于左心病变和肺动脉高压引起的右心室肥大和三尖瓣环扩大，由于乳头肌、腱索与瓣叶之间的距离拉大而造成关闭不全；因风湿热引起者较少见。① 其瓣膜增厚缩短，交界处粘连，常合并狭窄；因收缩期血液反流至右心房，使右心房压增高和扩大。② 右心室在舒张期尚需接纳右心房反流的血液，因此舒张期容量负荷过重而扩大。③ 当右心室失代偿时可发生体循环淤血和右心衰竭。

（七）肺动脉瓣病变

肺动脉瓣狭窄绝大多数属先天性或继发于其他疾病，常与其他瓣膜病变并存，且多属功能性改变，而肺动脉瓣本身的器质性病变很少；因风湿热引起者很少见。在风湿性二尖瓣病，肺源性心脏病，先心病 VSD、PDA，马方综合征，特发性主肺动脉扩张，肺动脉高压或结缔组织病时，由于肺动脉瓣环扩大和肺动脉主干扩张，可引起功能性或相对性肺动脉瓣关闭不全。因瓣环扩大，右心容量负荷增加，最初出现代偿性扩张，当失代偿时可发生全身静脉淤血和右心衰竭。

（八）联合瓣膜病

侵犯两个或更多瓣膜的疾病，称为联合瓣膜病或多瓣膜病。常见的原因是风湿热或感染性心内膜炎，往往先只有一个瓣膜病，随后影响到其他瓣膜。例如风湿性二尖瓣狭窄时，因肺动脉高压而致肺动脉明显扩张时，可出现相对性肺动脉瓣关闭不全；也可因右心室扩张肥大而出现相对性三尖瓣关闭不全。此时肺动脉瓣或三尖瓣本身并无器质病变，仅只是功能及血流动力学发生变化。又如主动脉瓣关闭不全时，由于射血增多可出现主动脉瓣相对性狭窄；由于大量血液反流可影响二尖瓣的自由开放而出现相对性二尖瓣狭窄；也可因大量血反流导致左心室舒张期容量负荷增加，左心室扩张，二尖瓣环扩大，而出现二尖瓣相对性关闭不全。联合瓣膜病发生心功能不全的症状多属综合性，且往往有前一个瓣膜病的症状部分掩盖或减轻后一个瓣膜病临床症状的特点。例如二尖瓣狭窄并发主动脉瓣关闭不全比较常见，约占 10%。二尖瓣狭窄时的左心室充盈不足和心排出量减少，当合并严重主动脉瓣关闭不全时，可因心搏出量低而反流减少。又如二尖瓣狭窄时可因主动脉瓣反流而使左心室肥厚有所减轻，说明二尖瓣狭窄掩盖了主动脉瓣关闭不全的症状，但容易因此而低估主动脉瓣病变的程度。又如二尖瓣狭窄合并主动脉瓣狭窄时，由于左心室充盈压下降，左心室与主动脉间压差缩小，延缓了左心室肥厚的发展速度，减少了心绞痛发生率，说明二尖瓣狭窄掩盖了主动脉瓣狭窄的临床症状，如果手术仅解除二尖瓣狭窄而不矫正主动脉瓣狭窄，则血流动力学障碍可加重，术后可因左心负担骤增而出现急性肺水肿和心力衰竭。

（九）瓣膜病并发冠心病

部分瓣膜患者可并发冠心病，因此增加了单纯瓣膜手术的危险性。有人采取同期施行二尖瓣手术与冠脉搭桥手术，占 15%～20%。在瓣膜手术前如果未发现冠心病，则十分危险。我们曾遇一例患者二尖瓣置换术后收缩无力，不能有效维持血压，经再次手术探查证实右冠状动脉呈索条状，当即施行右冠状动脉搭桥，术后心脏收缩恢复有力，顺利康复。为保证术中安全和术后疗效，对瓣膜病患者凡存在下列情况者：心绞痛史、心电图缺血性改变、年龄 50 岁以上者，术前均应常规施行冠状动脉造影检查。

（十）瓣膜病并发窦房结功能异常

多次反复风湿热链球菌感染，可形成慢性心脏瓣膜病，部分可并发心房纤颤，有的可合并窦房结功能异常。我们对 CPB 瓣膜手术患者在麻醉诱导前，将心电图二级食管电极经鼻腔置入食管，以观察 P 波最大的位置，测定 3 项指标：窦房结恢复时间（SNRT），正常为<1 500ms；校正窦房结恢复时间（CSNRT），正常为<550ms；窦房结传导时间（SACT），正常为<300ms。如果出现上列任何一项异常者，即可判为窦房结功能异常，且这种异常往往在 CPB 手术后仍然保持。风湿性瓣膜患者即使术前为窦性心律，但由于麻醉药物的影响以及手术致心肌损伤等原因，常会出现窦房结功能异常。因此，术中保护窦房结功能具有重要性，可采取下列保护措施：① 维持满意的血压，以保证窦房结供血。② 手术操作尽量避免牵拉和压迫窦房结组织，特别在处理上腔静脉插管或阻断时尤需谨慎。③ 缩短阻断心脏循环的时间。④ 在阻断心肌血流期间要定时充分灌注停跳液，以使心肌均匀降温，可保护窦房结组织。

二、诊断和鉴别诊断

（一）诊断

（1）二尖瓣狭窄

① 二尖瓣区舒张中晚期递减递增型低音调隆隆样杂音、舒张期震颤，是二尖瓣狭窄的有力证据。

② 心尖部第一心音亢进及二尖瓣开放拍击音，是二尖瓣狭窄的佐证。同时又是判定隔膜型二尖瓣狭窄，适合于二尖瓣分离术的依据。

③ ）超声心动图 M 型图二尖瓣前叶呈“城垛样”，前后叶同向运动，左房增大；二维实时图二尖瓣开放受限，瓣口面积减小及瓣叶增厚、瓣下结构异常；多普勒超声发现舒张期二尖瓣口存在跨瓣压力阶差，均是诊断二尖瓣狭窄的可靠根据。

④ 心电图可见“二尖瓣 P 波”及右室肥厚。

⑤ X 线检查发现梨形心，右心缘呈双弧影，左主支气管抬高及不同程度的肺瘀血征象。

（2）二尖瓣关闭不全

① 二尖瓣区收缩期高音调粗糙的 3 级以上吹风样杂音，向左腋下传导（前叶损害为主）或向胸骨左缘第三肋间传导（后叶损害为主）。

② 可伴有心尖部收缩震颤。

③ 中晚期患者可有左房左室增大。

④ 超声心动图可见收缩期二尖瓣前后叶不能合拢；瓣叶增厚、钙化、脱垂、连枷；左室左房增大等。多普勒超声可见瓣口左房侧收缩期湍流。

⑤ 心电图可见左房增大及左室肥厚、劳损。

⑥ X 线检查慢性晚期病例可见左房左室增大。有时可见瓣叶瓣环钙化影。左室造影可证实二尖瓣反流。

（3）主动脉瓣狭窄

① 患者可有心绞痛、晕厥或黑蒙及左心衰竭等症状。

② 主动脉瓣区收缩期高调粗糙的 3 级以上的喷射性杂音，多向颈部传导。常伴有震颤。

③ 心尖冲动向左下移位且呈抬举性。

④ 超声心动图可见主动脉瓣开放幅度小于 18mm，瓣叶增厚、钙化，主动脉根部增宽，左室后壁及室间隔对称性增厚，左室流出道增宽。

⑤ 心电图表现为左室肥厚、劳损。

⑥ X 线检查晚期患者可见左室扩大。升主动脉根部常呈窄后扩张。重度狭窄者多有瓣叶钙化影像。

（4）主动脉瓣关闭不全

① 主动脉瓣区舒期早期高调递减型哈气样杂音，是本病最重要体征。

② 心尖部 Austin-Flint 杂音、脉压大、水冲脉、“枪击音”、毛细血管搏动、Duroziez 征、点头征（De-Musset 征），亦是本病的重要诊断依据。

③ 超声心动图可见主动脉瓣关闭时不能合拢，瓣叶增厚、钙化、脱垂、连枷、赘生物及二叶式畸形等；左室腔及其流出道与升主动脉根部扩大；二尖瓣前叶在 E 峰后呈现幅度小于 4mm 的高频振动。多普勒超声可见主动脉瓣下方舒张期湍流。

④ 心电图可表现左室肥厚及舒张期负荷过重所致的相应改变和缺血性 ST-T 改变。

⑤ X 线检查主要所见为左室增大伴升主动脉扩张、屈曲、延长，形如靴状；透视下可见主动脉搏动增强，和左心室搏动配合呈“摇椅式搏动”；逆行升主动脉根部造影可见主动脉瓣反流。

（5）三尖瓣狭窄

① 胸骨左下缘低音调隆隆样舒张中晚期杂音，可伴舒张期震颤。

② 可有右房扩大及体循环静脉瘀血的症状和体征。

③ 超声心动图示三尖瓣叶增厚及活动受限。

④ 心电图及 X 线检查均显示右房大。

（6）三尖瓣关闭不全

① 主要体征为胸骨左下缘全收缩期杂音，吸气或压迫肝脏后该杂音增强。

② 可见颈静脉及肝脏明显搏动。多有右心衰竭的症状和体征。

③ 超声心动图见右房右室大；声学造影及多普勒均可证实三尖瓣反流。

④ 心电图可见右房右室肥厚及右束支阻滞。X 线检查示右房右室扩大。

（7）肺动脉瓣狭窄

① 肺动脉瓣区响亮粗糙吹风样收缩期杂音，肺动脉瓣第二音减弱。肺动脉瓣区可触及收缩期震颤。

② 超声心动图可见肺动脉瓣口径小，瓣叶增厚及右室大。

③ 心电图显示右室肥厚、劳损，右束支阻滞及右房肥大。

④ X 线检查见右室大、肺动脉干呈窄后扩张及肺血少。

（8）肺动脉瓣关闭不全

① 肺动脉瓣区舒张早期递减型哈气样杂音，吸气时增强。可有肺动脉瓣第二音亢进分裂及肺动脉喷射音。

② 超声心动图可证实肺动脉瓣返流及显示肺动脉瓣叶增厚。

③ 心电图及X线检查示右室扩大。

（9）联合瓣膜病 本病系指同时有两个以上瓣膜受累者。最常见的是二尖瓣和主动脉瓣的共同损害。本病的主要诊断根据是两个以上瓣受损引起狭窄和（或）关闭不全时的相应症状和体征的组合。超声心动图对明确诊断帮助极大。

（10）心脏瓣膜病的病因诊断

① 风湿、感染性心内膜炎、黏液样变性（如二尖瓣脱垂）、乳头肌功能不全、腱索断裂、瓣叶及瓣环钙化、先天畸形、遗传病（如马方综合征）、梅毒、系统性红斑狼疮、类风湿等均可成为本病病因。

② 尽可能详尽地询问病史，了解各种症状发生发展的全过程，参考发病年龄、既往史和家族遗传史，查明单一或多个瓣膜狭窄和（或）关闭不全的病变类型，进行必要的相关检查（如血培养，康华氏反应等），是明确心脏瓣病病因的重要线索和依据。

（二）鉴别诊断

综合运用各种超声技术诊断二尖瓣狭窄具有很高的特异性，与其他引起左心房扩大的疾病鉴别并不困难。需注意的是：左心房黏液瘤与左心房血栓的鉴别，主要是与活动性血栓的鉴别。鉴别要点是：黏液瘤根部在房间隔上，左心房血栓基底部宽，附在左心房其他壁上居多。对左心耳的血栓，用经食道超声更易检出。

二尖瓣关闭不全和二尖瓣生理性反流鉴别：后者一般反流束细小，并且血流峰值速度低，小于2.0m/s，也不能引起左心房左心室扩大。

主动脉瓣狭窄要与先天性主动脉瓣上、瓣下狭窄鉴别，后者于主动脉瓣上或瓣下出现膜状回声或瓣下漏斗状回声，左心室射血受阻，彩色多普勒血流显像见射流束，射流束的起始位置为主动脉瓣上或瓣下。

三、治疗

（一）现代医学疗法

（1）代偿期治疗

① 保持和改善心脏功能，避免心脏负担过重，但要动静结合；注意预防并发症；饮食宜清淡。

② 防治链球菌感染和风湿活动。

（2）失代偿期治疗：积极治疗心功能不全，及时发现风湿活动和并发症，并给予治疗。

（3）手术治疗

① 二尖瓣分离术

适应证：① 以二尖瓣狭窄为主而无明显二尖瓣关闭不全或主动脉瓣关闭不全者；② 年龄最好在 20～45 岁；③ 心功能在Ⅱ～Ⅲ级；④ 二尖瓣狭窄出现急性肺水肿或大咯血，内科治疗无效者；⑤ 合并妊娠尚需手术者，以妊娠 5～6 月内最适宜。

禁忌证：① 有风湿活动；② 有亚急性感染性心内膜炎；③ 联合瓣膜病变；④ 全身情况差不能耐受手术者。

② 人工瓣膜替换术：适于二尖瓣狭窄合并关闭不全或联合瓣膜病变。

（二）中医疗法

（1）内治法

心脉瘀阻：头晕乏力，心悸怔忡，咳嗽咯血，或见心痛，两颧紫红，唇甲舌质青紫，脉细数或结代。治法：活血化瘀。方药：血府逐瘀汤加减。

气血两亏：心悸气促，烦躁乏力，面色苍白或萎黄，舌胖嫩，脉细数。治法：益气养血。方药：归脾汤加减。

心肾阳虚：心悸、浮肿，咳嗽喘急，面色晦暗，手足不温，舌淡、苔薄，脉结代或沉细而数。治法：温阳利水。方药：真武汤。

（2）针灸治疗

体针：取内关、间使、心俞、足三里、三阴交。心血瘀阻配神门、通里、血海；气血双亏配脾俞、胃俞、公孙；心肾阳虚配肾俞、命门、关元、太溪；水肿配肾俞、水分、阴陵泉、复溜；恶心、呕吐者配中脘、气海、公孙。

灸法：心俞、厥阴俞、脾俞、肾俞、中脘、神门。艾条悬灸法。

耳针：取神门、心、肺、内分泌、皮脂腺、肾上腺、交感。每次一侧选 2 穴，双侧交替使用，留针 15min，心衰期每日 1 次，好转后隔日或 1 周一次。

电针：取内关、公孙、郄门、三阴交。

穴位注射：取内关、郄门、间使、少海、心俞、足三里、三阴交。用复方当归液加 5%葡萄糖水稀释、维生素 B12 针 500μg 或丹参注射液，每穴注入 0.5～1ml，每次选 2～3 穴。隔日 1 次。

四、预防与调护

（1）休息与活动

心功能代偿期，一般体力活动不限制，但要注意多休息，以降低耗氧量，减轻心脏负担。心功能失代偿期，卧床休息，限制活动量，协助生活护理，待病情好转，实验室检查正常后逐渐增加活动。左房内有巨大附壁血栓者应绝对卧床休息，以防血栓脱落造成其他部位栓塞。病情允许时应鼓励并协助患者翻身、活动下肢或下床活动，防止下肢深静脉血栓形成。

（2）饮食

给予高热量、高蛋白、高维生素易消化饮食。有心力衰竭时应限制钠盐摄入、少量多餐、多吃蔬菜、水果，保持大便通畅。

第二十章　心肌病

第一节　扩张型心肌病

扩张型心肌病（dilated cardiomyopathy,DCM）是一种原因未明的原发性心肌疾病。本病的特征为左或右心室或双侧心室扩大，并伴有心室收缩功能减退，伴或不伴充血性心力衰竭。室性或房性心律失常多见。本病在我国的发生率 13/10 万～84/10 万，男性多于女性（2.5:1），家族性扩心病占 2.25%～8.8%。由于 DCM 无特异性治疗方法，预后差，确诊后 5 年生存约 50%,10 年生存约 25%。目前认为，部分 DCM 发病与遗传、心肌缺血、乙醇中毒、病毒感染及免疫因素等有关，约 50%的特发性患者病因不明，故寻找病因及积极治疗对提高生存率、降低死亡率有重要意义。近年来，DCM 发病率在我国有逐渐升高的趋势。因此，加强对 DCM 发病机制和临床诊疗研究，加深对 DCM 在基础与临床上进展的认识，对提高 DCM 诊疗水平很有裨益。

一、病因和发病机制

（一）现代医学对扩张型心肌病病因和发病机制的认识

扩张型心肌病 DCM 的病因迄今未明，一般认为系多种因素综合作用的结果。除了特发性、家族遗传性外，研究发现病毒持续感染、基因突变、自身免疫反应等多种因素均可导致 DCM。在众多的病因中，持续病毒感染被认为是最重要的原因。研究发现 DCM 可由多种病毒感染致病，而并非单一的几种病毒，常见的有肠病毒、柯萨奇病毒、巨细胞病毒、疱疹病毒、EB 病毒、丙型肝炎病毒等。持续病毒感染对心肌组织的损伤、自身免疫因素介导尤其是一些抗心肌成分的自身抗体如抗心肌肌球蛋白抗体、抗心肌肌动蛋白抗体、抗心肌纤维膜抗体以及抗心肌线粒体抗体等，可对心肌形成免疫损伤，从而诱发或导致心室扩大。

DCM 的病理改变在光镜下心肌呈非特异性改变，病变以心肌纤维化为主，偶有小块坏死心肌，心肌细胞有不同程度肥大及萎缩，肌细胞间纤维组织增多。在电镜下，表现为心肌细胞肥大及退行性变，肌原纤维含量减少，线粒体增大、增多，嵴断裂或消失，肌浆网扩张，糖原增多，核增大，核膜折叠，变形。在临床上肉眼可见主要以心腔扩大为主，其中又以心室扩张为主，左心室更为显著；心室扩大的同时室壁变薄，纤维瘢痕形成，部分心腔显著扩大的病例可发现有附壁血栓形成。

（二）中医学对扩张型心肌病病因病机的认识

心肌病的病因病机比较复杂。中医学认为本病的发生与先天禀赋不足、外邪侵袭、过度劳倦、饮食失调等因素有关。

（1）先天禀赋不足：先天肾之气血阴阳亏虚，五脏相关，则致心之阴阳失衡，若心气不足，帅血无力，气滞血瘀，水道不利，痰湿阻滞，痰瘀互结而致心悸、心痛、唇甲发绀、胁下痞块作痛等；若阴不敛阳，阳气虚脱，则见面色青灰，大汗淋漓，四肢厥冷等症。

（2）外感风热毒邪：袭肺侵心，由气及血，伤及血脉，日久不去，内舍于心，痹阻脉络，心脉瘀阻而致心悸怔忡、心痛、咳嗽、喘促、肢节疼痛等症。

（3）劳倦过度：伤及脾胃，脾失健运，则气血化生乏源，日久必气血亏虚，心失所养，而致胸闷、心痛、心悸、气短、脉结代等症。

（4）饮食失调：脾胃运化失司，水湿内停，饮邪上犯，凌心射肺致心悸怔忡；或心病及肺，肺治节失常，痰饮阻肺，肺气不降，血随气逆，致心悸喘憋，不得平卧等症。

病症演变：六淫邪毒内蕴于心，导致心脉瘀阻，心失所养，发为心悸，胸痹，脉律不整等；病邪恋心，留而不去，日久伤及气血，损及阴阳。

心气不足，心阳虚衰，血脉鼓动乏力，出现气短乏力，心悸脉弱；又心阳虚衰，气化失司，水液停聚，外溢肌肤而为肿，上凌心肺而为咳喘心悸；心阴不足，心血虚少，心失所养，血脉不能环周不息，亦可表现为心悸、脉律不整；心气心阳需赖心阴心血之供养，心阴不足，心血虚少，必使心之气阳进一步虚弱，甚至猝然出现阴阳离决、暴脱而亡。

总之，本病病位在心，与肺、脾、肾三脏关系密切。以正虚为本，毒邪、痰浊、血瘀为标，属本虚标实、虚实夹杂的病证。病情发展取决于正气盛衰及感邪轻重，本病多为疑难病症，病情严重者可发展为心阳暴脱，甚至阴阳离决而猝死。

二、诊断和鉴别诊断

（一）诊断

对于DCM的诊断，我国在采纳WHO/ISFC报告的基础上于1995年重新修订的DCM诊断标准具有临床指导意义。其诊断参考标准如下。

（1）临床表现。心脏扩大、心室收缩功能减低伴或不伴有充血性心力衰竭，常有心律失常，可发生栓塞和猝死等并发症。

（2）心脏扩大 X 线检查心胸比>0.5，超声心动图示全心扩大，尤以左心室扩大为显，左室舒张期末内径≥2.7cm/m²，心脏可呈球形。

（3）心室收缩功能减低。超声心动图检测室壁运动弥漫性减弱，射血分数小于正常值。

（4）必须排除其他特异性（继发性）心肌病和地方性心肌病（克山病）包括缺血性心肌病，围生期心肌病，酒精性心肌病，代谢性和内分泌性疾病如甲状腺功能亢进、甲状腺机能减退、淀粉样变性、糖尿病等所致的心肌病，遗传家族性神经肌肉障碍所致的心肌病，全身系统性疾病如系统性红斑狼疮、类风湿性关节炎等所致的心肌病，中毒性心肌病等，排除以上疾病才可诊断特发性扩张型心肌病。

一般认为，DCM 的诊断缺乏特异性症状、体征和实验室检查，尤其 DCM 早期临床表现隐匿或不典型，以致临床上早期诊断困难。目前其诊断主要在参考上述诊断标准的基础上，根据临床表现如心力衰竭的症状和体征，胸部 X 线、超声心动图发现心脏扩大和心室收缩活动普遍减弱，伴或不伴心电图异常，并排除其他继发性心肌病而作出的。

（二）鉴别诊断

风湿性心脏病：扩张型心肌病有二尖瓣、三尖瓣环扩大者，出现二尖瓣、三尖瓣关闭不全的杂音及左心房扩大，需与风湿性心脏病鉴别。风湿性心脏病继发于风湿热，有乙型溶血性链球菌感染的相关证据，一般伴关节疼痛或有环形红斑、皮下结节等。DCM 多在病毒感染之后发生。扩张型心肌病的杂音在心力衰竭加重时增强，很少有震颤。风湿性心瓣膜病的杂音则在心力衰竭时由于心肌收缩力减弱、反流减少而杂音减弱，心力衰竭控制后杂音增强，且可伴有震颤。X 线检查示风湿性二尖瓣关闭不全时左心室增大，左心房显著增大，可见二尖瓣钙化。超声心动图检查示二尖瓣叶增厚、粘连甚至钙化。扩张型心肌病 X 线检查常有各房室显著增大，右心房往往比左心房增大明显，超声心动图可见二尖瓣环扩大而瓣叶本身并不增厚或粘连，更无钙化。如心力衰竭控制后心界显著缩小，提示扩张型心肌病的可能性大。

高血压性心脏病：扩张型心肌病患者血压多正常，但在发生心力衰竭时，因水钠潴留、组织缺氧而导致循环血量增加和周围动脉痉挛，可有血压增高，故需与高血压性心脏病相鉴别。扩张型心肌病的舒张压一般不超过 100mmHg，且多在心力衰竭好转后血压下降，无高血压的眼底和肾脏损害，X 线检查示左、右心室扩大而无主动脉扩张。高血压病的血压多持续增高，常有眼底及肾脏改变。X线检查常有主动脉弓扩大、扭曲、延长，或只有左心室肥大，且两者的病程亦完全不同。高血压心脏病时心脏彩超提示左室心肌肥厚，扩张型心肌病时左室心肌变薄。

冠心病：扩张型心肌病伴有多种心血管疾病危险因素的男性患者需与冠心病进行鉴别。扩张型心肌病一般中年多见，随着冠心病的发病年龄年轻化，年龄不再是两者鉴别的要点之一。两者鉴别可从病史、X线、心电图、超声心动图、心肌核素、冠脉CT、心脏磁共振成像、冠脉造影等进行鉴别。冠心病时常有心绞痛病史；X线的心影呈主动脉型，心脏搏动呈节段性减弱；超声心动图可见节段性室壁运动异常，少数患者可见退行性瓣膜病变，出现二尖瓣和（或）三尖瓣反流，程度较轻；心肌核素检查显示心肌呈节段性放射性核素分布稀疏；冠脉CT可见冠脉钙化及冠脉狭窄；心脏磁共振成像可见心肌缺血；冠脉造影可见冠脉单支或多支病变。扩张型心肌病多有心肌炎病史，很少有心绞痛病史；X线检查心脏呈普大型，以左心为主，心脏搏动弥漫性减弱，主动脉常无明显变化；超声心动图示心脏四腔均扩大，室壁变薄，二尖瓣和（或）三尖瓣反流较重，左室流出道增宽；心肌放射性核素分布大致均匀，冠脉造影正常。临床上也可见少数老年发病的扩张型心肌病患者经冠造证实并发冠心病。

继发性心肌病：继发性心肌病多属扩张型，临床表现与本病相似，如注意到全身性其他基础疾病的表现，鉴别一般不困难，心内膜心肌活检对鉴别有帮助。其他尚需与心包积液、心肌炎、先天性心脏病进行鉴别。

三、治疗

（一）现代医学疗法

（1）一般治疗

应嘱患者戒酒，停用对心肌有害的药物，改善营养状况，避免过度疲劳。有心力衰竭症状者适当卧床休息。有气急时吸氧，限制钠盐摄入。注意防治感染。

（2）药物治疗

① 心力衰竭治疗

血管紧张素转换酶抑制剂（ACEI）：卡托普利每日2.5～37.5mg，分次口服；或用依那普利每日2.5～10mg，分次口服；或用培哚普利每日2～4mg，分次口服；或用贝那普利每日5～10mg，分次口服；主要有咳嗽、疲劳、头痛、失眠等不良反应，儿童、孕妇、哺乳妇女及对本品过敏者禁止使用。用药前及使用过程中须监测肾功能，肾功能不全、手术麻醉期间患者应慎用；已用利尿剂者应停用此类药物，以免产生症状性低血压。

洋地黄制剂：可用地高辛每日 0.125mg，口服，注意此药可引起各种心律失常、食欲减退、恶心、呕吐、腹泻等不良反应。

利尿剂：呋塞米间断利尿，如用呋塞米 20mg，静脉注射，同时须补钾、补镁。

β-受体阻滞剂：美托洛尔每日 6.25mg，每日 1～2 次，口服，1 周左右可加倍，直至每日 100mg 或最大耐受剂量；或用比索洛尔以每日 1.25mg，口服，逐渐增至每日 2.5～5mg，或最大耐受量，每日 1 次，口服。

② 控制心律失常治疗及预防猝死

注意纠正心力衰竭，降低室壁张力，纠正低钾、低镁。尽力避免洋地黄制剂、利尿剂使用的不良反应。胺碘酮（每日 200mg，口服）可有效控制心律失常。用药过程中应每月摄 X 线胸片 1 次，以便及时发现治疗的不良反应，并应停药。

③ 心肌保护

美托洛尔（倍他乐克），12.5mg，每日 2 次，口服，可预防病情恶化，改善症状和心功能，干预免疫介导的心肌损伤。

④ 栓塞的防治

阿司匹林，每日 75～100mg，口服，可防止附壁血栓形成。

⑤ 改善心肌代谢

改善心肌代谢的药物如维生素 C、三磷酸腺苷、辅酶 Q10、辅酶 A 等可作为辅助治疗。抗病毒和免疫治疗药物如黄芪、生脉注射液等对改善左心功能有一定疗效。辅酶 Q10 片，10mg，每日 3 次，口服；或用二磷酸果糖注射液 5g 加入 5%葡萄糖注射液中静脉滴注，每日 1 次，7～10d 为 1 个疗程。

（3）手术治疗

根据患者的具体情况，可施行下列手术：① 心室减容成形术；② 背阔肌动力性心肌成形术；③ 机械性心室或全心功能辅助；④ 同种原位心脏移植术。同种原位心脏移植是终末期扩张性心肌病的有效治疗方法。

（4）起搏器同步化治疗

主要适用于药物效果不佳、QRS 波群时限延长>120ms、EF 值≤0.35、QRS 波呈 cLBBB 或心室内传导阻滞的扩张型心肌病患者，可考虑安装左右心室同步起搏的双腔、三腔或四腔心腔起搏，治疗扩张型心肌病、难治性心力衰竭，通过调整左右心室收缩顺序，改善心功能，缓解症状。对伴顽固性持续快速室性心律失常的患者，可考虑安置心脏自动转复-除颤起搏器（AICD）。

（5）心脏移植

对长期心力衰竭，内科治疗无效者应考虑做心脏移植，术后积极控制感染，改善免疫抑制，纠正排斥，1 年后生存率可达 85%以上。限制心脏移植的主要原因是供体严重短缺。

（6）左心机械辅助循环

左心机械辅助循环是将左心的血液通过机械性装置引入主动脉，以减轻左心室做功，为晚期扩张型心肌病患者维持全身循环、等待有限心脏供体及不能进行心脏移植患者的一种有效治疗方法。目前的左心机械辅助循环装置由于价格昂贵，其广泛使用受到一定限制。

（7）左心室减容成形术

通过切除部分扩大的左心室，同时置换二尖瓣，减小左心室舒张末期容积，减轻反流，以改善心功能，被认为是难治性患者的可选方法之一。但减容手术后心力衰竭加重和与心律失常有关的病死率较高，从而妨碍该手术在临床上的应用。

（二）中医疗法

（1）内治法

扩张型心肌病早期属左心功能不全期，临床可无明显症状，或有劳累后心悸、气急、乏力等，表现为心气虚弱证。同时发病早期，正气尚盛，易合并外感风热毒邪等标实之证，常有呼吸道及肺部感染，出现发热、咳嗽、心悸等，表现为邪毒侵心证。疾病中期，则主要表现为心功能失代偿，以体循环和（或）肺循环淤血为特点，以心悸、咳嗽、喘息、痰多为表现的痰浊闭阻证及以心悸、气促、口唇青紫、舌质紫暗为表现的心血瘀阻证。疾病晚期，心功能严重受损，从而出现严重的肺循环和体循环淤血及心律失常，或心、脑、肺等重要脏器的栓塞，表现为心肾阳虚证，或心阳虚脱证，甚至阴阳离决。晚期右心功能不全期出现尿少、水肿，属于心肾阳虚证；心源性休克（泵衰竭）出现四肢厥冷，通常表现为心阳虚脱证。依据患者不同的证候特点，主要分为五种基本证型进行治疗。

邪毒犯心：身热微恶寒，咽痛身痛，心悸，胸闷或痛，气短乏力，心烦少寐。舌尖红，苔薄黄，脉浮数或促、结、代。治法：清热解毒，宁心安神。

处方：银翘散。加减法：胸闷痛者加乳香、没药、瓜蒌、丹参、桃仁行气活血通络；若咳嗽、吐黏痰加浙贝母、天竺黄等清热化痰；若神疲气短、舌红苔少加生黄芪、西洋参、芦根、麦冬等益气养阴；脉结代者加苦参、丹参、玄参、人参宁心复脉。金银花、连翘、竹叶、荆芥、牛蒡子、豆豉、薄荷、丹参、麦冬、芦根、桔梗。水煎服，日一剂。

气虚血瘀：心悸气短，神疲乏力，动则较著，或有自汗，夜寐梦扰。舌暗淡或有瘀点，脉弱、涩或促、结、代。治法：补益心气，活血化瘀。处方：圣愈汤合桃红四物汤。加减法：胸闷气喘、夜间阵发性呼吸困难者，加葶苈子、炙麻黄、杏仁宣肺平喘；尿少、下肢水肿者，去生地黄，加桂枝、白术、茯苓、泽泻、温阳利水；脉象叁伍不调者加桂枝、炙甘草、苦参、冬虫夏草宁心复脉；痰多胸闷、痰浊痹阻者，加瓜蒌、薤白、法半夏豁痰宽胸、通阳散结；胸闷胸痛、痛有定处酌加乳香、没药、沉香、郁金行气活血止痛或选血府逐瘀汤治疗。生地黄、熟地黄、川芎、白芍、当归身、黄芪、桃仁、红花。水煎服，日一剂。

气阴两虚：心悸气短，活动后加重，头晕乏力，颧红，自汗或盗汗，失眠，口干。舌质红或淡红，苔薄白，脉细数无力或结、代。治法：益气养阴，养心安神。处方：炙甘草汤合天王补心丹。加减法：若面色苍白、汗出甚者，加人参、黄芪大补元气、固摄止汗；面色潮红、舌红少苔者加熟地黄滋养心阴。炙甘草、熟地黄、麦冬、麻仁、阿胶、丹参、玄参、红花。水煎服，日一剂。

阳虚水泛：心悸自汗，形寒肢冷，神疲尿少，下肢水肿，咳喘难以平卧，唇甲青紫。舌质淡暗或紫暗，苔白滑，脉沉细。治法：温阳利水。处方：真武汤。

加减法：唇舌紫暗者加丹参、三七、红花等活血化瘀；痰多气壅者加葶苈子、牵牛子、大枣降逆定喘。茯苓、白术、炮附片（先煎）、白芍、生姜。水煎服，日一剂。

心阳虚脱：心悸喘促，不能平卧，大汗淋漓，精神萎靡，唇甲青紫，四肢厥冷。舌质淡，苔白，脉细微欲绝。治法：回阳固脱。处方：四逆汤合参附龙牡汤。

加减法：此证宜汤剂、经脉给药同时使用。参附注射液 30～50ml 加入 10%葡萄糖注射液 40ml 静脉注射。炮附片（先煎）、甘草、生姜、人参、龙骨、牡蛎。水煎服，日一剂。

（2）中成药

黄芪注射液 20～40ml 加入 5%或 10%葡萄糖液 250ml 中静脉滴注。每日 1 次，14d 为 1 个疗程。具有补益心气的作用。用于气虚血瘀伴有心功能不全者。

生脉注射液 30～50ml 加入 5%～10%葡萄糖液 250ml 中静脉滴注。每日 1 次，14d 为 1 个疗程。具有养阴益气的作用。用于气阴两虚者。

丹参注射液 12～16ml 加入 5%～10%葡萄糖液 250ml 中静脉滴注。每日 1 次，14d 为 1 个疗程。具有活血化瘀的作用。用于血瘀伴有心痛者。

宁心宝胶囊每次 2 粒，1 日 3 次。具有抑制异位期前收缩功能。适用于本病快速心律失常者。心宝每次 1～2 粒，1 日 2～3 次。可温补肾阳，活血通脉。适用于本病心肾阳虚、心动过缓、病窦综合征、房室传导阻滞者。

（3）针灸治疗

方法 1：取内关、间使、通里、少府、心俞、神门、足三里等穴，每次取 4～5 穴，每日 1 次，用平补平泻手法，7d 为 1 个疗程。适用于心气虚弱、心脉瘀阻者。

方法 2：取内关、神门、心俞穴。每次留针 30min，每日或隔日治疗。用平补平泻手法，7d 为 1 个疗程，适用于心悸乏力、脉结代者。

耳针：常用穴位有交感、心、肾、内分泌、肺、神门等。主要用于改善心肌病所引起的心律失常及各种症状。一般用埋皮内针或用王不留行籽穴位按压法。每次取 2~3 穴。

四、预防与调护

（一）预防

注重调摄生活，劳逸结合，增强体质，以防发病。

（二）调护

（1）生活调护

① 若外感时邪，应及时治疗，以免邪毒入里，损伤脏腑，内舍于心而得病。

② 得病之后宜多静养，切忌过劳。心脏扩大，心功能减退，症状明显者，须卧床休息，以免病情恶化；饮食宜清淡而富含营养，戒烟酒，忌暴饮暴食；水肿者应低盐饮食。

（2）饮食调养

饮食宜清淡，忌肥甘厚味、生冷、辛辣及过咸饮食。可作为饮食治疗的药物有人参、黄芪、川芎、茯苓、山药、莲子、芡实、当归、冬虫夏草、麦冬、大枣、车前草、薏苡仁、三七等。可把上述中药材与食品调配成可口的保健食品以配合治疗。

第二节　肥厚型心肌病

肥厚型心肌病（hypertrophic cardiomyopathy,HCM）是一种常见的遗传性心肌疾病，临床主要表现为非异常负荷而出现的左心室肥厚，不伴有左心室腔扩大。HCM多为常染色体显性遗传，在普通人群中患病率为0.2%，病死率为1%～2%，可在任何年龄段发病，男女均可发病，发病率在男性中更高，是导致青少年猝死的常见原因之一。根据左心室流出道有无梗阻，可将肥厚型心肌病分为梗阻性（HOCM）和非梗阻性（HNCM）两型。二者的区别在于静息状态下做可引起左室舒张末期容积减小的动作时流出道有无梗阻，以及是否有收缩期压力阶差形成。心尖部肥厚型心肌病（AHCM）属于肥厚型心肌病中的特殊类型，其肥厚的心肌主要位于前侧壁心尖部，而室间隔基底部却多无肥厚，常不伴有左心室流出道梗阻和压力阶差。本病早期可归属于中医学“心悸”“怔忡”“胸痹”，晚期以充血性心力衰竭为主要表现时则多属“喘证”“水肿”“痰饮”等范畴。

一、病因和发病机制

（一）现代医学对肥厚型心肌病病因和发病机制的认识

HCM的致病因素不明，但与DCM不同，HCM的家族遗传倾向更为明显。DCM的遗传规律有：① 常染色体显性遗传；② 肥厚型心肌病梗阻型和非梗阻型可发生在一个家系，而充血性心肌病和肥厚型心肌病不会发生在一个家系；③ 一个家系中肥厚型心肌病的发生率为20%左右。HCM主要的病理生理变化为：心室肥厚、心肌收缩力增强、左室流出道压力阶差、舒张期弛缓和顺应性异常、二尖瓣反流、心肌缺血和心律失常。左室腔与流出道之间出现收缩期压力差，是本病的特征。在收缩期，肥厚室间隔凸入室腔使左室流出道狭窄，在收缩中期出现二尖瓣前叶异常向前移，贴近室间隔，形成左室流出道梗阻及相对性二尖瓣关闭不全。左室流出道梗阻有继发的病理学意义：可使动脉压下降，冠状动脉灌注不足，更重要的是使射血时间延长，心室做功增加，使心室腔在收缩末期近乎“闭塞”，从而导致心室壁进一步增厚，原已减弱的舒张功能进一步减退，心肌耗氧量增加，加之心肌内小血管疾病及相对减少的心肌内毛细血管分布，而产生缺血性心损伤、心肌坏死，最后心室扩张，收缩力亦减退，发生充血性心力衰竭。本病对心功能的影响，主要是舒张功能不良，其原因包括心室僵硬度增加和心脏弛缓功能下降。在本病，心肌缺血是临床的重要特征之一，可出现心绞痛。

（二）中医学对肥厚型心肌病病因病机的认识

肥厚型心肌病主要病机为患者久病，耗气伤阴，气虚运血无力，阴津失布，引起瘀血、痰饮内停；阴虚日久及阳，致心肾阳虚，损伤气血阴阳，日久不愈，发为此病。本病病位主要在心，常涉及肺、脾、肾。基本病机为久病正虚，痹阻心脉。病属本虚标实，虚指气血阴阳亏虚，实以瘀血、水饮为主。发病初期，可无明显症状，日渐损及气血阴阳，日久不愈，可出现“心悸”“胸痹”“心衰病”等病症。

（1）气阴两虚：本证由于素体正气虚弱，日久心气衰弱，气虚致气化功能障碍，使阴液生成减少，或素体阴虚，损及心阴，致气阴两虚。临床可见心悸气短、倦怠乏力、盗汗、口干、五心烦热等。

（2）气虚血瘀：心痹发病，心气亏虚。《素问·五脏生成》曰：“诸血者，皆属于心。”心主血脉，血液的正常运行全赖心气推动。心气不足，鼓动无力，则血行不畅形成瘀血，出现面色晦暗、口唇青紫，甚或胁下痞块。

（3）痰瘀互结：心气不足，则津液输布、排泄障碍，其病理表现可致痰饮水停，同时瘀血也是水饮内停的重要致病因素。血和津液二者具有“津血同源”“津血互化”的关系。血瘀日久影响水液运行、排泄而引起水液代谢障碍致痰饮水停，痰瘀互结，痹阻心脉，则出现心悸怔忡、喘促气短、胸闷、胸痛等症。

（4）心肾阳虚：久病之后，阳气虚弱，不能温养心脉，心阳虚衰，累及肾阳，肾不能气化水湿而生水饮，饮邪上犯凌心则心悸，射肺则咳喘，泛溢肌肤则水肿。

二、诊断和鉴别诊断

（一）诊断

根据临床症状、体征，结合心电图、超声心动图、心导管检查，一般即可进行诊断。以上检查仍不能确定时，可做心肌核素扫描、磁共振成像等检查以明确诊断，并区分临床类型。按血流动力学分型，分为梗阻性肥厚型心肌病和非梗阻性肥厚型心肌病。

（1）非梗阻性肥厚型心肌病

症状：心悸、呼吸困难、胸部压迫感、胸痛、倦怠等。

听诊：第四心音、非特异性收缩期杂音。

心电图：ST-T 改变、左室电压增高、异常 Q 波、QRS 时限延长。

超声心动图：室间隔肥厚，舒张期室间隔厚度与左室壁厚度之比≥1.5，左室流出道无明显狭窄，无压力阶差。

心肌活检：可见形态奇特、肥大的心肌细胞，细胞排列紊乱。

（2）梗阻性肥厚型心肌病

症状：眩晕或晕厥。

听诊：第二心音反常分裂。收缩期杂音在给予升压药、受体阻滞剂时可减弱，给予降压药、受体激动剂时增强。

超声心动图：可见收缩期二尖瓣前叶异常前移（SAM 征）及室间隔非对称性肥厚，左室流出道有明显狭窄，压力阶差增大。

心导管：左心室流入道与流出道之间收缩期压力阶差>20mmHg 或<20mmHg 用药物负荷后压力阶差增强。

（二）鉴别诊断

高血压性心脏病：高血压患者可出现左室对称甚至非对称性肥厚表现，与本病的鉴别较困难。但高血压病患者，一般不伴有左室流出道梗阻以及无肥厚型心肌病的家族史，且原发性高血压病心肌肥厚的程度与血压水平和病程成平行关系。

室间隔缺损：室间隔缺损的患者收缩期杂音位于胸骨左缘第 3～4 肋间，占全收缩期，粗糙而响亮，并伴有收缩期震颤，心尖区多无杂音；超声心动图于心室水平可见左至右分流征象，左室造影显示造影剂由室间隔缺损处进入右室腔。

主动脉瓣狭窄：此病症状和杂音性质与 HCM 相似，但杂音部位较高，并常有主动脉瓣区收缩期喷射音，第二心音减弱，还可能有舒张早期杂音。X 线示升主动脉扩张，左心导管检查显示收缩期压力阶差存在于主动脉瓣前后，超声心动图可以明确病变部位。

冠心病：两病均可有心绞痛，都可出现心电图 ST-T 改变与异常 Q 波。但冠心病无特征性杂音，主动脉多增宽或有钙化，伴有高血压病、糖尿病、高脂血症等疾病；超声心动图室间隔不增厚，但有可能有节段性室壁运动异常。冠脉造影显示冠状动脉有相应狭窄。

风湿性二尖瓣关闭不全：此病杂音与 HCM 杂音相似，但多为全收缩期，常伴有心房颤动，左心房较大，超声心动图显示二尖瓣病变。

三、治疗

（一）现代医学疗法

根据肥厚型心肌病不同血流动力学特点，采用相应的治疗。对于具有明显心室肥厚的患者，即使无症状，也应给予药物治疗，以改善舒张期心室充盈及心肌缺血而延迟症状的出现；对于无症状而具有明显的左室流出道压力阶差的儿童和年轻人，也可给予预防性用药；对无症状非梗阻性肥厚型心肌患者，药物治疗是否有益需要进一步研究。病情进展，部分患者可以加用非药物治疗如起搏动器、化学消融等治疗。梗阻严重的患者，需要外科手术治疗，切除部分心肌，解除梗阻。高危患者，需要置入 ICD 以预防猝死。

（1）β受体阻滞剂：β受体阻滞剂和维拉帕米是治疗肥厚型心肌病的两种一线药物。β受体阻滞剂可降低心肌收缩力，减慢心率，减低运动时外周血管扩张，减轻左心室流出道梗阻，同时降低心肌耗氧量，减少心绞痛，防止心律失常和晕厥的发生。建议使用选择性作用的β受体阻滞剂美托洛尔、比索洛尔等。美托洛尔缓释片 23.75～95mg，每日 1 次口服；比索洛尔 2.5～10mg，每日 3 次口服。β受体阻滞外的使用以症状改善和心率不低于 60 次/min 为宜。

（2）钙通道阻滞剂：可减轻左心室射血期流出道梗阻，改善左心室舒张功能和顺应性。常用维拉帕米 40～80mg，每日 3 次口服。维拉帕米抑制心肌收缩力作用明显，可引起肺水肿及猝死，肺楔嵌压>20mmHg 或有心衰、房室传导阻滞者禁用。没有维拉帕米时，也可用地尔硫䓬替代，15～60mg，每日 3 次口服。二氢吡啶类的钙通道阻滞剂可反射性引起交感神经兴奋，增加左心室与主动脉间的压力阶差，一般不宜使用。时须注意，常用剂量硝苯地平 5～20mg，每日 3 次。

（3）抗心律失常：胺碘酮是最常用的抗心律失常药物，不能延缓病情的进展，因其可预防和治疗室上性及室性快速心律失常，减慢心率，减少猝死的发生是肥厚型心肌病合并心律失常的常用药物。适用于β受体阻滞剂和钙通道阻滞剂无效或不能耐受，或频发室上性或室性心律失常时。用法：负荷量 200mg,1 日 3 次，一周后改为 200mg,1 日 2 次，后改为维持量 200mg,1 日 1 次。

（4）硝酸酯类药物：肥厚型心肌病时常有心绞痛，其首选的药物是β受体阻滞剂和非二氢吡啶类的钙通道阻滞剂，如二者仍不能控制心绞痛，可谨慎地加用单硝酸异山梨酯。因本类药物可扩张外周血管，左心室内压差增大，加重流出道梗阻，需密切关注其不良反应。

（5）正性肌力药物：肥厚非梗阻型心肌病出现心衰时可正常使用；如为肥厚梗阻型心肌病则不宜使用，因其可加重流出道梗阻。

（6）ICD 置入：作为 HCM 猝死的预防，ICD 可发挥重要的作用。HCM 患者有下列一项发生猝死的高危因素，均应考虑置入 ICD：有心脏停搏史或持续性室性心动过速或心室纤颤，猝死家族史，不明原因的晕厥，重度左心室肥厚（最大厚度≥30mm），低血压反应，非持续性室性心动过速等。

（7）双腔起搏器置入：双腔起搏器（DDD）通过房室顺序起搏改变了左室激动顺序，使右室最先激动，左室激动延迟，造成室间隔矛盾运动，降低射流效应对二尖瓣的冲击，使左室流出道增宽，从而减低左室流出道的压力阶差。同时还可降低左室充盈压，降低肺动脉楔压及肺动脉平均压；改善左室舒张功能，动脉平均压及心排血量不降低，心绞痛、呼吸困难症状明显改善。

（8）经皮腔内间隔心肌化学消融术：20 世纪 90 年代中期开展的一项新的治疗方法，以导管介入方法，使肥厚的室间隔心肌发生梗死，即用非外科手术方法使肥厚的室间隔变薄，有效地降低左心室流出道压力阶差。一般选择左前降支的第一间隔支，注入无水乙醇，术后能立即降低左室流出道的压力阶差，改善患者的临床症状。

（9）外科手术：内科治疗无效，左室流出道压力阶差>50mmHg，或超声心动图及心室造影显示室间隔明显增厚者，可做左室流出道成形术或部分肥厚心肌切除术，多数学者报道手术疗效较好。

（二）中医疗法

中医学疗法见“扩张型心肌病”。

四、预防与调护

本病病程发展缓慢，预后不定。可以稳定多年不变，但一旦出现症状则可以逐步恶化。猝死与心力衰竭为主要的死亡原因。猝死多见于儿童及年轻人，其出现与体力活动有关。不明原因晕厥、直立运动试验时出现低血压、心肌明显肥厚、有猝死家族史、自发持续性或非持续性室性心动过速者为猝死的危险因素。猝死的可能机制包括快速室性心律失常、窦房结病变与心脏传导障碍、心肌缺血、舒张功能障碍、低血压。心房颤动的发生会促发心力衰竭。少数患者有感染性心内膜炎或栓塞等并发症。

由于本病病因不完全清楚，预防较困难。有心肌病家族史者应定期随访，以便早期发现，及时治疗。生活要有规律，锻炼身体，增强体质。

第三节　限制型心肌病

限制型心肌病以单侧或双侧心室充盈受限和舒张容量下降为特征，但收缩功能和室壁厚度正常或接近正常，可见间质性纤维增生，多见于热带及温带地区，我国仅有散发病例，多数年龄在 15～50 岁，男女比为 3:1，本病早期可归属于中医学“心悸”“怔忡”“胸痹”，晚期以充血性心力衰竭为主要表现时则多属“喘证”“水肿”“痰饮”等范畴。

一、病因和发病机制

（一）现代医学对限制型心肌病病因和发病机制的认识

限制型心肌病 RCM 是一种少见的心肌病，其病因未明，可能与多种因素有关，如病毒、寄生虫感染，营养不良及自身免疫等。目前研究认为嗜酸性粒细胞增多与本病关系密切。在疾病初始期，表现为急性心肌炎，可持续 5～6 周。然后在心内膜下有厚层血栓伴有嗜酸性粒细胞浸润，形成附壁血栓，称为附壁血栓期，此期约 10 个月。进一步发展，心内膜上覆盖胶原纤维，纤维蛋白沉积，肉芽组织及炎性细胞浸润，小血管扩张明显。心肌纤维化并在肌细胞间形成纤维隔，此时，在心内膜下可有新的血栓形成。此期称为血栓机化期，约为 2 年。在本病晚期，增厚的心内膜上有显著的透明纤维组织层，心肌纤维化改变更明显，纤维隔可由心内膜延伸到心内膜下，并可有附壁血栓形成。病变进展至晚期，心腔呈轻度到中度扩大，病变可局限于一侧心室，亦可双侧心室先后受累。心内膜增厚大多分布在左右心室的流入道及心尖部，还可累及乳头肌、腱索及瓣膜。晚期增厚的心内膜常达 4～5mm，心腔狭小，使心室舒张功能严重受累，充盈受限，患者有重度静脉阻塞性水肿、肝大、呼吸困难，并常有胸腔积液、腹水，临床酷似缩窄性心包炎。本病有时呈家族性发病，可伴有骨骼肌疾病和房室传导阻滞。

（二）中医学对限制型心肌病病因病机的认识

中医认为，本病是由于先天不足，或素体虚弱，过度劳倦，起居失常，或饮食失调，饮酒失节或妊娠期间“聚血以养胎”，药物损伤心气，致正气虚弱，气虚无力推动血行致痹阻心脉，心失所养而发病。

（1）先天不足。因父母体虚，胎气不足，或胎中失养等，致使婴儿正气虚弱，心失所养而发病。

（2）饮食失调。饮食不节、饮酒过度损伤脾胃导致痰浊盘踞，气机痹阻，脉络阻滞，发为本病。或饮食失调伤及心脾，气血化源不足，心神失养而发病。

（3）妊娠损伤。因妊娠期间“聚血以养胎”致心失所养而发病。

（4）药物损伤。内服药物暴伤人体正气，致使心气亏虚而发病。

二、诊断和鉴别诊断

（一）诊断

（1）心室腔和收缩功能正常或接近正常。（2）舒张功能障碍，心室压力曲线呈舒张早期快速下降，而中晚期升高，呈平台状。（3）特征性病理改变，如心内膜心肌纤维化、嗜酸性粒细胞增多性心内膜炎、心脏淀粉样变和硬皮病等，可确诊。

（二）鉴别诊断

扩张型心肌病：扩张型心肌病为不明原因发生心脏扩大及心力衰竭，部分可有病毒感染史。与克山病鉴别本病无克山病流行病学特征，无地区性。酒精性心肌病有大量饮酒病史。围生期心肌病是既往无心脏病史，在妊娠围生期出现的一种心肌病。

肥厚型心肌病：肥厚型心肌病时心室肌可呈对称性或非对称性增厚，心室舒张期顺应性降低，舒张压升高，患者常出现呼吸困难、胸痛、晕厥。梗阻性肥厚型心肌病者可闻及收缩中、晚期喷射性杂音，常伴震颤。杂音的强弱与药物和体位有关。超声心电图示病变主要累及室间隔。

缩窄性心包炎：诊断要点：① 有活动性心包炎的病史。② 奇脉。③ 心电图无房室传导障碍。④ CT 或 MRI 显示心包增厚。⑤ 胸部 X 线有心包钙化。⑥ 超声心动图示房室间隔切迹，并可见心室运动协调性降低。⑦ 心室压力曲线的特点为左右心室充盈压几乎相等，差值<5mmHg。⑧ 心内膜心肌活检无淀粉样变或其他心肌浸润性疾病表现。

缺血性心肌病：缺血性心肌病有明显的冠状动脉病变证据，冠状动脉造影可确诊。

高血压性心肌肥厚：高血压性心肌肥厚多有长期血压升高及左心功能不全的病史。PPCM 有血压增高，但妊娠前无原发性高血压史，妊娠期动态观察血压有助于鉴别。

三、治疗

（一）现代医学疗法

（1）心力衰竭的药物治疗：利尿剂和血管扩张剂可缓解症状，但应注意小剂量使用，避免降低心室充盈而影响心排量。钙通道阻滞剂对改善心室顺应性可能有效，舒张功能损伤明显者，在发生快速心房颤动时可应用洋地黄制剂改善心室充盈。有附壁血栓和或已发生栓塞者应加用抗凝及抗血小板制剂。

（2）手术治疗：包括切除附壁血栓和纤维化的心内膜、置换二尖瓣与三尖瓣，手术死亡率约 20%。有效治疗为心脏移植，但需在恶病质出现前进行。

（二）中医疗法

中医学疗法见“扩张型心肌病”。

第四节　致心律失常型右心室心肌病

致心律失常型右心室心肌病旧称为致心律失常右心室发育不良。其特征为右心室心肌被进行性纤维脂肪组织所置换，早期呈典型的区域性，逐渐可累及整个右心室甚至部分左心室，而间隔相对很少受累。常为家族性发病，系常染色体显性遗传，不完全外显、隐性型也有报道。本病早期可归属于中医学“心悸”“怔忡”“胸痹”，晚期以充血性心力衰竭为主要表现时则多属“喘证”“水肿”“痰饮”等范畴。

一、病因和发病机制

致心律失常性右室型心肌病 ARVCM 病因不明。临床病例多呈散发；少数呈家族聚集倾向，提示可能存在遗传因素的影响。与 RCM 的病变在心内膜不同，本病的病理改变主要在心外膜与心室肌，而心内膜极少累及。病变主要累及右室，少数患者的左心室也可受累。右室病变多集中在右室漏斗部、心尖、膈面和下壁，通常称为“发育不良三角”。如病变广泛，则可形成右室明显扩大。本病主要异常是右室心肌在不同程度上由脂肪和纤维组织所替代。脂肪组织或纤维组织无正常心肌一样的传导功能，夹在这些脂肪或纤维组织中的“孤立”的心肌纤维发生传导延迟，从而与邻近正常心肌间产生折返现象，从而导致右室起源的室性心动过速反复发作。其另一个病理改变是，因心肌纤维化，右室心肌变薄，右心室形态和机械收缩功能异常，出现右心衰。

二、诊断和鉴别诊断

（一）诊断

（1）右心室整体功能不全及结构改变。

（2）右心室壁组织学特征：心内膜活检心肌组织被脂肪、纤维组织替代。

（3）除极或传导异常。

（4）心律失常。

（5）家族史：尸检或手术确诊为家族性者。

（二）鉴别诊断

（1）与冠心病的鉴别：冠心病亦有频发室早或室速。但冠心病超声心动图上无致心律失常型右心室心肌病改变，可能有节段性室壁运动异常，高血压及高血脂多见。

（2）房间隔缺损：单纯房间隔缺损在儿童期大多无症状，随年龄增长症状逐渐显现，劳力性呼吸困难为主要表现，继之可发生室上性心律失常，特别是房扑、房颤而使症状加重。有些患者可因右心室慢性容量负荷过重而发生右心衰竭。晚期约有15%患者因重度肺动脉高压出现右向左分流而有青紫，形成Eisenmenger综合征。体格检查最典型的体征为肺动脉瓣区第二心音亢进呈固定性分裂，并可闻及2～3级收缩期喷射性杂音，此系肺动脉血流量增加，肺动脉瓣关闭延迟并相对性狭窄所致。

三、治疗

（一）现代医学疗法

（1）药物治疗：抗心律失常药物可作为可耐受性室性心律失常ARVCM患者的首选治疗。其中，索他洛尔或者胺碘酮（单用或联合β受体阻滞剂）最为有效，且致心律失常的风险较低，而I类AAD似乎无效。然而，目前尚无特定可以改变疾病自然进程的药物。而抗心律失常药物能否预防猝死仍有待研究。肾素-血管紧张素系统抑制剂可经验性用来减缓或阻滞心室重塑，但尚未有大型临床试验的结果。右心室或双心室衰竭患者可以给予利尿剂、血管紧张素转换酶抑制剂、洋地黄类及抗凝治疗。

（2）ICD置入：置入ICD是预防具有猝死患者最有效方法。既往有心脏停搏病史、室性心动过速发作伴血流动力学改变、心室病变广泛者宜置入ICD。原因不明性昏厥亦建议置入。

（3）射频消融：与其他器质性心脏病一样，ARVCM病理基质复杂，常出现多种室性心动过速，在常规二维透视指导下消融较难。随着三维标测技术的出现和对器质性心脏病室性心动过速研究的深入，消融成功率有所增高。由于ARVCM是一种进展性疾病，消融后新的心律失常情况常有发生，室性心动过速复发率较高。因此，对于药物难治性持续性室性心动过速或ICD置入后室性心动过速频发患者可以选择导管消融治疗。部分复发性单形态室性心动过速患者治疗效果不理想，导管消融亦可视为一线治疗方法。

（4）外科手术：内科治疗疗效不佳、反复射频消融失败和ICD不能有效控制症状的高危患者可行外科手术治疗。对于难治性充血性心衰和（或）不可治愈性室性心律失常患者，心脏移植。

（二）中医疗法

中医学疗法见“扩张型心肌病”。

第五节　酒精性心肌病

长期且每日大量饮酒，出现酒精依赖症者，可呈现类似扩张型心肌病的表现，称为酒精性心肌病（alcoholic cardio-myopathy）。目前尚不能确定乙醇是直接或间接致病作用。有心肌细胞及间质水肿和纤维化，线粒体变性等。根据临床不同表现，本病早期可归属于中医学“心悸”“怔忡”“胸痹”，晚期以充血性心力衰竭为主要表现时则多属“喘证”“水肿”“痰饮”等范畴。

一、病因和发病机制

酒精性心肌病ACM发病机制不清，但近期基础研究和临床研究发现ACM发生可能与以下机制有关。

（1）酒精及其代谢产物直接毒作用：酒精及其代谢产物乙醛具有以下心肌毒性：① 干扰线粒体呼吸，线粒体及肌浆网功能障碍。② 抑制三羧酸循环中酶类激活，影响心肌细胞膜对离子通透性，干预线粒体钙摄取和钙聚集，钙稳态失衡，干扰兴奋-收缩耦联，从而抑制心肌的收缩性。③ 可抑制钠泵活性，使钾镁从细胞内丢失增加，引起除极和复极不均、传导减慢，成为折返和自律性电生理异常的基础。④ 酒精具有脂溶性，通过直接破坏作用，影响细胞膜完整性，从而影响细胞间信息传递和离子交换。⑤ 通过激活 Caspase-3，促凋亡蛋白 Bax 增加，细胞周期调控因子 p21 水平增加，促进心肌细胞凋亡而致病。⑥ 酒精及其代谢物可促进儿茶酚胺释放，兴奋交感神经，刺激冠状动脉上的 α 肾上腺素能受体引起冠状动脉痉挛，造成心肌缺血。

（2）营养效应：长期饮酒可致营养障碍，B 族维生素及叶酸不足可造成硫胺素缺乏，后者也是引起心肌病病变的一个重要因素。

（3）饮酒者多数有吸烟史：大量尼古丁吸入可促进左心室心肌硬化及胶原纤维聚集，在心肌病的形成中起一定的作用。

（4）其他原因：可能与酒精饮料中的添加剂所致的心肌毒性作用有关。

二、诊断和鉴别诊断

（一）诊断

① 符合扩张型心肌病的诊断标准。

② 长期过量饮酒（WHO 标准：女性>40g/d，男性>80g/d，饮酒 5 年以上）。

③ 既往无其他心脏病病史。

④ 早期发现戒酒 6 个月后 DCM 临床状态得到缓解。饮酒是导致心功能损害的独立原因，建议戒酒 6 个月后再做临床状态评价。

（二）鉴别诊断

（1）与高血压性心脏病鉴别：酒精性心肌病患者血压多正常，但在发生心力衰竭时，可有血压增高，需与高血压性心脏病相鉴别。酒精性心肌病有长期大量饮酒史，无高血压的眼底和肾脏损害。X 线检查示左、右心室扩大而无主动脉扩张。高血压病的血压多持续增高，常有眼底及肾脏改变。X 线检查常有主动脉弓扩大、扭曲、延长，或只有左心室肥大，且两者的病程亦不同。

（2）与扩张型心肌病鉴别：临床上看到心脏增大、心律失常和充血性心力衰竭的患者时，如超声心动图证实有心腔扩大与心脏弥漫性搏动减弱，即应考虑有扩张型心肌病的可能，但应除外各种病因明确的器质性心脏病。

三、治疗

（一）现代医学疗法

酒精性心肌病治疗目的：及时戒酒以阻断或逆转心肌损害；缓解心衰症状和体

征，使扩大的心脏缩小。早期治疗包括卧床休息，限制食盐，采用高营养、高蛋白饮食，足量使用B族维生素及维生素C。

（二）中医疗法

中医学疗法见“扩张型心肌病”。

第六节 围生期心肌病

围生期心肌病是一种发生在妇女分娩前、后，病因不明，以心肌病变为基本特征和以充血性心力衰竭为主要表现的心脏病变。本病国内发病率约占产妇的0.023%。高龄、多产、多胎及有妊娠中毒史的产妇中发病率较高。本病预后较原发性心肌病为好。根据临床不同表现，本病早期可归属于中医学“心悸”“怔忡”“胸痹”，晚期以充血性心力衰竭为主要表现时则多属“喘证”“水肿”“痰饮”等范畴。

一、病因和发病机制

围生期心肌病PPCM的确切病因还不清楚，针对该病的发病机制存在很多不同的假说，可能与病毒感染、自身免疫因素、先天性因素、营养不良、激素失衡、乙醇损伤、孕期的生理压力、隐匿扩张型心肌病的暴露有关。除此以外可能的高危因素还包括多胎妊娠、多产、妊娠高血压、高龄孕妇、非洲裔、吸烟等。

PPCM病理改变类似扩张型心肌病。心脏各腔室均扩大，以左心室为著。心内膜可见增厚，变厚处有散在灰白色斑块；心肌苍白、柔软无力；心室内常见血栓形成；冠状动脉及瓣膜未受累。对心内膜心肌活检标本的光镜检查，可见非特异性心肌纤维肥大、变性和纤维化，间质水肿，偶有淋巴细胞浸润。在病程较长的陈旧病灶中，可见不同程度的心肌坏死及纤维化，并有大量的成纤维细胞。部分患者可见到急性心肌炎的改变。

二、诊断和鉴别诊断

（一）诊断

（1）无心脏病史。

（2）发生于围生期内的心力衰竭。

（3）无其他可确定的心力衰竭原因。

（4）超声心动图检查有左心室收缩功能减退。

（二）鉴别诊断

风湿性心瓣膜病的杂音在心力衰竭时由于心脏收缩力减弱、反流减少而杂音减弱，心力衰竭控制后杂音增强，且可伴有震颤。

风心病 UCG 检查可显示瓣膜有明显病理性改变，而心肌病则无，但可见二尖瓣环扩大。

三、治疗

（一）现代医学疗法

围生期心肌病多以心力衰竭为临床表现，治疗方法与其他病因所致的心功能不全相似。因此，以强心、利尿、扩血管为主治疗，而吸氧、休息、低盐饮食、营养心肌、抗感染、抗血栓形成等治疗也不容忽视。妊娠后期血液呈高凝状态及全身淤血，易发生静脉血栓，必要时可应用抗凝剂，如在分娩前可选用肝素，因其半衰期短且不通过胎盘，但临产前应停药，以免造成分娩时大出血。因口服华法林能通过胎盘致胎儿异常，应禁用。若临床需要产后可长期口服抗血小板凝集剂，一旦血栓形成，可用尿激酶、链激酶溶栓治疗。在产科处理方面兼顾产科指征的情况下，在妊娠后 3 个月有心力衰竭时，应采取缩短第二产程的早期引产，妊娠最后 1 个月发生心力衰竭时应施行剖宫产。PPCM 再次妊娠时有复发倾向，特别是在产后经治疗心脏仍扩大者，应避免再孕，否则死亡率高。

（二）中医疗法

中医学疗法见“扩张型心肌病”。

第二十一章　病毒性心肌炎

病毒性心肌炎（Viral myocarditis. VMC）是由多种病毒引起的局灶性或弥漫性心肌细胞变性、坏死，间质炎性细胞浸润、纤维渗出等病理改变，从而导致心肌损伤、心功能障碍和（或）心律失常的一种疾病。本病常可引起心包、心内膜以及其他脏器的炎性改变，因此可同时存在心包炎、心内膜炎。病毒性心肌炎是临床常见的心血管疾病，好发于秋冬季节，以小儿、中青年患者多见，近年来老年患者常有发病。该病病情差别较大，轻者几乎无症状，重者可出现心力衰竭或严重心律失常，甚至猝死。一般认为5%的病毒感染后可累及心脏。中医学无“病毒性心肌炎”病名，从其发病特点和临床表现来看，相当于中医“心瘴”“温毒”“时行毒”“心悸”“怔忡”“胸痹”等范畴。本病的基本病因病机为外感邪毒侵入，心之气血阴阳的偏盛偏衰，及其产生的瘀血、痰浊相互为用所致，属本虚标实之证。

一、病因和发病机制

（一）现代医学对病毒性心肌炎病因和发病机制的认识

病毒性心肌炎的确切机制至今尚未阐明。目前认为，病毒性心肌炎的心肌损害主要来自两个方面：① 病毒直接侵入心肌造成的损害：病毒进入体内形成病毒血症，而后侵入心肌组织，在心肌内增殖，引起心肌细胞的代谢障碍，影响心肌的功能，或由于其毒素造成心肌损害，最终导致心肌损伤和组织坏死。② 免疫反应和心肌损害：免疫反应所致的心肌损害被认为是成人病毒性心肌炎的主要发生机制。

（二）中医学对病毒性心肌炎病因病机的认识

中医认为病毒性心肌炎的发生由禀赋不足、正气虚弱，复感外邪，内舍于心所致。“邪之所凑，其气必虚”，先天禀赋不足，或后天失养，或久病体虚，不能抵御外邪。叶天士云：“温邪上受，首先犯肺，逆传心包”。温热毒邪由鼻咽或卫表而入，肺卫不宣而见恶寒发热、头痛身疼、咽痛咳嗽等症；热毒不解逆传心包而见胸闷、心痛；热毒犯心，损伤心气，烧灼心阴而致心气虚弱，心阴不足，心悸气短，头晕乏力，脉律不整；若病久不愈，阴损及阳，而见阴阳两虚，尿少水肿、心悸喘促等症。饮食不洁，湿毒之邪由口而入，蕴结肠胃，表现为发热、腹痛、泄泻、恶心呕吐、疲倦乏力等症；湿毒之邪上犯于心，表现为心悸气短、胸闷心痛、脉律不整。热毒耗气伤阴，而见气阴两虚之证；病久不愈亦可有阴阳两虚的见证，极少数还可引起心阳暴脱而死亡。

由于素体虚弱，感受温热或湿热毒邪或其他六淫邪气，从皮毛、口鼻或胃肠而入，酿成热毒，热毒伤及肺或脾胃，抑或宗气。病邪入里，伤津耗气，侵及心脉而演变为气阴两伤之虚证。虚又可致痰瘀内生，如此气血阴阳俱损而疾病迁延难愈。

总之，本病病位以心为主，涉及肺、脾胃和肾等脏腑；病理因素有瘀血、痰浊；病机特点主要为虚实夹杂，而以虚为主；证属本虚标实，邪毒外犯为标，正气不足为本。

二、诊断和鉴别诊断

（1）病史与体征。在上呼吸道感染、腹泻等病毒感染后 3 周内出现与心脏相关的表现，如不能用一般原因解释的感染后严重乏力、胸闷头晕（心排血量降低）、心尖第一心音明显减弱、舒张期奔马律、心包摩擦音、心脏扩大、充血性心力衰竭或阿-斯综合征等。

（2）上述感染后 3 周内出现下列心律失常或心电图改变者。

① 窦性心动过速、房室传导阻滞、窦房传导阻滞或束支传导阻滞。

② 多源、成对室性期前收缩，自主性房性或交界性心动过速，阵发性或非阵发性室性心动过速，心房或心室扑动或颤动。

③ 两个以上导联 ST 段呈水平型或下斜型下移≥0.05mV 或 ST 段异常抬高或出现异常 Q 波。

（3）心肌损伤的参考指标：病程中血清心肌肌钙蛋白 I 或肌钙蛋白 T（强调定量测定）、CK-MB 明显增高。超声心动图示心腔扩大或室壁活动异常和（或）核素心功能检查证实左心室收缩或舒张功能减弱。

（4）病原学依据

① 在急性期从心内膜、心肌、心包或心包穿刺液中检测出病毒、病毒基因片段或病毒蛋白抗原。

② 病毒抗体第 2 份血清中同型病毒抗体（如柯萨奇 B 组病毒中和抗体或流行性感冒病毒血凝抑制抗体等）滴度较第 1 份血清升高 4 倍（2 份血清应相隔 2 周以上）或一次抗体效价≥1:640 者为阳性，320 者为可疑（如以 1:32 为基础者则宜以≥256 为阳性，128 为可疑阳性，根据不同实验室标准做决定）。

③ 病毒特异性 IgM 以≥1:320 者为阳性（按各实验室诊断标准，需在严格质控条件下）。如同时有血中肠道病毒核酸阳性者更支持有近期病毒感染。

注：同时具有上述（1）、（2）（① 、② 、③ 中任何一项）、（3）中任何二项。在排除其他原因心肌疾病后临床上可诊断急性病毒性心肌炎。如具有（4）中的第① 项者可从病原学上确诊急性病毒性心肌炎；如仅具有（4）中第② 、③ 项者，在病原学上只能拟诊为急性病毒性心肌炎。

三、治疗

（一）现代医学疗法

（1）一般治疗

① 休息。尽早卧床休息，以减轻心脏负担，减少心肌氧耗，有利于受损心肌的恢复。病情较轻者，亦应严格限制活动，根据病情轻重、心电图、心肌酶学等检查提示的病情变化情况决定卧床休息的长短。若患者发热、胸痛、血液白细胞计数增高、血清心肌肌钙蛋白 I 或肌钙蛋白 T、CK-MB 升高提示心肌严重受损，或有严重心律失常、心力衰竭以及其他心血管并发症的，提示心功能受损和心肌病变广泛，此类患者应卧床休息 3 个月，半年内不参加体力活动。

② 饮食。进食易于消化和富含维生素和蛋白质的食物。如伴心功能不全应予低钠饮食。

③ 给予间歇性低流量吸氧。有心律失常者予心电监测。有严重心功能不全和（或）心源性休克者可予漂浮导管检查以监测血流动力学，评估病情和指导用药。

（2）抗感染治疗

① 抗生素的应用。如无明显细菌感染的征象，不主张常规使用。如有心力衰竭致肺淤血，可适当应用抗生素以预防继发性感染。

② 抗病毒治疗。病毒在细胞内破坏心肌细胞，其在心肌中存在时间短，故抗病毒治疗主要用于本病早期，一般抗病毒药物因不能进入细胞内，疗效不肯定。

干扰素：能够通过阻断病毒复制和调节细胞免疫功能达到抗病毒作用。用法：100 万 U，肌内注射，每日 1 次，7～10d 为 1 个疗程，隔 3d 复用 1 个疗程。

中药黄芪：有抗病毒、调节免疫功能，且对干扰素系统有激活作用。用法：黄芪注射液 20g，加入 50g/L（5%）的葡萄糖溶液 500ml 中静脉滴注，每日 1 次，14d 为 1 个疗程；黄芪口服液 15g，每日 2 次，共 3 个月。

（3）改善心肌代谢及清除氧自由基

可补充人体生理生化功能活动所需的能量，促进组织细胞代谢和器官功能的改善，从而改善心肌代谢，并可清除体内过多的氧自由基，保护心肌，尤其是辅酶Q10、大剂量维生素C具有明显的清除氧自由基作用。① 能量合剂：三磷腺苷80mg，辅酶A100～200U加入50g/L（5%）的葡萄糖溶液500ml中静脉滴注，每日1次，1个月为1个疗程；或二磷酸果糖5～10g，静脉滴注，每日1～2次，14d为1个疗程。② 维生素C 100～200mg/kg，加入500g/L（50%）的葡萄糖溶液40ml静脉注射或加入50g/L（5%）的葡萄糖溶液的500ml中静脉滴注，每日1次，1个月为1个疗程。③ 辅酶Q1020～60mg，口服，每日3次。

（4）免疫抑制剂

由于免疫抑制剂可抑制干扰素的合成，促进病毒的繁殖和炎症扩散，因此，大多数学者主张在病程早期不宜常规使用，尤其发病10d内者。但对于心脏扩大伴心力衰竭、心源性休克、严重心律失常尤其是高度或完全性房室传导阻滞伴阿—斯综合征等严重并发症者，由于免疫抑制剂具有抗炎及抗休克作用，可以短期应用。常用的免疫抑制剂为肾上腺糖皮质激素，可试用地塞米松每日10mg，静脉滴注，连用5～7d，一般不超过2周，若用药1周无效，应停药；也可口服泼尼松每日30mg，共3～4周，症状缓解后逐渐减量。在病程后期证实心肌病变是由免疫反应所致，肾上腺糖皮质激素疗程要长些，还可考虑加用其他免疫抑制剂如环孢素。环孢素能干扰激活的辅助T淋巴细胞释放的白细胞介素-2，从而产生免疫抑制作用。上述治疗在预防继发感染的基础上可应用3～6个月。

（5）免疫调节剂对于部分细胞免疫功能低下的患者，可选用此类药物。

① 干扰素。如前所述，除能够阻断病毒复制以外，还可调节细胞免疫功能，起到维持机体和细胞功能稳定的作用。

② 胸腺素。从动物胸腺提取的一种蛋白质类激素，可调节机体细胞免疫功能，诱导T淋巴细胞转化为具有细胞免疫功能的T细胞，增强机体抗病毒和抗肿瘤的作用。用法：5～10mg，肌内注射或皮下注射，每日或隔日1次，连续3～6个月。

③ 转移因子。可传递免疫信息，有选择性地转移细胞免疫功能，提高细胞免疫能力，同时还具有非特异性刺激作用，增强免疫功能。用法：1～2U，皮下注射，每周1次，共3～6个月。

④ 免疫核糖核酸。从人淋巴结或脾脏细胞中抽取，能转移对某抗原的特异性免

疫力，传递细胞和体液免疫，可调控或抑制某些免疫基因。用法：每次 2mg，每周 2～3 次，皮下注射，共 3 个月。

（二）中医疗法

（1）内治法

热毒侵心： 恶寒发热，头痛身痛，心悸胸痛，气短乏力，咽痛咳嗽，口干口苦，小便黄赤，舌质红，舌苔黄，脉浮数或促结代。治法：清热解毒，养心复脉。推荐方剂：银翘散合清营汤加减。基本处方：金银花、连翘、水牛角（先煎），麦冬、板蓝根、射干、牛蒡子、桔梗、玄参、莲子心、甘草。每日 1 剂，水煎服。加减法：咽喉疼痛者加蒲公英以清热解毒；热重者加青蒿（后下）、柴胡以退热；发热不甚而恶寒明显者去水牛角加荆芥穗（后下）以解表散寒；泄泻者加葛根、黄连以清利湿热止泻；胸闷呕恶者加法半夏、藿香以宽胸止呕。

湿毒犯心： 恶寒发热，腹痛腹泻，腹胀纳呆，恶心呕吐，困倦乏力，心悸胸闷，舌苔黄腻，脉濡滑数或促或结代。治法：清热化湿，宁心复脉。推荐方剂：香莲丸（汤）合甘露消毒丹加减。基本处方：木香（后下）、黄连、黄芩、苦参、连翘、射干、藿香、甘草、绵茵陈、白蔻仁（后下）、石菖蒲。每日 1 剂，水煎服。加减法：表证明显者去木香、白蔻仁，加防风、苏叶；胃纳欠佳者加谷芽消食和胃；呕吐者加法半夏降逆止呕。

阴虚内热： 心悸不宁，心烦不安，失眠多梦，口干咽燥，手足心热，潮热盗汗或低热不退，小便短少，大便秘结，舌红少津，脉细数或促、结代。治法：滋阴清热，益心复脉。推荐方剂：复脉汤加减。基本处方：生地黄、麦冬、白芍、阿胶（烊化）、太子参、莲子心、白薇、银柴胡、牡丹皮、酸枣仁、炙甘草。每日 1 剂，水煎服。加减法：心悸甚者加生龙齿 30g 重镇潜阳安神定惊；心烦不眠者加苦参、黄连、夜交藤以清心除烦。

气阴两虚： 心悸怔忡，气短乏力，自汗盗汗，舌红苔白，脉虚数或促、涩、结代。治法：补气养阴，益心复脉。推荐方剂：生脉散合五味子汤（《景岳全书》）加减。基本处方：炙甘草、人参（另炖）、黄芪、麦冬、五味子。每日 1 剂，水煎服。加减法：方中人参通常选用东北人参，若阴虚明显者可择用西洋参，若无人参者可改用党参、以益气。若心气虚衰，心悸喘咳者，人参增至、并加葶苈子、鹿衔草补益心气、止咳平喘；若兼水肿者加茯苓皮、泽泻、猪苓利水消肿；若自汗盗汗者加煅龙骨、煅牡蛎（先煎）潜阳敛汗；若虚烦失眠者加酸枣仁、柏子仁交通心肾。

阴阳两虚：心悸气短，动则喘憋，甚或倚息不得卧，胸闷痛，畏寒肢冷，乏力，自汗不止，水肿，面色晦暗或发绀，舌黯淡苔白，脉虚数或促、结代。治法：温阳益气，养阴通脉。推荐方剂：炙甘草汤加减。基本处方：炙甘草、人参（另炖）、黄芪、生地黄、麦冬、五味子、阿胶（烊化）、肉桂、干姜。每日 1 剂，水煎服。加减法：方中人参通常选用红参或新开河参，阴虚明显者选用西洋参。畏寒肢冷脉迟者加炮附片（先煎）温阳散寒，心胸郁闷者去阿胶、生地黄加丹参、三七、降香行气宽胸，活血通络；若喘咳胸闷者去阿胶、生地黄，加瓜蒌、薤白、法半夏宽胸化痰止咳；若尿少水肿者加茯苓皮、猪苓、泽泻利水消肿。

阳虚欲脱：起病急骤，心悸气短，不能平卧，烦躁不安，自汗不止，四肢厥冷，舌淡苔白，脉微欲绝。治法：回阳固脱。推荐方剂：参附龙牡救逆汤。基本处方：红参（另炖服）、炮附片（先煎 40min）、煅龙骨（先煎）、煅牡蛎（先煎）。每日 1 剂，水煎服。加减法：喘咳胸闷者加瓜蒌、薤白、肉桂温阳化痰，止咳宽胸。本证系急性循环衰竭，病情危重，宜中西医结合抢救。

（2）中成药

① 口服药

抗病毒口服液：每次 10～20ml，每日 3 次口服。适用于本病热毒侵心者。

板蓝根冲剂：每次 10g，每日 4 次。适用于本病热毒侵心者。

玉屏风颗粒冲剂：每次 1 包，每天 3 次。适用于本病表虚自汗者。

生脉饮：每次 10ml，每日 2～3 次。适用于本病气阴两虚者。

天王补心丹：每次 1 丸，每日 2 次。适用于本病阴虚内热、心神不宁者。

宁心宝：每次 2 粒，每日 3 次。适用于本病心肾不足、心悸、脉数疾律不整者。

心宝：每次 1～2 粒，每日 3 次。适用于本病心悸，脉迟缓或脉律不整者。

② 注射剂

柴胡注射液：每次 2～4ml，肌内注射，1 日 2～3 次，适用于本病发热者。

清开灵注射液（牛黄、水牛角、黄芩、金银花、栀子等）：肌内注射，1 日 2～4ml；重症患者静脉滴注，1 日 20～40ml，以 10%葡萄糖注射液 250ml 或生理盐水 100ml 稀释后使用。清热解毒，适用于本病发热者。

双黄连粉针（连翘、金银花、黄芩）：静脉滴注，临用前，先以适量注射水充分溶解，再用生理盐水或 5%葡萄糖注射液 500ml 稀释，每次每公斤体质量 60mg，1 日 1 次。适用于本病热毒侵心者。

生脉注射液（红参、麦冬、五味子）：肌内注射，1 次 2～4ml,1 日 1～2 次；静脉滴注，1 次 20～60ml，用 5%葡萄糖 250～500ml 稀释后使用。益气养阴，复脉固脱，适用于本病气阴两虚者。

参麦注射液（红参、麦冬）：肌内注射，1 次 2～4ml,1 日 1 次；静脉滴注，1 次 10～60ml，用于 5%葡萄糖注射液 250～500ml 稀释后应用。适用于本病气阴两虚者。

黄芪注射液（每 1ml 相当于黄芪 2g）：静脉滴注，1 次 20～60ml，用 5%或 10%葡萄糖注射液 250～500ml 稀释后使用。适用于本病心气虚损者。

参附注射液（红参、黑附片提取物）：静脉推注，1 次 20～40ml，速度宜缓慢（5min 以上），或用 5%～10%葡萄糖注射液适量稀释后使用，根据病情于 5～30min 重复 1 次，可连续用药 2～4 次；静脉滴注，1 次 50～100ml，用 5%～10%葡萄糖注射液以 1～4 倍量稀释后使用。适用于本病阳虚欲脱者。

（3）针刺

① 选心俞、厥阴俞、内关、太冲，并随症加减，每日 1 次，1 周为 1 个疗程。适用于本病心悸、胸痹者。

② 选心俞、厥阴俞、内关、阳陵泉、三阴交、劳宫单侧取穴，交替使用，每日 1 次，1 周为 1 疗程。适用于本病心悸、胸痹者。

③ 耳穴疗法：选取内分泌、心、交感、神门下等穴，用胶布固定王不留行籽，每天按压 2～3 次，每次 5min，保留 5～7d。适用于本病心悸、胸痹者。

④ 穴位注射：天池、膻中、内关、郄上穴，当归注射液 0.3～2ml，穴位内注射，隔日 1 次，10d 为 1 个疗程。适用于本病心悸、胸痹者。

四、预防与调护

（一）预防

（1）平时注意加强体育锻炼，提高身体素质，生活起居要有规律，提高抗病能力。

（2）积极预防感冒，注意饮食卫生，遇有感冒及腹泻要及早治疗。

（3）患病期间避免剧烈运动及重体力劳动，急性期应充分休息，一般要完全恢复正常至少半年，当然视病情轻重不一，恢复正常工作的时间可能有所不同，如果临床上仅有偶发期前收缩，不一定要按常规休息，有心力衰竭时则时间宜长。

（二）调护

（1）生活调护。注意避风保暖，保持居室安静和空气流通。保持身心愉快充足睡眠，避免忧愁思虑、惊恐不安。

（2）饮食调理。食宜清淡，避免肥甘厚腻，急性期宜多进半流质，避免辛辣燥热刺激之品，戒烟戒酒。

第二十二章　心包炎

第一节　急性心包炎

急性心包炎（acute pericarditis）为心包脏层和壁层的急性炎症，可由细菌、病毒、肿瘤、自身免疫、物理、化学等因素引起。心包炎常是某种疾病表现的一部分或为其并发症，故常被原发疾病所掩盖，但也可以单独存在。中医可将其归属为“温病”“内伤发热”“心悸怔忡”“痰饮”“悬饮”“支饮”“伏饮”范畴。

一、病因和发病机制

心包炎发生在大多数内外科疾病，常是其他疾病的一部分表现或并发症。部分病因至今不明，所谓非特异性心包炎。急性心包炎最普遍的病因包括病毒性、细菌性、结核性、尿毒症性、风湿性、急性心肌梗死、肿瘤性及外伤性等。急性心包炎的病理改变，早期表现为心包的脏层和壁层的炎症反应，出现含有纤维蛋白、多形核白细胞组成的黏稠渗液，称为干性心包炎；由于病因的不同或病程的进一步发展，渗出物中的液体增加，液量可多至2L～3L，称为渗出性心包炎。心包炎的渗液可为纤维蛋白性、浆液血性或化脓性等。炎症可同时累及心脏表面，称为心肌心包炎。心包炎愈合后，可在心包壁层和脏层间形成纤维蛋白粘连，有的可延展到胸膜等邻近组织，有时可致整个心包堵塞。

二、诊断和鉴别诊断

（一）诊断

（1）有心前区疼痛和（或）呼吸困难、心动过速、发绀、腹水、浮肿、腹痛、奇脉等征。

（2）心前区心包摩擦音；或心浊音界向双侧扩大，心尖冲动与心浊音界不相称，位于心浊音界左内方；心音低而遥远。

（3）心电图有典型ST段和T波的改变，和（或）超声心动图发现心包积液，及（或）X线发现心脏呈烧瓶样等改变。

具有上述第2、3项任一项，参考第1项即可诊断，但往往不能明确其病因，此时需结合各急性心包炎病因类型的特征，以及心包穿刺、心包活检等以进一步明确其病因，为治疗提供参考。

（二）鉴别诊断

（1）急性心肌梗死： 非特异性心包炎的剧烈疼痛酷似急性心肌梗死，但前者起病前常有上呼吸道感染史，疼痛因呼吸、咳嗽或体位改变而明显加剧，早期出现心包摩擦音，以及血清谷草转氨酶、乳酸脱氢酶、肌酸磷酸激酶及肌钙蛋白等正常，心电图无异常Q波；后者发病年龄较大，常有心绞痛或心肌梗死的病史，心包摩擦音出现于起病后3～4d，心电图有异常Q波、有ST段动态改变和T波倒置等，常有严重的心律失常和传导阻滞。

（2）急腹症： 急性心包炎的疼痛主要在腹部，可能被误诊为急腹症，详细的病史询问和体格检查可以避免误诊。

（3）主动脉夹层： 对中老年患者要密切注意并详细询问病史，行X线检查、超声心动图检查，以确定先前是否存在主动脉夹层分离，因主动脉夹层分离最早可表现为血液缓慢渗入心包腔所致亚急性炎症性心包炎。

（4）肺栓塞： 肺栓塞常有长期行动不便或卧床的特点，胸痛突发伴有严重呼吸困难和低氧血症，可有咯血、发绀等，心电图显示Ⅰ导联S波加深、Ⅲ导联Q波显著、T波倒置等。

三、治疗

（一）现代医学疗法

（1）病因治疗。 风湿性心包炎时应加强抗风湿治疗，一般予肾上腺皮质激素与水杨酸制剂联合治疗；结核性心包炎时应及早给予抗结核治疗，并给予足够的剂量和较长的疗程，直至结核活动停止后1年左右再停药；化脓性心包炎时应选用足量对致病菌有效的抗生素，并反复心包穿刺抽脓和心包腔内注入抗生素，如疗效不显著，应及早考虑心包切开引流；非特异性心包炎时使用肾上腺皮质激素可能有效。

（2）对症治疗。 如胸痛者予阿司匹林0.5～1g口服，每日3次；吲哚美辛25～50mg口服，每日3次；或索米痛片0.5g口服，每日3次。疼痛剧烈难忍者可临时给予可待因15mg口服；或肌注哌替啶50～100mg，每6～8h1次；或吗啡5～10mg皮下注射，每6～8h1次；或在星状神经节封闭。应该注意可待因、哌替啶及吗啡均不宜长久使用，慎防成瘾；纤维蛋白性心包炎忌用抗凝剂，因可能致心包出血。如有水肿和（或）渗液性心包炎者，予利尿消肿，如氢氯噻嗪25～50mg口服，每日3次；氨苯蝶啶50～100mg口服，每日3次；或螺内酯20mg口服，每日3次。心包积液顽固及严重者可予呋塞米 20mg 口服，或 20mg 肌注，每日 2 次，或 20～60mg 静脉注射，每日 1 次；亦可予山梨醇 250ml 静脉滴注，隔日 1 次。

（3）心包穿刺。用以解除心脏压塞症状和减轻大量心包渗液引起的压迫症状。

（4）心包切开引流。用于：① 治疗有明显心脏压塞症状者；② 治疗经心包穿刺排脓不畅，仍有全身中毒症状者；③ 心包腔内直接注射抗生素以治疗化脓性心包炎；④ 注射化疗药物（如顺铂加地塞米松加生理盐水或丝裂霉素加 5FU 加卡铂加地塞米松等），以治疗癌性心包积液。

（二）中医疗法

（1）内治法

外邪犯心：发热，心悸，胸痛，胸闷，咳嗽气短，全身骨节酸痛，烦躁汗出，舌红苔黄腻或白腻，脉浮数或滑数或结代。治法：疏风清热，宣肺开胸。推荐方剂：银翘散加减。基本处方：金银花、连翘、牛蒡子、淡竹叶、桔梗、芦根、荆芥、薄荷、甘草、黄芩、赤芍、丹参。每日 1 剂，水煎服。加减法：风热偏盛者加桑叶、菊花以疏风清热各 12g；湿邪偏重者加木防己 15g、薏苡仁 30g 利湿；痰热壅盛者加浙贝母、瓜蒌仁清热化痰；伤阴明显者去淡竹叶，并加沙参、麦冬以养阴生津。

热毒壅心：身热凛寒，胸闷胸痛，心悸怔忡，咳嗽气急，持续不缓，舌红苔黄，脉数有力。治法：清热解毒，活血止痛。推荐方剂：仙方活命饮加减。基本处方：白芷、当归尾、皂角刺、穿山甲、乳香、没药、浙贝母、赤芍、连翘、金银花、天花粉、蒲公英、甘草。每日 1 剂，水煎服。加减法：肝火偏盛者加黄芩、柴胡、龙胆草以清肝泻火；热伤阴津见口干烦热者加生地黄、玄参、麦冬以养阴生津。

痨虫在心：午后低热，五心烦热，心悸气短，动则加剧，咳嗽，痰中带血，自汗或盗汗，身倦懒言，舌红少津，脉细数或兼促结代。治法：养阴清热，补虚杀虫。推荐方剂：月华丸加减。基本处方：生地黄、熟地黄、天冬、麦冬、沙参、茯苓、山药、百部、阿胶、三七末、川贝。每日 1 剂，水煎服。加减法：肺阴亏虚者，去熟地黄、茯苓，加玉竹、百合滋补肺阴；痰中带血丝可去熟地黄、茯苓，加仙鹤草、侧柏叶、白及等宁血止血；低热可去熟地黄、阿胶，酌加银柴胡、地骨皮、青蒿以清热除蒸。

湿热蕴心：发热，胸痛，心悸，气急，关节红肿热痛，口干口苦，烦闷不安，小便黄赤，舌红，苔黄浊或腻，脉象滑数。治法：清热利湿，宣痹复脉。推荐方剂：宣痹汤合生脉散加减。基本处方：木防己、蚕砂、连翘、黄柏、赤芍、薏苡仁、牡丹皮、忍冬藤、太子参、麦冬、五味子、甘草。每日 1 剂，水煎服。加减法：兼气滞血瘀者加桃仁、丹参、红花以活血化瘀；关节疼痛剧烈，加老桑枝、香附、秦艽通痹止痛。

湿浊淫心：胸痛，或胸闷气憋，呃逆喘息，痰多，不能平卧，头昏心悸，肢体浮肿，小便短少，舌苔腻，脉濡滑或滑数。治法：利湿蠲饮，开胸通阳。推荐方剂：葶苈大枣泻肺汤合苓桂术甘汤加减。基本处方：葶苈子、大枣、茯苓皮、生姜皮、瓜蒌皮、桂枝、白术、白芥子、车前子、泽泻、甘草。每日 1 剂，水煎服。加减法：兼气短乏力者加黄芪、党参补气；兼血瘀见心胸疼痛明显、胁下有痞块、舌质紫黯者，加桃仁、延胡索、三七末活血祛瘀；伴腹胀纳呆、口淡无味者，加橘皮、砂仁（后下）、莱菔子行气健脾消食。

痰热陷心：身热面赤，胸闷胸痛，呼吸急促，咳咯黄痰，便秘，尿黄，舌红苔黄腻，脉象滑数。治法：清热化痰，开胸散结。代表方剂：小陷胸汤加味。基本处方：黄连、大黄、竹茹、法半夏、牡丹皮、柴胡、瓜蒌皮、赤芍、麦冬、金银花、甘草。每日 1 剂，水煎服。加减法：热盛者加黄芩、鱼腥草清热；痰盛者加桔梗、浙贝母除痰；心胸翳痛者加丝瓜络、延胡索、三七末（冲服）活血通络止痛。

瘀血结心：心前区刺痛，心悸怔忡，胸闷气短，喘息不能平卧，夜间加剧，甚者持续不缓；或伴口唇青紫，胁下痞块，舌质青紫晦暗，脉沉或涩，或结代。治法：活血化瘀，通络止痛。推荐方剂：血府逐瘀汤合失笑散加减。基本处方：桃仁、赤芍、生地黄、桔梗、丹参、当归、川红花、柴胡、枳实、五灵脂、蒲黄、甘草。每日 1 剂，水煎服。加减法：伴肝气郁结，情志不遂，或胁下痞块者，加延胡索、郁金疏肝理气止痛；瘀甚胸痛者加延胡索、三七末（冲服）活血止痛；心悸怔忡明显者加酸枣仁、生龙齿（先煎）宁心定悸；夹痰者加瓜蒌皮、薤白、法半夏以化痰宽胸。

（2）中成药

清开灵注射液：40ml 加入 5%葡萄糖注射液 250ml 中，静脉滴注，每日 1 次；

穿琥宁注射液：400mg 加入 5%葡萄糖注射液 250ml 中，静脉滴注，每日 1 次；

鱼腥草注射液：40ml 加入 5%葡萄糖注射液 250ml 中，静脉滴注，每日 1 次；

抗病毒口服液：每次 1 支，每日 3 次；

双黄连口服液：每次 1 支，每日 3 次；

以上各药适用于本病外邪犯心、热毒壅心、湿热蕴心、痰热陷心等证型。

百部丸：每次 1 丸，每日 3 次；

大补阴丸：每次 1 丸，每日 3 次；以上各药适用于本病痨虫症者。

川芎嗪注射液：80mg 加入 5%葡萄糖注射液 250ml 中，静脉滴注，每日 1 次；

三七末（冲服）：每次 3g，每日 3 次；

复方丹参片：每次 3 片，每日 3 次；

以上各药适用于本病瘀血结心者。

（3）体针

① 取心俞、巨阙、肾俞、脾俞、丰隆、气海为主穴，取委阳、三焦俞为配穴。补法行针，留针 15min，中间捻针 2～3 次。每日 1 次，7d 为 1 疗程。适用于本病湿浊淫心、咳逆喘息者。

② 选穴心俞、巨阙、膈俞、内关、郄门、尺泽、天池、大陵、神门、曲泽、复溜、水泉、阴陵泉、水道等，每次选用 6～7 个穴。平补平泻法行针，得气后留针 15min，中间捻针 2～3 次，每日或隔日 1 次，10 次为 1 疗程。适用于本病湿浊淫心者。

③ 取穴大椎、曲池，泻法行针，得气后捻转 3 次，共留针 20min。每日 1 次，5 日为 1 疗程。用于本病发热明显者。

④ 取穴厥阴俞、心俞、膻中、内关等，平补平泻法行针，得气后留针 15～20min，其间捻转 3～5 次。每日 1 次，10 次为 1 疗程。适用于本病心阴虚者。

⑤ 取穴天突、心俞、巨阙、内关、列缺、丰隆、膻中、气海等，每次 4～6 个穴，泻法行针，得气后留针 20min，其间捻转 5 次。每日 1 次，7 次为 1 疗程。适用于痰热陷心患者。

⑥ 取内关、神门、心俞、厥阴俞为主穴；取素髎、大椎、关元、足三里为配穴。主穴每次取 2 个穴，配穴每次取 1～2 个穴，交替使用。用补法或平补平泻法，得气后留针 5～20min。每日或隔日 1 次，7 次为 1 疗程。适用于本病湿浊淫心、心阳不振者。

⑦ 取心俞、巨阙、心平（少海穴下 3 寸）或厥阴俞、膻中，内关，加配膈俞或血海，进针后刮针 2min，四肢胸腹得气后留针 20min。每日或隔日 1 次，10 次为 1 疗程。适用于本病瘀血结心者。

四、预防与调护

（一）预防

平素应注意生活起居有节，寒温适度，防止外邪侵袭。

（二）调理

生活调护：急性期一般应卧床休息，以减轻心脏负担，保护未损伤心肌；若为慢性心包渗液和心包粘连，可适度散步、练气功和打太极拳，以促进血液循环，帮助心包渗液的吸收，减轻粘连，促进病情恢复，但应量力而行，劳逸结合。重症者应卧床休息治疗；呼吸困难者宜采取半卧位。

饮食调养：一般应进低盐饮食，以营养丰富、细软、易消化的饮食为主，如蔬菜、鱼类、瘦肉、动物心脏（猪、牛、羊及其他动物心）等。忌食辛辣、肥甘之品，戒烟酒。可作食疗的中药有金银花、白菊花、夏枯草、沙参、玉竹、石斛、百合、白果、茯苓、莲子、山药、扁豆、薏苡仁、天冬、麦冬、贝母、海带、海藻、三七、人参、西洋参、黄芪、冬虫夏草、罗汉果等。可以将这些中药与食物适当烹调制成可口食品以配合治疗。

第二节　缩窄性心包炎

缩窄性心包炎是各种原因引起心包脏、壁层炎症、纤维素性渗出物沉积，并逐渐机化增厚、挛缩甚至钙化，压迫心脏和大血管根部，致心脏舒张期充盈受限，从而导致右心房、腔静脉压增高及心排出量降低等一系列循环功能障碍。我国导致这方面炎症最多见的原因是结核和化脓性感染，其次为真菌或病毒感染等。其预后取决于病因，也与是否早期诊断及正确治疗有关。中医可将其归属为“喘证”“虚劳”“水肿”等范畴。

一、病因和发病机制

缩窄性心包炎继发于急性心包炎，其病因在我国仍以结核性为最常见，其次为化脓性或创伤性心包炎后演变而来。少数与心包肿瘤、急性非特异性心包炎及放射性心包炎等有关，也有部分患者其病因不明。急性心包炎后，随着渗液逐渐吸收可有纤维组织增生、心包增厚粘连、壁层与脏层融合钙化，使心脏及大血管根部受限。

心包增厚可为全面的，也可仅限于心包的局部。心脏大小仍正常，偶可较小；长期缩窄，心肌可萎缩。心包病理显示为透明样变性组织，为非特异性；如有结核性肉芽组织或干酪样病变，提示为结核性病因。

二、诊断和鉴别诊断

（一）诊断

如患者有腹水、肝大、颈静脉怒张（吸气时更加怒张，心脏舒张期凹陷）和静脉压显著增高等体循环淤血体征，而无显著心脏扩大或心瓣膜杂音时，应考虑缩窄性心包炎，如再有急性心包炎的既往史，心脏搏动减弱，听到舒张早期额外音，脉压变小、奇脉和下肢水肿，胸部X线检查发现心包钙化和心电图发现QRS波、T波和P波改变，常可明确诊断。进一步可做CT和MRI检查有无心包增厚。个别不典型病例需进行右心导管检查。

（二）鉴别诊断

（1）充血性心力衰竭：既往心脏病病史，心脏增大，常可存在心脏瓣膜杂音，下肢水肿明显而腹胀相对较轻。应用利尿药后静脉压明显下降，而慢性缩窄性心包炎应用利尿药对静脉压影响不大。

（2）肝硬化或肝静脉血栓形成的门静脉高压症：均可有肝大和（或）腹水。依据临床症状及头部、上肢静脉压有无升高，易于与缩窄性心包炎进行鉴别。此外，门静脉高压症患者行食管钡餐造影检查，可见食管下段静脉曲张。

（3）原发性心肌病：扩张型心肌病患者体检可见心脏明显增大，心尖冲动向左移位，听诊二尖瓣或三尖瓣可有收缩期杂音。心电图左心室肥厚或左束支传导阻滞，或病理性Q波及T波倒置。X线心脏像向两侧扩大，尤以左心室明显，搏动减弱，上腔静脉扩张不明显。右心室型和双心室型限制型心肌病和缩窄性心包炎的血流动力学改变及临床表现颇为相似。但限制型心肌病超声心动图检查可有心肌、心内膜特征性增厚和反射性增强，室腔缩小及心尖闭塞等特点可资鉴别。少数患者进行全面检查后，诊断仍难确定时，可重做心包活体组织检查。经左侧第5肋间做一切口，切除一块心包送病理检查。如证实是缩窄性心包炎，即可将原切口扩大进行心包切除术。

（4）三尖瓣狭窄：其具有特征性的杂音及有关瓣膜损害（主动脉瓣及二尖瓣），颈静脉无舒张早期凹陷，多普勒超声探及三尖瓣舒张期跨瓣压力阶差。伴三尖瓣关闭不全时可产生收缩期颈静脉搏动、肝搏动及全收缩期杂音。

三、治疗

（一）现代医学疗法

缩窄性心包炎主要是外科手术治疗，即心包剥离术或心包切除术。心包切除术不适于老年患者以及伴发有肝功能不全或恶病质、广泛心包钙化患者。心脏扩大指示基础心脏损伤也不适宜手术治疗。已知或疑有结核性心包炎者，术前应联合抗结核治疗 1 周～4 周，如诊断肯定，在心包切除术后继续服药 6 个月～12 个月。

术后大多数患者立即有明显血流动力学改变和症状的改善，部分患者症状及颈静脉压升高在术后仍可继续存在数周至数月。这种对心包切除术的不适当反应以及症状改善的延迟，多见于心包的不完全切除以及炎症过程中的心肌损害，或者由于纵隔浸润及纤维化导致原发性心脏压塞。

缩窄性心包炎的内科治疗主要是饮食等支持疗法以及利尿剂的使用。但症状进行性恶化，多因衰弱、腹水及周围水肿及严重心脏并发症恶病质而致残。

（二）中医疗法

（1）内治法

气滞血瘀证：心前掣痛有定处，心悸短气，胁下痞块，腹胀尿少，舌紫暗，苔薄白，脉沉细。治法：理气活血。处方：膈下逐瘀汤加减。当归尾、赤芍、川芎、红花、五灵脂、桃仁、牡丹皮、乌药、香附、桔梗、枳壳、郁金、瓜蒌、蒲黄、延胡索。水煎服，日一剂。

脾虚湿盛型：颜面㿠白无华，肌肤水肿，周身困重，倦怠无力，胸中痞闷，脘腹胀满，口渴不喜饮，大便溏泄，纳食不振，小便短少，夜寐尚可，舌质淡红，舌苔薄白，脉沉弱。治法：健脾利湿。处方：实脾饮加减。炮附子、煨干姜、草果仁、炒白术、云茯苓、大腹皮、川厚朴、宣木瓜、广木香。水煎服，日一剂。

阳虚水泛型：起坐心下痞塞，脘腹胀满，胸闷少气，疲乏无力，舌质淡红少苔，脉沉弱。治法：温阳利水。处方：附桂理中合济生疏凿饮加减。党参、炒白术、煨干姜、官桂、炒商陆、大腹皮、茯苓皮、赤小豆、泽泻。水煎服，日一剂。

（2）中成药

加味膈下逐瘀胶囊，6 粒，口服，每天 3 次。

附桂理中丸，1 丸，口服，每天 2 次。

第二十三章　感染性心内膜炎

感染性心内膜炎（infective endocarditis, IE）是由微生物感染引起的心内膜炎症。它最常累及心脏瓣膜，也可发生在心脏间隔缺损处或游离壁心内膜，以及未闭动脉导管或动静脉分流处的大血管内膜。感染性心内膜炎的特征性病变——赘生物，是大小不等的血小板和纤维素聚集形成的非晶体团块，其间网罗了丰富的微生物和少量的炎性细胞。许多不同种类的细菌、真菌、立克次体、衣原体均可引起感染性心内膜炎，但寄居于口腔、皮肤、上呼吸道和消化道的链球菌、葡萄球菌、肠球菌和厌氧性革兰阴性杆菌是感染的主要细菌。根据本病的发病特点和临床表现应属于中医的“温病”“心悸”“胸痹”等范畴。

一、病因和发病机制

（一）现代医学对感染性心内膜炎病因和发病机制的认识

感染性心内膜炎常常源于非细菌性血栓性心内膜炎，非细菌性血栓性心内膜炎时形成的纤维蛋白-血小板血栓赘生物是感染性心内膜炎发病的重要前提条件，患者一旦出现菌血症或真菌血症，在血液中的病原微生物将会在此处附着，形成感染性心内膜炎。感染性心内膜炎的病理特点就是赘生物形成。赘生物大小不等，由病原微生物、纤维蛋白、血小板及少量炎性渗出物所构成。若病变进一步发展，将会出现瓣膜、瓣周或心外的并发症。瓣膜并发症包括瓣膜功能不全、瓣膜破坏或梗阻。瓣周并发症指感染扩散至瓣膜邻近结构，形成瓣周脓肿。心外并发症最常见者为栓塞现象，如冠状动脉栓塞或体循环栓塞，造成缺血梗死或出血；在脏器中形成脓肿或真菌性动脉瘤比较少见；其他还有免疫复合物所介导的疾病，如肾小球肾炎。

（二）中医学对感染性心内膜炎病因病机的认识

急性感染性心内膜炎属于中医外感热病，多发生在无器质性心脏病患者，起病急，传变快，早期为外感表证，迅速由气及营，入营动血，甚则逆传心包，或伤阴动风。病情演变符合卫气营血传变规律，治疗应根据叶天士的“在卫汗之可也，到气分方可清气，入营犹可透热转气，入血就恐耗血动血，只需凉血散血”的温病治疗原则遣方用药，切不可滥用苦寒清热之品，耗伤正气，加快病邪传变，使病情加重。但如热毒积滞肠腑，大便干结，正气未伤，应及时通腑驱邪保护正气。亚急性感染性心内膜炎多见于原有心脏病史的患者，正气不足贯穿始终，治疗时应重视扶正与祛邪并重，以增强机体抗病能力。

二、诊断和鉴别诊断

（一）诊断

（1）起病急骤，进展快，病程为数日或数周，高热、寒战等全身毒血症状明显，并有急性感染的实验室表现。

（2）多数患者心脏原无异常，多发生在化脓性感染的基础上；近年不少有静脉吸毒患者，致病菌直接侵入后形成心内膜炎症及赘生物，多发生右心心内膜炎症及赘生物，并常导致肺栓塞和肺部迁移性脓肿。

（3）临床发现多处转移性脓肿、血管栓塞和微血管出血，尿检查可发现红细胞和管型。

（4）超声心动图发现心脏瓣膜有赘生物、瓣膜破损或穿孔，并可发生腱索或乳头肌断裂，有新的心脏杂音出现。

（5）多次连续血培养阳性，可培养出致病菌毒性强的同一种细菌，如金黄色葡萄球菌、肺炎球菌、化脓性链球菌、革兰阴性杆菌等。

（二）鉴别诊断

风湿热：风湿热患者的脉搏增快明显，与体温升高不成正比；无显著贫血、脾肿大、栓塞现象，而常伴关节炎、环形红斑、抗溶血性链球菌抗体升高，抗风湿治疗有效，血培养及超声心动图检查对鉴别诊断价值更大。

其他：长期发热的疾病如结核病、系统性红斑狼疮、左房黏液瘤、淋巴瘤、腹腔内感染等，只要加强临床观察，注意心脏体征，结合进行性贫血、栓塞、皮肤黏膜瘀点等表现，并做血培养及超声心动图检查，最终多能明确诊断。

三、治疗

（一）现代医学疗法

（1）抗生素治疗

治疗原则：① 选用杀菌类抗生素，早期、足量、长程静脉给药，疗程4～6周以上；② 大多数病原菌对青霉素敏感，联合用药可增强疗效，在未获血培养前，一般可首选青霉素G每日600万～4000万U静滴，联用一种氨基糖苷类药物；若用药3日症状未改善，改用半合成青霉素或头孢菌素类药物。

当感染性心内膜炎的病原微生物尚未明确而又必须马上开始治疗时，只能依靠病史和临床表现推测最有可能的致病菌，并以此为对象，选择适当的抗生素进行治疗。亚急性者按常见致病菌的用药方案，以青霉素为主或加氨基糖苷类药物。

（2）针对特殊细菌的抗生素治疗

草绿色链球菌：应根据草绿色链球菌对青霉素的敏感程度而有所不同。当引起感染性心内膜炎的草绿色链球菌对青霉素较敏感时，其MIC≤0.1μg/ml，使用青霉素注射液（1 200万～1 800万U/24h持续静脉滴注，或分成6等份，每4个h1次）等方案，可使98%的患者达到细菌学治愈。对青霉素过敏者，发生青霉素敏感的草绿色链球菌感染性心内膜炎时，万古霉素是有效的替代药物，也是青霉素速发型过敏者的首选药物。头孢菌素适用于仅有青霉素过敏反应的一般表现者，而不适用于青霉素速发型过敏反应者。当引起感染性心内膜炎的草绿色链球菌对青霉素中等耐药（0.12）肠球菌：肠球菌是正常寄生于消化道内的链球菌。与其他大多数链球菌不同，肠球菌具有抗青霉素和其他广谱青霉素的特性。对肠球菌性心内膜炎的治疗首先要考虑大剂量的青霉素联合链霉素或庆大霉素，或氨苄西林联合链霉素或庆大霉素，或万古霉素联合庆大霉素治疗。疗程至少4周，总的治愈率为75%。对感染症状已存在3个月，或人工瓣膜置换术后感染性心内膜炎的患者，应接受6周的联合抗菌治疗。有条件应监测氨基糖苷类和万古霉素的血药浓度，链霉素血浓度峰值应达20μg/ml，庆大霉素应达3μg/ml。

葡萄球菌：90%的葡萄球菌对青霉素耐药。凝固酶阴性葡萄球菌常对甲氧西林耐药。而凝固酶阳性葡萄球菌中甲氧西林耐药株虽不常见，但却是其重要特征。甲氧西林耐药株对所有β内酰胺类抗生素均耐药，但对万古霉素敏感。葡萄球菌可以被细胞壁活性抗生素杀灭，且杀菌活性可为氨基糖苷类增强。联合应用半合成的耐酶青霉素或万古霉素与利福平并不产生预期的杀菌协同作用。然而，利福平对外源性物质的葡萄球菌感染有特殊作用。

（3）并发症的治疗

① 心力衰竭。使用洋地黄制剂、利尿剂等可改善症状。积极的支持治疗也是降低死亡率的重要方法。

② 其他。如栓塞的治疗和严重脓毒血症的治疗等。

（4）手术治疗　人工瓣膜置换术的适应证为：① 严重瓣膜反流致心力衰竭；② 真菌性心内膜炎；③ 虽充分使用抗生素，血培养仍持续阳性或反复复发；④ 虽充分抗微生物治疗，仍反复发作大动脉栓塞，超声检查证实有赘生物（≥10㎜）；⑤ 主动脉瓣受累致房室传导阻滞，心肌或瓣环脓肿需手术引流；⑥ 手术关闭动脉导管未闭或室间隔缺损为治疗其并发的顽固性心内膜炎的重要措施。

（二）中医疗法

热郁肺卫证：发热，微恶风寒，少汗或无汗，头身疼痛，胸闷心悸，或咳嗽，或咽喉痒痛，舌尖红，苔薄黄，脉浮数。基本处方：银翘散加减。药用：金银花 15g，淡竹叶 10g，荆芥 10g，牛蒡子 10g，连翘 15g，芦根 30g，薄荷（后下）6g，甘草 6g。加减：肺失轻宣，症见咳嗽痰多者，加杏仁、浙贝母；风邪束表，症见四肢关节疼痛者，加羌活、独活；风热扰心，症见心悸胸闷明显者，加郁金、瓜蒌、灵磁石；热毒炽盛，症见高热，咽痛，咳嗽者，加石膏、大青叶。

气分热盛证：壮热，不恶寒，反恶热，大汗出，口渴喜冷饮，心悸胸闷，或胸痛气急，甚则不能平卧，或惊厥抽搐，或腹满胀痛，便秘溲赤，舌质红，苔黄燥，脉洪大或滑数。基本处方：白虎汤加减。药用：　生石膏（先煎）30～60g，知母 10g，石斛 10g，玄参 10g，牡丹皮 10g，粳米 12g，甘草 6g。加减：夹有表证，症见恶风，头身疼痛者，加银花、连翘；胸络不和，胸痛者加郁金、川芎、丹参；腑气壅滞，腹满胀痛，大便秘结重者，加生大黄，芒硝；热盛动风，惊厥抽搐者，加钩藤、羚羊角粉。

热入营血证：发热持续，身热夜甚，口干不欲饮，心悸心烦，夜寐欠安，斑疹隐隐或显露，或衄血，咯血，吐血，甚则神昏谵语，舌质红绛，苔黄或少，脉细数。基本处方：清营汤加减。药用：水牛角（先煎）60g，生地黄 15g，玄参 10g，竹叶 10g，黄连 5g，牡丹皮 10g，丹参 15g。加减：气虚见面色苍白，言语无力者，加黄芪、太子参；血热瘀结，症见肝脾大，肢体偏瘫者，加红花 6g，桃仁 10g；热盛动血，迫血妄行，症见发斑，吐血者，加紫草、旱莲草、藕节；热扰心肾见神昏谵语者，加安宫牛黄丸化服或鼻饲。

阴虚内热证：低热缠绵，潮热盗汗，手足心热，颧红唇赤，口燥咽干，心悸易惊，便秘尿少，舌质红，苔少或光剥，脉细数。基本处方：青蒿鳖甲汤加减。药用：青蒿 15g，鳖甲（先煎）15g，生地黄 15g，知母 10g，牡丹皮 10g，秦艽 10g，地骨皮 10g，银柴胡 10g。加减：盗汗明显者，加浮小麦、瘪桃干；心神失养，症见失眠者，加柏子仁、酸枣仁；脾胃气虚，运化失司，症见便溏纳呆者，去生地黄、知母，加陈皮、白术。

第二十四章　心脏神经官能症

心脏神经官能症（cardiac neurosis）是神经官能症的一种特殊类型，以心血管系统功能失常为主要表现，可兼有神经官能症的其他症状。大多发生在青年和壮年，以20～40岁者为最多，多见于女性，尤其是更年期的妇女。一般并无器质性心脏病证据，但可与器质性心脏病的症状相混淆，造成鉴别诊断上的困难，因而有一定的重要性。中医可将其归属为“心悸”“胸痛”“郁证”等范畴。

一、病因和发病机制

（一）现代医学对心脏神经官能症病因和发病机制的认识

本病病因尚不清楚，一般认为，本病易发生于具有神经官能素质的人群，和遗传有一定关系，性格多内向，多愁善感。缺乏运动、对心脏病认识不足，或以前患过某种心脏病或心律失常、医务人员诊断错误或解释不足、言语不当等因素都能促进患者发生该症。精神因素在心脏神经官能症的发病上起重要作用。部分患者对肾上腺素类药物敏感，同时具有高动力循环的表现，存在β肾上腺素能受体功能亢进。

（二）中医学对心脏神经官能症病因病机的认识

中医学认为，本病多属于惊悸、怔忡、眩晕等范畴。其发生常同素体亏虚，情志刺激如惊恐、忧思、恼怒等所伤，以及外邪之侵等因素有关。其病机可归纳为虚实二类，属虚者有气、血、阴、阳之分；属实者有痰、火、瘀之别。虚实之间可互相夹杂或转化，实证日久，正气亏耗，均可分别兼见虚像，而虚证则往往兼有实像。惊则气乱，恐则气下，积久不解，致心悸怔忡。心怯伤神，心虚胆怯，心神不宁，乏力健忘，亦因惊则神出其舍，舍空则痰生。大惊大恐又可伤心脾肾气，而神消精却，食纳日减，以致消瘦。如久思伤脾，触事而惊，耗伤真阴，心帝失辅，变生诸病，以致惊悸怔忡，精神恍惚，忧思焦虑。如伴健忘，病在心脾。如因怒气而得，烦躁易怒，胸闷气短，或肠鸣者，为气郁痰滞。心脏神经官能症的临床表现，往往症状繁多，并不限于心脏本身，故所见证型亦多。既可以表现为较单纯的心气虚、心血虚、心血瘀阻、痰火扰心等，又常见表现为肝郁气滞、心脾两虚、阴虚火旺等证型。气滞气虚又可变生心血瘀阻、气郁痰滞、肝郁化火、痰火扰心……足见心脏神经官能症临床症状的复杂性与多样性。

二、诊断和鉴别诊断

（一）诊断

（1）多发生于体力活动过少的青壮年，以女性为多。

（2）以心悸、气短或过度换气、心前区痛为主要症状表现。

（3）同时伴有疲乏、头晕、多汗、失眠、焦虑和梅核气等全身神经官能症的表现。

（4）体检无器质性心脏病证据。

（二）鉴别诊断

（1）内分泌代谢疾病。甲状腺功能亢进症、嗜铬细胞瘤等，亦可有心率增快、心搏增强、多汗、手抖、易激动和紧张等类似心脏神经官能症的表现：部分患者心电图尚有 ST-T 波改变。甲状腺功能亢进症大多伴有甲状腺肿大，且甲状腺上有杂音及震颤，少数患者即使甲状腺肿大不明显，亦有血清 T_3、T_4 和甲状腺吸 ^{131}I 率增高，可资鉴别。嗜铬细胞瘤心悸发作时除心率增快外大多伴有血压显著增高，尿中儿茶酚胺及其代谢产物增高，组胺激发试验或酚妥拉明试验阳性等。

（2）器质性心脏病。以心前区痛为主要表现的心脏神经官能症患者，应与冠心病或主动脉瓣狭窄引起的心绞痛及二尖瓣脱垂引起的心前区不适鉴别。典型心绞痛多在体力活动的当时发作，部位大多固定，以胸骨后最常见，可放射至左肩和左臂。发作时有胸部紧束感，一般仅持续 2～3min，常需停止活动或舌下含硝酸甘油片才能中断发作，与心脏神经官能症的一过性刺痛或持续性隐痛不同。不少冠心病无典型心绞痛发作，诊断有赖于心电图上心肌缺血的改变（ST 段下斜型或水平型压低或 T 波倒置），此时鉴别诊断有一定困难，尤其是更年期女性，伴高血压或高脂血症时。心脏神经官能症患者 ST-T 波改变较多，于心率增快、立位或过度换气（30s）后发生或加重。普萘洛尔口服（20mg）或静脉缓慢推注（2.5mg 以 25%葡萄糖液稀释）后分别在 30min 和 60min 时检查，可见大多数心脏神经官能症患者的 ST-T 波异常消失，而冠心病患者的 ST-T 波改变大多不受影响。上述方法对运动负荷试验有同样结果，即可使大多心脏神经官能症患者的运动试验转为阴性，而冠心病患者的改变不大。目前有人对上述普萘洛尔试验的鉴别诊断价值持怀疑态度，但多数认为此试验有鉴别诊断意义。

（3）心肌炎引起的非特异性 ST-T 波改变。能否依靠普萘洛尔试验与心脏神经官能症进行鉴别，尚有待进一步探讨。

（4）有心悸、心尖区第一心音增强和收缩期杂音。应与风湿性二尖瓣病和二尖瓣脱垂相鉴别。二尖瓣脱垂有典型的超声心动图改变，二尖瓣收缩期 CD 段镰刀形向后移或二尖瓣后叶或（和）前叶收缩期脱入左心房，据此不难鉴别。

（5）其他原因引起的 ST-T 波改变。伴有 ST-T 波改变的心脏神经官能症尚需与低钾血症、洋地黄或其他药物反应以及“幼年型 T 波”改变相鉴别。

三、治疗

（一）现代医学疗法

（1）心理治疗。医生须了解患者的工作、生活和思想情况，掌握疾病发作的诱因。不能认为患者是“假病”“无病”或“思想病”而漠不关心，应做耐心细致的思想工作，让患者对“神经官能症”有一个正确的了解，分清功能性与器质性心脏病的界线。

（2）合理安排好生活、工作。除非少数急性而症状特别严重者，其他不宜住院或建议完全休息，否则患者易从中得到某些“暗示”，加重心理负担。改变患者思维方式和生活方式，正确处理工作、生活中各种问题，保持良好心境，适当运动（如散步、打太极拳等），是治疗本症的重要方法之一。

（3）对症治疗。如睡眠不佳，可适当服用小剂量镇静、安眠药物。β 受体阻滞剂和地尔硫䓬等可改善心悸和运动时心率增快的现象。

（二）中医疗法

（1）辨证论治

心虚胆怯：心悸不宁，善惊易恐，稍惊即发，劳则加重。兼次症：胸闷气短，自汗，坐卧不安，恶闻声响，失眠多梦而易惊醒。舌质淡红，苔薄白；脉动数或细弦。治法：镇惊定志，养心安神。处方：安神定志丸加减。龙齿（先煎）、琥珀（冲）、煅磁石（先煎）、朱砂（冲）、茯神、石菖蒲、远志、人参。水煎服，日一剂（注：朱砂不可久服）。

气阴两虚：心悸气短、五心烦热，见睡眠多梦，目眩乏力，口干咽燥等。舌红，苔少；脉细数。治法：益气养阴。处方：五味子汤加减。党参、麦冬、五味子、桂枝、白芍、生地黄、阿胶（烊化）、炙甘草、黄芪。水煎服，日一剂。

心脾两虚：心悸气短，失眠多梦，思虑劳心则甚。兼次症：神疲乏力，眩晕健忘，面色无华，口唇色淡，纳少腹胀，大便溏薄，或胸胁胀痛，善太息。舌质淡，苔薄白；脉细弱或弦细。治法：补血养心，益气安神。处方：归脾汤加减。当归、龙眼肉、黄芪、人参、白术、炙甘草、茯神、远志、酸枣仁、木香（后下）。水煎服，日一剂。

两胁作痛，痛无定处，头痛目眩，神疲食少，情绪不宁，大便溏薄，女子月事不调、乳房胀痛。舌苔薄腻；脉弦。治法：疏肝解郁，健脾活血。处方：逍遥散加减。柴胡、当归、白芍、白术、茯苓、甘草、薄荷、生姜。水煎服，日一剂。

（2）中成药

逍遥丸浓缩丸，一次 8 丸，口服，一日 3 次。服药期间忌食寒凉、生冷食物；孕妇慎用；感冒时不宜服用本药；月经过多者不宜服用本药；平素月经正常，突然出现月经量少，或月经错后，或阴道不规则出血应停用。

归脾丸大蜜丸，一次 1 丸，用温开水或生姜汤送服，一日 3 次。

服药期间忌不易消化食物；感冒发热患者不宜服用；有高血压、心脏病、肝病、糖尿病、肾病等慢性病严重者慎用；儿童、孕妇、哺乳期妇女慎用；对本品过敏者禁用，过敏体质者慎用。

（3）针灸治疗

取穴：百会、神庭、内关、足三里、太冲、三阴交。手法：百会及神庭采用头皮针法，内关、足三里、太冲和三阴交穴常规针刺。

编委会名单（排名不分先后）